国家科学技术学术著作出版基金资助出版

临证
方药量效求真

主　编　仝小林　王　涵

副主编　顾成娟　刘文科　魏　燕

编　委　郑玉娇　李青伟　钱丽超　刘彦汶

　　　　武梦依　何昕徽　冯　颖

人民卫生出版社

图书在版编目（CIP）数据

临证方药量效求真/仝小林，王涵主编. —北京：人民卫生出版社，2018

ISBN 978-7-117-26471-6

Ⅰ. ①临… Ⅱ. ①仝… ②王… Ⅲ. ①方剂学—研究 Ⅳ. ①R289

中国版本图书馆 CIP 数据核字（2018）第 074969 号

| 人卫智网 | www.ipmph.com | 医学教育、学术、考试、健康，购书智慧智能综合服务平台 |
| 人卫官网 | www.pmph.com | 人卫官方资讯发布平台 |

临证方药量效求真

主　　编：仝小林　王　涵
出版发行：人民卫生出版社（中继线 010-59780011）
地　　址：北京市朝阳区潘家园南里 19 号
邮　　编：100021
E - mail：pmph @ pmph.com
购书热线：010-59787592　010-59787584　010-65264830
印　　刷：保定市中画美凯印刷有限公司
经　　销：新华书店
开　　本：710×1000　1/16　印张：19
字　　数：264 千字
版　　次：2018 年 6 月第 1 版　2024 年 8 月第 1 版第 6 次印刷
标准书号：ISBN 978-7-117-26471-6
定　　价：69.00 元

打击盗版举报电话：010-59787491　E-mail：WQ @ pmph.com
（凡属印装质量问题请与本社市场营销中心联系退换）

序

量之于效,如日与暑,关系殊密。自古有云:传方传药不传量。然而,由于年代久远,传承失真者,多矣!而失真最甚者,方药之用量也!

方书之祖庭,首推仲景。《伤寒杂病论》之"一两",折合现代13.8g。然此后,关于仲景经方之"一两",竟有23种说法,可谓陷入混沌矣!其中,影响最大者有四:梁之陶弘景,把"十黍为一累,十累为一铢"的旧制改为"十黍为一铢",较官秤缩小10倍;唐之孙思邈记载了这一说法,又觉与时用之度量衡不符,遂称之为"神农秤";明之李时珍依据自己的感觉,认为"今古异制,古之一两,今用一钱可也";而明末清初的汪昂则推波助澜,直称:"大约古一两,今用一钱足矣"。于是乎,以讹传讹,几成定论。经方一两等于现今13.8g,经过历代谬传,变成如今一两等于3g,用量近五倍之差,如何有效?

吾初出茅庐时,一度酷爱经方,但按3g折算,用于小病尚可,用于大病,总觉杯水车薪、力有不逮,很难体会到药少而精、药专力宏;疑惑深重之时,曾一度改用时方和杂方。直至后来,在柯雪帆关于《伤寒论》药物剂量考据的启发下,经过我自己的深入考证,方确信经方一两等于3g是一个严重的错误和误导。

从1986年后,我几十年如一日,实践经方本源剂量,并在国家科技部"973"项目支持下,历史上第一次对经方本源剂量进行了循证医学的临床验证。用急、危、重、难4个代表性疾病的结果,证实了经方本源剂量的可靠性、安全性和优越的疗效。这一验证告诉我们,许许多多中药,在仲景时代的应用都有一个较为宽泛的剂量范围,而不似当今《中华人民共和国药典》(简称《药典》)里规定的那样狭窄。这就给我们探讨方药的合理用量,留出了巨大的空间。

比如黄连降糖,低剂量组9g(按1两=3g计),和安慰剂没有差别。而我们的《药典》规定的黄连剂量2～5g,比降糖无效的9g,还要小了将近一倍,说明药典规定的黄连剂量范围,根本就不落在有效降糖范围之内。诸如此类,举一反三,方药量效研究的必要性和重要性也就不言而喻了。

然而值得注意的是,仲景经方剂量,多为急危重难疾病而设。当今社会,中医所治,慢病居多,需长期用药,缓慢调理。此时,仍用经方本源剂量,就有过大之嫌。且仲景煎煮,只煎一次,相对于今天两煎、三煎,提取的有效成分含量不同。因此,我们根据临床和实验结果及几十位专家共识,在 *The American Journal of Chinese Medicine* 上发表了全球经方用量指南。其中经方一两折合克数的指导意见是:急危重难疾病折合6～9g,慢病治疗折合3～6g,预防调理折合1～3g,真正体现了因病施量。

《临证方药量效求真》,就是在此背景下应运而生的一部作品。本书总结了我们多年来关于方药用量策略的探索成果,并从临床真实案例出发,讲述了笔者及古今医家对于临证方量的心悟,以期对广大临床中医师产生一些启迪。

在此书编写过程中,我们要特别感谢国家科学技术学术著作出版基金的资助,特别感谢"973"方药量–效关系研究团队为揭开千年方药用量之谜所做的贡献,感谢为本书顺利出版作出巨大努力的人民卫生出版社编辑。感谢我的每一位学生的辛苦工作,你们是方药量效理论的践行者和传播者。愿这一理论在我们的共同努力下,建功当代,惠泽千秋!

仝小林

丁酉冬至于知行斋

目　录

总论

各论

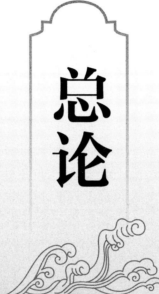

总论

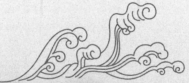

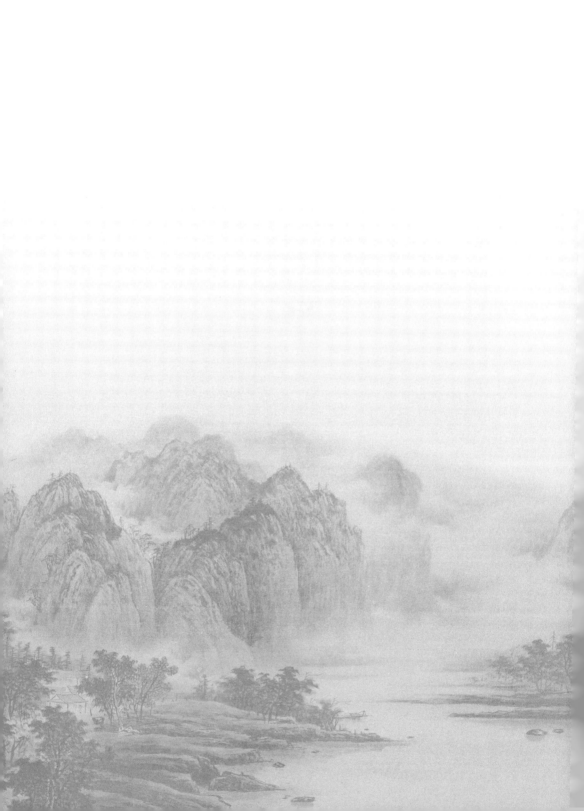

自古以来,中医就有"不传之秘在于量"的说法。传方传药不传量,等于不传。中医重视诊治的理、法、方、药完备,即以中医理论为指导,形成的一套从理论到实践的医疗体系与方法,是中医临床辨治思维的重要体现。然而,理、法、方、药确定后,许多处方仍然达不到预期的疗效,尤其面对急、危、重、难疾病,常常辨证准确而疗效不显,那么问题出在哪里呢?在笔者看来,决定疗效的关键就在于此——剂量!

为此,笔者以临床问题为导向,依托国家 973 计划"以量 – 效关系为主的经典名方相关基础研究",进行了一系列的方药量效关系理论与实践研究,并形成了方药量效学理论。方药量效学是以中医理论为指导,通过研究方药剂量与疗效的关系、规律、影响因素、临床合理用量及用量安全等,探索方药剂量理论的一门学科。它是中医药学的重要组成部分,其中"以人为本体"的用量策略及"以药为本体"的剂量规律,是笔者多年临床实践及科学论证后得出的具有划时代意义的理论成果。本书结合方药量效理论,通过荟萃笔者及古今中医名家的代表性验案,阐述剂量与疗效之间的理论关系和临床实践,以期对临床用药起到一定的指导作用,给读者带来更多关于方药量效的启发与思考。

《方药量效学》指出:"量"原意指"数的多少"。《中药学》教材将剂量定义为中药临床应用时的分量,主要指每味药的成人一日量,也可指方剂中每味药之间的比较分量。从临床角度来看,医师关注的量应是辨证结束后书写在处方笺上的量,即组成处方的每一味药物的剂量(单药剂量)、药物之间的相对剂量(配伍剂量)以及整张处方的总剂量(整方剂量);此外,根据医嘱中对服药方法的要求,还体现了方药的"服量"。处方中,量的变化是影响临床疗效的关键因素之一,然而应当注意的是,这并不代表剂量与疗效成正比,剂量越大疗效就越好。临证时,应当准确把握疾病的情况,做到因病、因症、因势、因人、因药、因剂型、因服药反应、因服药方法及方药配伍等情况施量,方能达到最佳临床疗效。

一、剂量决定疗效

从古至今,临床上剂量改变而导致疗效变化的例子比比皆是。然而并不是所有的剂量变化与疗效的关系都是线性的。笔者通过多年临床经验及实验研究,将中药的量效关系总结为量变致平、量变致新、量变致反和量变致毒四种,以下分别详述之。

(一)量变致平

量变致平,指在某一剂量范围内,方药用量增加时疗效相应提高,然而,超过该剂量范围,即使再增加用量,疗效也不会发生变化。如笔者使用红曲降脂,根据患者血脂的情况,通常选用 3～9g 即有显效,但笔者曾治疗血脂重度异常的患者,予以 30g 红曲,发现其疗效较使用 9g 时并无显著区别。因此,临床医师在使用具有此类量效关系的方药时,不应一味加大剂量以求提高疗效,要在一定范围内选择恰当的用量,既可节省药材资源,又可确保疗效。

(二)量变致新

量变致新,指在某一剂量范围内,方药主要用于治疗某种疾病;而随着剂量的改变,方药的主治发生了变化,即在一个新的剂量范围内,该方药治疗另一种疾病的疗效更好。量变致新包括单味药的量变致新和整方的量变致新两种情况。

1. 单味药的量变致新

就单味药而言,许多药物均具有在不同用量范围内,功效不同的特点。比如温病大家吴瑭(吴鞠通)就有半夏一两降逆止呕、二两安神催眠之说。柴胡小剂量升提,大剂量退热,所以李杲(李东垣)在创制补中益气汤时,方中的柴胡用小量协助党参、黄芪升举清阳;而小柴胡汤用于治疗少阳病寒热往来或低热时,《伤寒论》中以柴胡为君药,用量最大为八两,即柴胡用于退热则量重。桂枝汤为解表和营之方,芍药三两,酸苦微寒,具有敛阴和营的功效;《金匮要略》中小建中汤为桂枝汤中"倍芍药"即芍药六两,加饴糖组成,专治阴阳两虚、虚劳里急者,此时白芍六两和营止痛。2010 年版《中国药典》规定麦芽常用 10～15g,回乳则炒用 60g。其他还有红花小剂量活血、大剂量破血,黄连小剂量调胃、大剂量降糖,等等。

2. 整方的量变致新

(1)主药剂量变化,整方功效改变

如半夏泻心汤及甘草泻心汤,两方均由甘草、半夏、黄芩、干姜、人参、黄连、大枣组成。然治疗病证却有所不同:"伤寒五六日,呕而发热者,柴胡汤证具,而以他药下之……但满而不痛者,此为痞,柴胡不中与之,宜半夏泻心汤";"伤寒中风,医反下之,其人下利日数十行,谷不化,腹中雷鸣,心下痞鞭而满,干呕心烦不得安。医见心下痞,谓病不尽,复下之,其痞益甚。此非结热,但以胃中虚,客气上逆,故使鞭也。甘草泻心汤主之"。两方中半夏、黄芩、人参、黄连、干姜、大枣用量完全相同,不同的仅甘草一味。半夏泻心汤用甘草三两,甘草泻心汤重用甘草四两;半夏泻心汤以半夏为君药,降逆消痞,治疗痞满、呕吐、肠鸣下利;甘草泻心汤则重用炙甘草四两为君药,以补中和胃,治疗下利不止,完谷不化,腹中雷鸣。半夏泻心汤与甘草泻心汤的剂量变化说明,改变主药的剂量,可完全改变整方的主治功效。

(2)君臣药剂量比例改变,整方功效改变

此类在方药应用中所见最多。如桂枝去芍药加附子汤和桂枝附子汤:两方的药物组成完全相同,仅桂枝和炮附子的剂量不同。桂枝去芍药加附子汤取桂枝三两,炮附子一枚;桂枝附子汤加重桂枝用量为四两,炮附子用三枚,以致两方主治迥异。"若微寒者,桂枝去芍药加附子汤主之";"伤寒八九日,风湿相搏,身体疼烦,不能自转侧,不呕不渴,脉浮虚而涩者,桂枝附子汤主之"。两方主治大体均属风寒夹虚的病证,但桂枝去芍药加附子汤证不夹湿,风寒在表,阳虚主要是心阳不足,失于宣通,及卫表阳虚,见脉促、胸满、微恶寒等症。而桂枝附子汤证则夹湿且病侵犯筋肉肌表骨节,同时气血不足,经脉阻滞,见身体疼烦,不能自转侧,脉浮虚而涩者。

再如桂枝汤、桂枝加桂汤、桂枝加芍药汤,三方均由桂枝、芍药、生姜、炙甘草、大枣组成,但功效和主治大相径庭。"太阳中风,阳浮而阴弱,阳浮者热自发,阴弱者汗自出,啬啬恶寒,淅淅恶风,翕翕发热,鼻鸣干呕者,桂枝汤主之";"烧针令其汗,针处被寒,核起而赤,必发奔豚,气从少腹上冲心者,灸其核上各一壮,与桂枝加桂汤,更加桂二两也";"本太阳病,医反下之,因尔腹满时痛者,属太阴也,桂枝加芍药汤主之"。桂枝汤解肌祛风,调和营卫,为治疗太阳中风的主方。桂枝加桂汤温养心阳,平冲降逆,主治奔豚。桂枝加芍药汤功能调营缓急、行滞止痛,主治因表证误下伤脾,邪陷太阴。三方药物组成完全相同,主治不同的原因仅在于方中桂枝、芍药的剂量。桂枝辛温,芍药酸寒,就桂、芍比例而言,桂枝汤中为1∶1,桂枝加桂汤为5∶3,桂枝加芍药汤为1∶2。桂枝汤用桂枝三两发汗,配等量芍药三两敛汗,等比配伍,相辅相成以调和营卫;桂枝加桂汤加大桂枝用量至五两,以获平冲降逆之效,治疗奔豚;桂枝加芍药汤中倍用芍药至六两为君,治疗"腹满时痛"。

又如小承气汤,厚朴三物汤及厚朴大黄汤。三方药物组成完全相同,剂量配比完全不同,功效主治各异。小承气汤在三方中药量最轻,主治燥屎阻塞,痞满重燥热轻者;厚朴三物汤中厚朴、枳实的用量在三方中最大,行气之力最强,泻下之功最弱,主治胀重于积之腹满证;厚朴大黄汤中大黄用量最多,六两大黄荡涤胃肠,三药合用行气消痞通便,治疗支饮兼腹满大便秘结。从三方的剂量配比可见,痞满重者,厚朴、枳实的用量较大;若需荡涤胃肠之热以通便,则可重用大黄。由此证明,改变君臣药的剂量比例,可完全改变整个方剂的主治功效。

(3)近似等比例改变君臣药剂量,整方功效可增强或减弱

如四逆汤治疗阴盛阳虚之四肢厥逆,用附子配干姜温肾回阳、温中散寒;通脉四逆汤是四逆汤倍干姜、重用附子而成,温阳驱寒之力更强,用以破阴回阳,可治疗阴盛于内、格阳于外之脉微欲绝。四逆汤与通脉四逆汤的配伍剂量提示,近似等比例增加或减少整方中主要药物的剂量,可加强或减弱原方的功效。

(4)剂型改变,整方功效可增强或减弱

中药的剂型主要有汤剂、散剂、颗粒剂、袋泡剂、丸剂、膏剂、丹剂等,临床过程中根据患者的不同情况而处以不同的剂型。笔者在临床过程中总结出处方剂型决定用量的特点:汤剂用量最大,煮散用量

次之,丸、散(服散)、膏、丹用量最小。

所谓"汤者,荡也"以其去病最速;"丸者,缓也"乃是缓慢图之。如抵当汤与抵当丸,两方药物组成完全相同,但剂量不同。抵当丸中虽增加了5个桃仁,却把破血逐瘀的虫类药水蛭和虻虫较抵当汤各减少10个,抵当汤的煎服方法为"以水五升,煮取三升,去滓,温服一升",抵当丸的煎服方法乃"捣为四丸,以水一升,煮一丸。"即服用方法变成了煮丸,即使在两方剂量完全不变的情况下,抵当丸服用量约为抵当汤的1/4,故抵当丸攻逐瘀血的作用较抵当汤缓和,用于"其人有不可不攻,而又有不可峻攻之势"。《伤寒论》中麻子仁丸、乌梅丸亦属此类,药性虽峻,剂型颇缓。笔者在临床中亦经常运用丸剂,如糖尿病患者经过一段时间调理,病情稳定,糖化血红蛋白<7%后,便可由汤剂改为水丸,每次丸药服用量9g,每日2~3次,缓慢调理以控制血糖。

另外,面临中药材资源紧缺的现状,散剂的运用越来越受到关注。散剂同汤剂一样能够因人辨证施治、随证化裁,还具有自身独特的优势,如制作工艺和设备简单;用量少,煎煮时间短;使用方法多样,既可服散,又可煮散,还可外用等,同时应用中药煮散可达到节约药材,提高中药使用率的目的。笔者认为煮散必将成为未来中医药发展的趋势,为此展开了煮散的相关研究。在已经展开的葛根芩连汤煮散研究中,取得了一定成果,明确了煮散确实具有比汤剂独特的优越性,从相关的实验数据初步得出煮散可以有效地节约汤剂药材的1/3~1/2,对节省中药材、节省能源具有重要的作用。

(5)合方用药,效随量变

如桂枝麻黄各半汤和桂枝二麻黄一汤。两方都是桂枝汤和麻黄汤合方。桂枝麻黄各半汤实际上是桂枝汤、麻黄汤二方各取1/3,桂枝二麻黄一汤则是由桂枝汤的5/12、麻黄汤取2/9而成,两方均为发汗之剂,但同中有异。"太阳病,得之八九日,如疟状,发热恶寒,热多寒少,其人不呕,清便欲自可,一日二三度发……面色反有热色者,未欲解也,以其不能得小汗出,身必痒,宜桂枝麻黄各半汤"。该方发汗之力比桂枝汤稍强,较麻黄汤缓和,是发汗轻剂,解表不伤正;"服桂枝汤,大汗出,脉洪大者,与桂枝汤如前法。若形似疟,一日再发者,汗出必解,宜桂枝二麻黄一汤"。在本方中,桂枝汤的量比桂枝麻黄各半汤增加1倍,麻黄汤用量减少,因此发汗之力更小,可称微发其汗。桂枝麻黄各半汤、桂枝二麻黄一汤的配伍剂量,从整方角度而言,调整药物的剂量比例,可减弱或增强原方的主要功效,如"发汗"等;从合方用药角度而言,合方不是几个方剂所有药物和剂量的简单叠加,应根据需要,选择适当的药物剂量比例,才能使合方充分发挥所需功效。

(三)量变致反

量变致反,指由剂量改变产生的药物双向调节作用。中药的双向调节作用体现在传统的中医药理论里,反映在丰富的临床经验中,同时也可以反映在复方和单味药的药理实验中。影响方药双向调节作用的因素有许多,如入药部位、有效成分含量、配伍、炮制等,剂量也是重要影响因素之一。

1. 单味药的量变致反

量变致反在单味中药中常见。比如三七、蒲黄可以活血化瘀,一方面可治疗咯血、便血、衄血、吐血等内外出血病症,另一方面可用于治疗血瘀证。药理实验表明,它们对凝血与纤溶过程具有双向调节作用,既能缩短凝血时间,促进出血停止,又能抑制血小板聚集,促进纤维蛋白溶解,兼具止血和活血的双重作用,收到了止血而不留瘀的药效,这是西药止血药所没有的。又如,枳实是理气的代表药,临床用于治疗胸腹痞满、胀而作痛、食少欲呕、便秘或腹泻等脾胃气滞证。药理实验表明,枳实对胃肠平滑肌呈双向调节作用,既可兴奋胃肠平滑肌,使其收缩增强,蠕动加快,又可降低胃肠平滑肌张力,使蠕动减慢,对抗乙酰胆碱、氯化钡所致的肠痉挛。枳实兴奋胃肠功能的作用可能是其治疗消化不良、便秘等胃肠功能低下的药理学依据;而抑制胃肠平滑肌运动的作用则可能是其治疗腹痛呕吐、泄泻等胃肠运动亢进症状的药理学基础,枳实可能正是通过对胃肠平滑肌的双向调节作用调整异常的胃肠功能,使其恢复正常状态。甘草1~2g起调和作用;5~10g补脾益气、润肺止咳、缓急止痛;若用至30g以上可导致水肿、高血压病、低血钾等假性醛固酮增多症。川芎小剂量兴奋子宫,大剂量使子宫痉挛,进一步加大剂量则使子宫麻痹而完全停止收缩。白术常规剂量能健脾止泻,大剂量(30～50g)则能通便。黄连,少量应用(1～3g)有健胃作用,故生姜泻心汤、甘草泻心汤中都少佐黄连,降逆和胃、开结消痞,然超过9g反而损伤脾胃,即苦寒败胃。黄芪15g以下能升血压,30g以上则能降低血压。

2. 整方的量变致反

复方中也存在由剂量改变产生的双向调节作用。如芍药甘草汤,低浓度可刺激胃肠蠕动,高浓度抑制胃肠蠕动。大剂量的大承气汤可使感染模型小鼠的胸腺指数、脾指数及血清溶血素生成减少,而中、小剂量组则使之增高。

量变致反是临证时需要掌握的重要的方药量效理论之一,在临床工作中,合理掌握方药在治疗相应疾病时的剂量阈,避免药力不及或药过病所,能够显著提高临床疗效。

(四)量变致毒

量变致毒指方药剂量超过一定范围后,产生不良反应的现象。如益母草有活血化瘀之效,但一味追求其疗效而增加药量,会造成多脏器出血性休克、急性肾衰竭等严重后果;又如常用中成药牛黄解毒片中含有砷成分,成人日最大用量为9片,若擅自增加服用量,则会造成砷中毒。如黄连15g起用于降糖,但是有些患者服用后会出现肝功能异常,去掉黄连则肝功可恢复正常;大剂量附子在临床中使用也要注意避免乌头碱中毒的情况。剂量与方药的疗效和毒性密切相关,为确保临床用量安全,应遵循服药不宜过量、时间不宜过长的原则。若需长期服药,还应定期检测相关安全性指标,如肝肾功能、心电图等。

二、方药用量之惑、乱、误、缺

由于年代久远,度量衡几经演变,大量史料缺失,自仲景以来,经方的本源剂量在传承中出现了重大失误,以至于目前临床用量与古之用量大相径庭,影响了临床疗效。根据东汉张仲景自述写作背景推之,其《伤寒杂病论》乃为治疗急危重症而设,然治疗如此重症,却往往能一二剂而愈,立竿见影,效如桴鼓。何以后世传承中,却逐渐丧失了经方疗效的优势?笔者认为,盖本源剂量传承之惑、乱、误、缺也。剂量过小,不堪重任,何来捷效?

据笔者团队考证,经方本源剂量迷失始于唐,延续于宋,加重于明清。在唐代以前,经方本源剂量尚得以流传,以大剂量为主,煎服法以汤剂为主;而宋代以后,由于煮散的兴起,方药用量呈断崖式下跌,以小剂量为主;时至明清,由于传承的缺失,药物剂量的使用众说纷纭,尤其是在明代李时珍提出"古之一两,今用一钱可矣"后,其结果使临床用量范围即剂量阈大大缩小,以致中医在诸多急危重症和疑难病治疗上力不从心,阵地逐渐缩小。

时至当代,人们对经方本原剂量的考证结果,有一些不仅重复了前人的提法,更是增加了一些新的观点,求之太深,反而不知其要。如《伤寒论语译》提出东汉"药秤"为"普通秤"的1/2,1979年高等医学院中医教材的《方剂学》提出"汉一两约合现在9克",彭怀仁主编的《中医方剂大辞典》则提出经方"一两折合16.13克",上海中医药大学柯雪帆提出东汉度量衡"1两=15.625克",学术观点众多,不一而足,一时间可谓百家争鸣。究其原因,是因为各家掌握的文献和文物不同,思考问题的途径和方式不同,所以考证出来的结果各不相同。如此多的不同观点,令人感到前所未有的迷惑。

如此乱象,导致经方在被世人认可的"常规"剂量下,难以取得理想的疗效。有人遂开始质疑经方的疗效,提出"运气不齐,古今异轨,古方今病不相能"的言论。或在同一方中,通过增加相似功效的中药来达到提高疗效的目的,于是处方越来越大,药味越来越多。据考证,《伤寒论》原方平均药味数为4.18味,数量分布在1~14味,由4~8味组成的方剂最为常见;而现代汤剂处方中药味数可达《伤寒论》的3倍以上。如此大处方,看似单味药量减少,实际上全方总量并未有所减少,其药味多,品种杂,反而可能互相牵制,影响疗效的发挥。

因此,回归经方本源用量,扩大经方用量范围是笔者多年临床获效的重要经验。1983年,柯雪帆重新考证了东汉时期与现代药物剂量的换算关系,受此启发,笔者团队通过文献考据及药物实测考证,并结合现代药理及临床实际,认为仲景经方1两约合今13.8g。临床中以此剂量为基本单位,还原仲景用量,常常收效甚佳。笔者总结用仲景方之汤剂用量经验:急危重难疾病折合6~9g,慢病治疗折合3~6g,预防调理折合1~3g。

三、方药合理用量策略

基于以上理论,笔者在长期临床工作中总结出了方药合理用量策略。该策略是根据病人情况、疾病本身及病情进行精确判断后,给出的用量对策,是方药量效理论的重要组成部分。笔者将该策略总结为因病、因证、因症、因势、因人、因药、因剂型、因服药反应、因服药方法及方药配伍等临床施量策略。

(一)因病施量

因病施量,即根据疾病病种的不同,施以不同的剂量,以达到预期的治疗效果。因病施量的策略可概括为:需要长期调理的慢性病、上焦病、轻浅的疾病、正邪相当的疾病,小剂量用药即可收四两拨千斤之效,治疗此类疾病剂量宜小;而危重症、沉疴痼疾、病邪深重的疾病、邪实盛或正虚极的疾病,剂量宜大,小剂量则杯水车薪,恐于事无补。

笔者在临证过程中,根据疾病的不同,选用的单药用量也各异。如半夏6~15g和胃,15~30g止呕,30~60g安眠;又如用柴胡,陷下者用3~9g举陷,气郁者用9~15g开郁,发热者用15~60g除热;再如运用制川草乌,取常规剂量治疗慢性风湿痹痛,若治疗糖尿病周围神经病变引起的疼痛,则以30~60g,甚至90g。

单方在临床中亦有多重功效,且功效的体现亦在很多情况下取决于患者所患疾病。例如葛根芩连汤为治疗协热下利而设,用治痢疾或结肠炎时,常规剂量即可,但笔者经验,用治2型糖尿病肠道湿热证时,需投以重剂,通常葛根15~60g,黄芩15~30g,黄连15~30g,甘草9~15g,方能达到清热燥湿降糖的效果。

【病案举例】

[案1]

患者,女,23 岁。主诉:面部痤疮 5 年,便秘 3 年。面部痤疮 5 年前开始出现,并逐渐加重,月经期间更加严重。大便 4 ~ 5 日一行,乏力,精神疲惫。眠差,无食欲。舌淡红,苔微腻,脉弦细沉偏弱。

辨证:脾虚胃滞证。

治法:调理脾胃。

处方:清半夏 15g,黄连 6g,黄芩 9g,党参 15g,厚朴 30g,枳实 30g,酒大黄 15g,炙甘草 15g,生姜 5 大片。

患者服药 14 剂,面部痤疮减轻 80%,便秘明显好转,大便每日 1 次,精神转佳,睡眠改善。

[案2]

患者,男,49 岁。主诉:血糖升高 7 年。7 年前体检查空腹血糖(FBG):11.3mmol/L,诊断为 2 型糖尿病,服格列喹酮片,血糖控制不理想。刻下症见:乏力,胃胀,时有呕恶,无食欲,大便溏结不调,1 ~ 2 日一行。舌细颤,苔薄白,舌底瘀,脉沉略弦。查:FBG:12.14mmol/L,餐后 2 小时血糖(2hPG):16mmol/L,糖化血红蛋白(HbA1c):8.9%。

辨证:脾虚胃滞证。

治法:补脾清胃。

处方:清半夏 15g,黄连 30g,黄芩 30g,干姜 15g,党参 15g,枳实 15g,炒白术 30g,厚朴 15g,酒大黄 3g,炙甘草 15g,大枣 3 枚。

患者服药 45 剂,症状基本消失,大便正常,每日 1 次。查:FBG:7.8mmol/L,2hPG:9.8mmol/L,HbA1c:7.2%。以上方加减,继续服用 2 个月余,血糖控制达标。

上述两案虽均以半夏泻心汤调和脾胃,然所治痤疮者,黄连、黄芩宜小,以轻调脾胃功能,小剂量调理即可收功;所治糖尿病者,重在清胃热,降血糖,黄连、黄芩若用以小剂量则于降糖无益。中药与化学药物一样,在剂量与疗效之间存在着一定的规律。很多中药只有当达到一定剂量时才能发挥某种功用。

（二）因症施量

因症施量指根据症状轻重决定用量。在一定剂量范围内，随着剂量的增加，中药的功效增强。笔者既往研究已经证实这一内容，如不同剂量麻杏石甘汤治疗小儿肺炎，大、中剂量组愈显率优于小剂量组。因此说，一定程度之病必用一定程度之药，方药用量应根据症状轻重有所区别。一般同一疾病，症状轻者，用量宜轻；症状重者，用量可重。

【病案举例】

[案1]

患者，女，58岁。主诉：下肢疼痛发凉1年。10年前体检发现血糖升高，1年前出现双下肢疼痛，发凉，间断发作。刻下症见：双下肢时有疼痛，发凉，伴浮肿，偶有双手麻木。大便不成形，3～4次／日。血糖控制佳，HbA1c：6.2%。

辨证：血虚络瘀证。

治法：养血通络止痛。

处方：制川乌9g，制草乌9g，桂枝30g，白芍30g，生黄芪30g，鸡血藤30g，炙甘草15g。

上方加减服用3个月，双下肢疼痛、发凉，双手麻木症状基本消失，未再发作。

[案2]

患者，男，50岁。主诉：双下肢疼痛、发凉3年，加重1年。15年前发现血糖升高，3年前出现双下肢疼痛、发凉，近1年来逐渐加重。刻下症见：双下肢疼痛难忍，酸困乏力，伴麻木发凉，冰冷冒风感，夏日三伏季节包裹两条厚裤仍无法缓解，天气稍凉则冷痛加重，常因冷痛难耐彻夜不眠。肌电图检查：周围神经损害（轴索损害）。血管造影无异常。

辨证：血虚络瘀，寒入骨髓证。

治法：温经养血，通络止痛。

处方：制川乌（先煎8小时）30g，制草乌（先煎8小时）30g，黄芪90g，川桂枝30g，白芍30g，鸡血藤30g，葛根30g，生姜3片。

服药 30 剂,双下肢发凉明显好转,夜间已无需厚被覆盖。下肢疼痛缓解,原每日疼痛无休止,现隔日疼痛,天气变化时疼痛加重。上方制川乌、制草乌增至各 60g(先煎 8 小时)。继服药 1 个月,下肢疼痛缓解约 70% 左右,疼痛持续时间缩短,现仅 3~5 日一次。双腿酸困程度及范围缩小,自觉下肢较前有力。

此两例均是糖尿病周围神经病变,案 2 与案 1 均属经络不通证,然案 1 患者病情较轻,症状不著,因此常规剂量投之即可,然案 2 肢体疼痛、怕冷症状较案 1 更加严重,故制川草乌初始剂量即各 30g,后增至各 60g,终以缓解病情。

(三)因势施量

因势施量即根据病势缓急、轻重施量。病势急,病情重者,用量宜重,以求迅速扭转病势;病势缓,病情轻者,用量可缓。如《伤寒论》中大、小承气汤,大承气汤证痞满燥实已成,顷刻间恐有突变,故需急下燥结,用量较重,而小承气汤证痞满不甚,燥结尚轻,尚有缓解余地,故其用量较大承气汤轻,取轻下燥结之意。

笔者在治疗急危重症时,从不回避使用大剂量,所谓重剂起沉疴。笔者曾治疗一例糖尿病肾病伴心力衰竭,见全身浮肿及便干、脉细数等阴虚证候,用猪苓汤加减治疗,方中主药猪苓、茯苓均用至 120g,使水饮速去;治疗病毒性、中枢性及不明原因引起的疑难性高热时,重用生石膏,一般用 60~120g,最多可用至 300g,生地黄 30~60g,甚或 120g,效果明显。大剂量山萸肉配伍红参抢救元气欲脱证,服药半剂,精神明显好转。流行性出血热三期合并多脏器衰竭,中医辨证水毒凌心犯肺证患者,施用重剂,生地黄一日量最多达 800g,生石膏达 600g,7 天热毒势退,病趋向愈。整方大剂量应用桃核承气汤治疗甘露醇诱发急性肾衰竭,肾衰发生的第 7 日,各项指标均恢复正常,症状亦明显好转。

【病案举例】

[案 1]

患者,男,33 岁。主诉:呕吐 4 年,加重 1 年。4 年前诊断为 1 型糖尿病,同年,出现呕吐。近一年来,呕吐反复发作。刻下症:持续呕吐已 3 个月,食入则吐,伴呃逆频频,不能进食任何水谷,仅靠静脉高营养维持。平素仅能进食少量流食,喜热食,腹痛腹泻,近半年内体重下降30余斤,由原65kg降至48kg。舌淡苔白,舌底瘀滞,脉细弦涩。

辨证:中阳虚衰,胃虚气逆证。

治法:温中降逆止呕。

处方:小半夏汤加减。清半夏 15g,云苓 60g,干姜 30g,红参(单煎兑入)15g,淡附片(先煎 8 小时)30g,白芍 30g,炙甘草 15g,旋覆花(包)15g,代赭石(先煎)30g。每日 1 剂,分多次饮用。

患者服至第 2 剂呕吐即止,连服 14 剂,期间仅发生 1 次呕吐,发作时症状较前明显减轻,体力恢复快。上方去旋覆花、代赭石,加炒白术 30g,黄芪 30g,治疗 2 个月,未再发生呕吐,食欲较前明显增加,体重已增至 58kg,体力大胜从前,已无不适症状,故停用中药,仅以胰岛素泵控制血糖。

[案2]

患者,女,25 岁。主诉:呕吐 2 年,血糖升高 8 年。8 年前诊为 1 型糖尿病,2 年前出现频繁呕吐,诊为糖尿病胃轻瘫,曾住院治疗。刻下症见:胃胀,嘈杂不适,反酸烧心,晨起恶心呕吐。大便干结。查胃镜:反流性食管炎,胃潴留,十二指肠溃疡。舌淡,苔薄黄,脉沉细。

辨证:肺胃不和证。

治法:清热降逆。

处方:小半夏汤加减。清半夏 15g,干姜 9g,枳实 15g,炒白术 30g,苏叶 9g,黄连 12g,酒大黄 3g。

患者服药 14 剂后,呕吐未再发生,继服半月,胃胀、嘈杂消失,反酸、烧心明显减轻。故上方加吴茱萸 9g,制水丸,每日 2 次,每次 9g,继服 3 个月。

案 1 为糖尿病重度胃瘫,病势急重,治疗的当务之急是迅速止呕,以减轻患者痛苦,故使用重剂以短时间内速转病势,缓解危急;案 2 病势不急,呕吐、胃胀等胃脘部症状相对较轻,故以平和之剂量调理即可。

(四)因人施量

因人施量指根据病人体质、年龄、性别、地域等差异施用合理剂量,这也是个体化治疗的体现。不同体质、年龄、地域的人,对药物的反应及耐受程度不同,故当区别用量。通常来说,老人、儿童、体质弱者,用量不宜过大,年盛、体实者用量可大。对于孕妇,用药及用量尤其宜谨慎行之。

【病案举例】

[案1]

患者,男,78岁。主诉:全身乏力,行动不便半年余。患者16年前诊为2型糖尿病,半年前出现肾功能异常,诊为糖尿病肾病。刻下症见:周身乏力,行动不便。胸闷憋气,急躁易怒。查:血肌酐(Cr):119μmol/L,尿素氮(BUN):11.17mmol/L,甘油三酯(TG):2.17mmol/L,糖化血红蛋白(HbA1c):8%。唇舌紫黯,舌体细颤,脉沉弦硬数。

辨证:肾络瘀损证。

治法:通络益肾。

处方:酒大黄(包)3g,水蛭粉(分冲)3g,丹参15g,黄芪30g,三七6g,红曲6g,山萸肉15g,黄连15g,生姜3片。

患者服药1个月,乏力改善70%,胸闷憋气,急躁易怒减轻50%。Cr:107μmol/L,BUN:9.98mmol/L,TG:1.87mmol/L,HbA1c:7.6%。

[案2]

患者,男,47岁。主诉:腰酸痛、蛋白尿1年。患者12年前诊为糖尿病,1年前出现蛋白尿,腰酸痛,诊为糖尿病肾病。刻下症见:腰部酸痛沉重,下肢无水肿,夜尿频,3~4次/晚。查:24小时尿蛋白定量:1.37g,TG:2.54mmol/L,HbA1c:6.2%,Cr、BUN均在正常范围。舌暗,舌底瘀闭,脉沉弦滑数。

辨证:肾络瘀损,精微泄漏证。

治法:疏通肾络,固涩精微。

处方:酒大黄(包)6g,水蛭粉(分冲)3g,丹参30g,黄芪45g,三七9g,红曲15g,芡实30g,金樱子30g。

服药2个月,腰酸痛缓解,查24小时尿蛋白定量:0.405g,TG:1.54mmol/L,HbA1c:6.3%。

两案均以抵挡汤治疗肾络瘀损证,病情严重程度相当,然因患者年龄不同,年老者体质偏虚,对药物的耐受性差,应用大剂量有损伤正气之嫌,故应缓慢图之,虽基本处方相同,用量轻重却不尽相同。

(五)因药施量

药物品性影响用量。一般,药性平和之品,尤其药食同源者,用量可大,如山药、薏苡仁、肉苁蓉等;药性峻烈,或毒性药物,剂量阈相对较窄,用量当谨慎,如马钱子、斑蝥、干蟾皮等。

【病案举例】

[案1]

患者,男,47岁。主诉:失眠3年,加重1年。因工作压力大,经常熬夜致睡眠不佳,近1年来失眠加重。刻下症见:入睡难,易醒,每晚仅睡2~3小时。双目干涩,大便偏干,易心悸。

辨证:心肝血虚证。

治法:养血柔肝。

处方:炒酸枣仁90g,川芎30g,知母30g,茯神30g,五味子30g,炙甘草15g。晚饭后及睡前服用。服药7剂,睡眠明显改善,入睡较前容易,每晚可睡4~5小时。继服药14剂,不适症状消失,基本痊愈。

[案2]

患者,男,47岁。主诉:双下肢剧烈疼痛1年。10年前诊断为糖尿病,1年前出现双下肢剧痛,逐渐加重。刻下症见:双下肢疼痛麻木,因疼痛无法入睡,服布洛芬、卡马西平等西药及中药蜈蚣、全蝎等无效。手足及下肢冰冷,如浸冷水。

辨证:寒凝血瘀,经络不通证。

治法:温通止痛。

处方:制马钱子(分冲)1.5g,制乳香9g,制没药9g,生麻黄30g,制川乌(先煎)45g,黄芪60g,川桂枝45g,白芍30g,鸡血藤30g。1剂药分5次服用。

患者服药3剂后,下肢疼痛减轻大半,服药7剂后,疼痛减轻约80%,手足转温,且未现不适症状。

酸枣仁为药食兼用中药,《伤寒论》原方中酸枣仁用量二升,笔者曾实物称量二升酸枣仁重量为188g,故对于此类中药,临床用量可相对较大。而制马钱子属剧毒之品,其剂量范围较窄,笔者在临床中曾用至最大剂量为3g。

(六)因剂型施量

"汤者,荡也,去病最速,丸者,缓也,舒缓而治之。"通常来说,汤剂用量相对丸、散剂较大,丸、散剂约是汤剂用量的 1/10 ~ 1/3。决策用量时亦应考虑剂型的影响。在剂型的选择上,笔者认为,急危重难用汤,急病缓解后或慢病轻病则用丸散膏丹。盖急病急治,大剂短程,首剂倍量,速战速决;慢病所成,冰冻三尺,需蚕食缓进,方可步步为营。蜜丸、服散、膏方、水丸,皆适宜慢调。值得注意的是,笔者在治疗消化道疾病时,喜用蜜丸嚼服,疗效尤佳。

【病案举例】

患者,女,49岁。主诉:血糖升高3年。体检发现血糖升高,一直未服药,仅饮食运动控制。刻下症见:形体偏胖,大便黏腻,余无不适。舌红,苔黄腻,脉弦滑数。查:HbA1c:7.7%,FBG:8.54mmol/L,总胆固醇(CHO):5.89mmol/L,低密度脂蛋白(LDL):3.61mmol/L。

辨证:胃肠湿热证。

治法:清利湿热。

处方:葛根120g,黄连45g,黄芩45g,炙甘草18g,干姜7.5g,红曲15g,苍术15g。

患者服药3个月,大便已正常,腻苔已化。体重下降3kg。查:HbA1c:6.7%,FPG:7.45mmol/L,2hPG:9.77mmol/L,胆固醇(CHO):5.45mmol/L,低密度脂蛋白(LDL):2.21mmol/L。血糖已基本控制,改制水丸:

干姜9g,黄连30g,黄芩45g,知母45g,天花粉45g,三七9g,西洋参9g,葛根45g。制水丸,9g,每天3次,服用半年。

患者半年后复诊,无不适症状,血糖已控制平稳。查:HbA1c:6.0%,FPG:6.2mmol/L,2hPG:7.2mmol/L。

患者初诊时,血糖较高,故以大剂汤剂荡涤病势,3个月后,病情已平稳,改制水丸,黄连平均每日用量为3g,较汤药剂量大大减少。

(七)因服药反应施量

因病情不同、个体差异等因素致病者服药后反应各有不同,故处方用量并非固定不变,当随病者服药反应而灵活调整。主要包括不效增量、中病即止或中病即减、见效增量等。其中,见效增量是笔者在临床中提出的概念,主要针对一些沉疴痼疾,一旦起效,非但不减量,反而继续增加剂量,以求一鼓作气,乘胜追击,终拔沉疴。

【病案举例】

患者,女,34岁。主诉:周身疼痛、怕冷2年。2年前因产后受风致周身疼痛、怕冷,多处求诊无效。刻下症见:周身针刺样疼痛,怕冷甚,暑伏季仍需穿两件厚衣裤,冬季不敢出门。活动易出汗。

辨证:血虚络瘀证。

治法:养血通络止痛。

处方:制川乌30g,黄芪45g,桂枝30g,白芍45g,鸡血藤30g,当归20g,羌活30g,防风12g,炙甘草15g,生姜3片。

服药1个月,症状无改善,仍周身疼痛、怕冷明显。上方制川乌增量至45g,加独活30g。

继服药1个月,症状改善仍不明显,继续将制川乌增量至60g。

1个月后复诊,患者诉周身冷痛明显减轻,药已中病,继服已收全功。

患者最初服药2个月,虽未见功,却也无其他不适,确系辨证无误,故将制川乌不断增量,终以撼病。此案是根据病者服药后的反应不断调整用量。

(八)服药方法影响用量

古代医家重视方药服法,《伤寒论》即记载了顿服、日三夜一服、频服等不同服法。服药方法影响血药浓度,同一处方,一次顿服与多次频服形成的血药浓度不同。处方用量较大者,分多次服用,可使单次平均服用量不致过大,既在一定程度上保证了用药安全,也可较长时间内保持一定的血药浓度。

【病案举例】

患者,男,77岁。主诉:四肢、臀部散发紫斑半年。半年前双臂无诱因出现散在紫斑,按之不褪色,范围逐渐扩大。刻下症见:四肢、臀部散发紫斑,压之不褪色,手臂较重。无脱屑,无痒痛。既往史:风湿性关节炎10年,银屑病3年。

辨证:阳虚表寒证。

治法:温阳解表。

处方:生麻黄15g,黑附子(先煎8小时)30g,细辛3g,桂枝30g,白芍30g,炙甘草15g,三七6g,生姜3片,大枣3枚。一剂药分早、中、晚、睡前4次服用。服药1个月,皮肤紫斑减轻约50%,服药过程未见不适反应。

患者年事已高,单次用量不宜过大,然其疾顽杂,常规用量恐不易获效。故一剂处方用量虽大,而分4次服用,令平均单次用量不致过大,同时一天内能保证一定的血药浓度。

(九)方药配伍影响用量

很多中药因其偏性或毒性,在应用过程中会伴随产生一些不良反应,多数临床医生在应用时,尤其在剂量方面较为谨慎,以致一定程度上影响了药物功效的发挥。实际上,通过配伍,可以纠正药物偏性,减轻其毒性,从而在确保用药安全的前提下,使其剂量应用范围大大增加。

【病案举例】

患者,男,36岁。主诉:血糖升高1个月。刻下症见:口渴,口苦,易上火,乏力。小便频数,大便偏干,舌红,苔黄,脉滑数。查:2hPG:34.99mmol/L。

辨证:中焦热盛证。

治法:清热泻火。

处方:黄连90g,酒大黄3g,黄芩30g,知母60g,山萸肉30g,葛根30g,西洋参9g,桑叶30g,生姜30g。

服药14剂,口渴,尿频等症明显减轻。自测FBG:6～7mmol/L,2hPG:9～12mmol/L。服药期间未现任何不适。黄连减为30g,以上方加减,继服1个月余,血糖控制基本达标。

黄连性苦寒,自古多认为其有苦寒败胃之虞,医家对其应用较为谨慎,《药典》对黄连的剂量亦规定为 2~5g 的较小剂量。本案中焦火毒鸱张,非黄连不能折其火势,且必以重剂方能苦寒直折,否则必如杯水车薪。然 90g 黄连确有伐脾胃之弊,本案以生姜 30g 配伍,去其性而取其用,解决了苦寒败胃问题。

以上分别通过理论与验案相结合的形式,阐释了因病施量、因症施量、因势施量、因人施量、因药施量等临证用量策略。这些策略实际上均与中药的剂量阈有关。药物的常用量并不一定是最大有效量,《中华人民共和国药典》中规定剂量也不等于最佳有效量。不仅一药有一剂量阈,并且一病有一剂量阈,这是与临床疗效密切相关的关键因素之一。既往临床与研究已显示,中药存在剂量阈及量效关系。对各药物在相应功效上的最佳有效量的研究必将成为中药临床疗效提升的重要基石。在临床实际工作中,需要从药、病、证、方等方面探索方药剂量阈,形成完整的方药剂量理论体系,最终为提高中医临床疗效提供有益指导。

参考文献

[1]国家药典委员会 . 中华人民共和国药典 . 2015 年版[M]. 北京:中国医药科技出版社,2015.

[2]仝小林 . 重剂起沉疴[M]. 北京:人民卫生出版社,2010.

[3]谢鸣 . 方剂学[M]. 北京:中国中医药出版社,2009.

[4]仝小林 . 方药量效学[M]. 北京:科学出版社,2013.

[5]仝小林 . 仝小林经方新用十六讲[M]. 上海:上海科学技术出版社,2015.

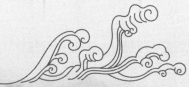

各论

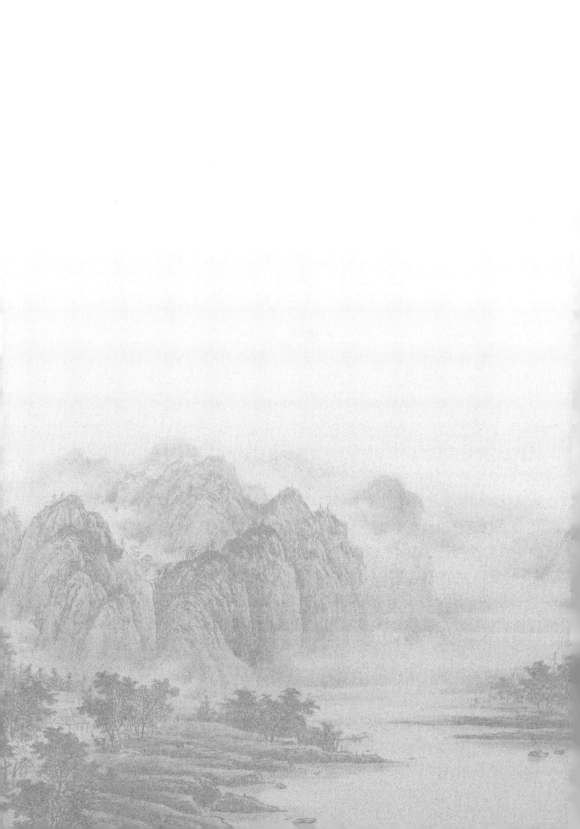

单味药量效关系临证应用

白 芍

白芍,味苦,平,性凉,归肝、脾经。初载于《神农本草经》:"味苦,平,主治邪气腹痛,除血痹,破坚积,寒热,疝瘕,止痛,利小便,益气。"白芍有养血柔肝、缓中止痛、敛阴收汗的功效。白芍善"柔肝止痛",用于腹痛、胁痛、四肢挛急疼痛、头痛、痛经等。《中国药典》(2010年版)规定其用量为 6 ～ 15g,然而在实际临床使用中,其剂量一直有待商榷,很多名家擅长应用重剂白芍来治疗各种疑难杂症、急危重症。关于白芍药效的平衡,只有掌握了白芍的用量规律,才能达到临床疗效最大化。

黄煌用白芍治疗诸疑难杂症

黄煌在临床上常用白芍治疗糖尿病末梢神经炎、糖尿病足、下肢血栓形成、慢性肾病、不安腿综合征、腰椎骨质增生等疾病。黄煌认为,白芍药养血柔肝、缓中止痛,若舌质紫黯,口唇暗红,提示血液黏稠度高,可与赤芍药同用。其临床白芍用量常为 10 ～ 60g。现介绍其临床运用白芍经验如下。

1. 小剂量白芍治疗小腿麻木拘挛[1]

【病案举例】

钱某,男,78 岁,2004 年 3 月 13 日初诊。患者因乏力、消瘦 2 年余就诊。患者体形偏瘦,面色白,神萎,少气懒言;自觉近两年来乏力,皮肤易瘙痒,腰背时有疼痛,小腿易抽筋并伴麻木,食欲不振,尿量少,色清,大便偏干;舌红、苔黄腻。1998 年确诊 2 型糖尿病,2003 年确诊糖尿病肾病,慢性肾功能不全(氮质血症期);服用西药,并注射胰岛素,血糖波动在 4～5mmol/L 左右,血尿素氮:8.49mmol/L,血肌酐:153.6μmol/L。

西医诊断:糖尿病肾病,慢性肾功能不全(氮质血症期)。

中医诊断:水肿。

辨证:血水瘀结。

处方:生黄芪 15g,桂枝 10g,白芍 10g,赤芍 10g,怀牛膝 15g,丹参 10g,石斛 15g,甘杞子 12g,干姜 5g,红枣 15g,7 剂。每天 1 剂,水煎服。

患者坚持服药 3 年余,肾功能稳定,肾功能指标得到改善。自觉症状减轻,小腿麻木、抽筋、疲惫感等消失,面色好转,生活质量有了较大的提高。

该患者病机为气虚血滞、水湿内停,宜益气活血、通阳化气利水。故在此用四味健步汤合黄芪桂枝五物汤,考虑其有糖尿病及其并发症,有下肢乏力、常抽筋、肢体麻木、腿易抽筋等气虚血滞、水湿内停的表现,用小剂量白芍能缓解其抽筋、肢体麻木等作用,因其皮肤瘙痒,同时患者精神差、动则乏力、气短,故用小剂量白芍即可,其性寒,对于慢性病有并发症者,用量宜轻,一般用 10～20g 即可,且应配伍益气活血等功效药物,从而达到祛邪而不伤正的功效。

2. 常规剂量白芍治疗腹痛

【病案举例】

患者,女,12 岁,形体瘦弱。身高 155cm,体重 27kg。2012 年 4 月 19 日初诊。先天性结肠黑斑息肉 6 年,期间因肠道套叠手术 6 次。发病时腹痛,阵发性绞痛,睡眠差,大便每天数次伴有出血。舌淡红苔厚腻,舌尖红,嘴唇有黑斑。处方:桂枝 15g,白芍 30g,干姜 5g,生甘草 10g,红枣 20g,枳壳 15g。7 剂。每天 1 剂,水煎服。

二诊(2012 年 4 月 26 日):,服药后,大便每天 1 次,酱色臭秽,苔白厚好转,腹痛减轻,睡眠好转。初见成效,守法守方继续治疗。

处方:桂枝 15g,白芍 30g,生甘草 10g,干姜 5g,红枣 20g,生麦芽 20g。服药后,没有再发腹痛。

《本草思辨录》言白芍:"腹痛为太阴血中之气结,芍药以木疏土而破结,故为腹痛专药。"可见白芍为柔中止痛之要药。黄煌治疗胃肠疾病见腹痛者,善用小建中汤,其用白芍多为 30g。《本经疏证》言芍药:"芍药之任,莫重于小建中汤。其所治若烦若悸若里急若腹满痛。"在此病案中,该患者多次手术,正气损伤,眠差,腹中痛,虚劳里急,大便每天数次伴有出血,故用小建中汤,以常规剂量白芍 30g,甘草 10g,对缓解阵发性绞痛有很好疗效,加枳壳以理气止痛,标本兼治而疗效甚好。

3. 大剂量白芍治疗腰痛[2]

【病案举例】

陈某,女,72 岁,2005 年 6 月 4 日初诊。患者因腰痛、双下肢行走无力 6 月余就诊,经脊椎 CT 确诊为 L3-4、L4-5 椎间盘突出。刻下症见:腰痛,行走乏力,下肢怕冷,时有浮肿;饮食、二便、睡眠正常;舌质暗红,苔少。西医诊断:腰椎间盘突出症;中医诊断:痹证(瘀血闭阻)。

处方:白芍药 60g,赤芍药 30g,怀牛膝 30g,丹参 12g,石斛 30g,生甘草 6g。7 剂,水煎服,每日 1 剂,每日 2 次。

复诊(2006 年 11 月):下肢浮肿减轻,腰腿有热感;大便次数增多,每日 2~3 次。原方白芍药改为 40g,继续服用半个月。

2007 年 2 月随访,患者下肢浮肿明显改善,诉腰已不痛,下肢肌力明显好转。为巩固疗效,上方继服 3 个月。

腰痛为瘀血闭阻。患者多在受寒后发作,下肢怕冷,可见其禀赋阳虚。下肢浮肿说明下肢供血不好,为瘀血闭阻。四味健步汤加甘草,即为与芍药甘草汤之合方。《伤寒论》云:"伤寒脉浮,自汗出,小便数,心烦,微恶寒,脚挛急……更作芍药甘草汤与之,其脚即伸"。说明此方能缓急止痛,可用于治疗腿脚挛急疼痛。重用白芍加强其活血化瘀,强壮筋骨,改善下肢供血,故而收效。白芍乃柔肝止痛要药,现代药理研究显示其有极好的解痉作用,在此重用白芍 60g 以柔肝止痛,有利于改善下肢供血,缓解腰痛症状。黄煌临床上运用大剂量白芍治疗肌肉痛症,往往用量比治疗平滑肌痉挛要大,常用至

40～60g,认为只要方证把握准确,便可奏奇功。

参考文献

［1］黄波 . 黄煌经方医学思想整理研究暨 2004—2007 临证病案分析［D］. 南京中医药大学,2008.

［2］陈文姬 . 黄煌自拟四味健步汤临证应用经验［J］. 上海中医药杂志,2008, 42(4):10-11.

白 术

白术,味苦、甘,性温。归脾、胃经。《本草汇言》有言:"白术,乃扶植脾胃,散湿除痹,消食除痞之要药也。脾虚不健,术能补之,胃虚不纳,术能助之。"其具有健脾益气,燥湿利水,止汗,安胎的功效。常用于脾虚食少,腹胀泄泻,痰饮眩悸,水肿,自汗,胎动不安。《中国药典》(2015年版)规定其常规用量为6~12g。

白术为补脾胃之神品,然其补中寓通,通中寓补,补而不滞,《汤液本草》谓其可"止汗消痞,补胃和中,利腰脐间血,通水道,上而皮毛,中而心胃,下而腰脐,在气主气,在血主血"。有文献显示,白术用量30g以下,偏于取其甘温益气之旨,轻清外浮以助表阳,以补为主,可益气健脾;用至30g以上则以通利为主,可治疗功能性便秘;白术或"利腰脐间血"(《名医别录》),或"利腰脐间气"(《傅青主女科》),或利腰脐间水,偏于取其苦温燥湿之意[1],重用之可治疗胸水、腹水。现代研究表明,白术可增强人体免疫功能、抗炎、镇痛、抗肿瘤等作用。

(一)顾丕荣使用白术治疗肝病[2]

肝硬化腹水、迁慢性肝炎、原发性肝癌,属于中医学中"臌胀""单腹胀""痞块""胁痛""黄疸""血黄"等范畴,其发病机制主要与肝、脾或肾有关。而"土虚木疏,土赖木荣",肝与脾两者息息相关。《金匮要略》言"见肝之病,知肝传脾,当先实脾",顾氏根据肝病的生理、病理特点和历代医家经验,在辨证的基础上以白术为主药,且一般用超过常规剂量的白术,用量分为小剂(15~30g)、中剂(30~60g)、大剂(60~100g),在炮制上也分为生用和焦用两种,临床对治疗肝病,改善肝功能和消退腹水等具有显著疗效。且药理研究也证实,大剂量白术能明显升高白蛋白和纠正球蛋白比例,有持久的利尿作用,且能促进电解质特别是钠的排泄和抗肝癌等功用。

1. 小剂量白术治疗迁延性慢性肝炎

顾丕荣治疗迁延性慢性肝炎,常用小剂白术 15～30g,根据临床经验,将该病分为肝邪耗正型、肝郁脾湿型、肝阴亏损型三型。介绍以下一则病例。

【病案举例】

患者,女,33 岁,肝病四年余,肝功能长期异常。近年来肝功能检查发现谷丙转氨酶(ALT):64 U/L,麝香草酚浊度大于 20U,硫酸锌浊度:22U。肝区无疼痛,纳谷欠佳,舌质暗红,苔薄,脉细弦。

辨证:气阴两亏,邪毒内蕴。

治法:补脾柔肝,佐以解毒。

处方:炙黄芪 20g,黄精 15g,焦白术 25g,当归 20g,白芍 15g,山药 20g,茯苓 12g,川石斛 15g,北沙参 12g,丹参 15g,鸡血藤 20g,蒲公英 15g,板蓝根 15g,焦山楂 15g,生甘草 6g。

用此方加减四次复诊,服药 58 剂,同年 7 月 17 日五诊时检查肝功能全部正常,无不适。后以自制柔肝糖浆善后。

2. 中剂量白术治疗肝硬化腹水

在治疗肝硬化腹水时,顾丕荣则用中剂 30～60g 的白术,若肝病传脾,脾虚不能制水时,常用焦白术以实脾补肝而利水;若肝病迁延日久,脾肾阳虚水泛严重,则用生白术以崇土防涝。

【病案举例】

患者,男,65 岁,1979 年 11 月 26 日初诊。1975 年 6 月起患肝病,肝功能反复异常。近年来肝功能检查为:硫酸锌浊度:20U,麝香草酚浊度:19U,脑磷脂胆固醇絮状试验:(++++),丙种球蛋白:34%。瑞金医院诊断为肝硬化。患者自诉肝区痛,脘胀,舌质暗苔腻,脉细弦。

辨证:湿瘀凝阻肝脏,久病气血两亏。

治法:保肝化瘀,佐以祛湿。

处方:炒党参 15g,石见穿 30g,当归 15g,炒白芍 12g,三棱 10g,莪术 10g,炙鳖甲 15g,焦白术 60g,制蚕蛹 20g,地鳖虫 6g,炮山甲 6g,法半夏 10g,陈皮 6g,枸杞子 12g,土茯苓 30g,炙甘草 3g。

守法加减复诊七次,共服药 84 剂,截至 1980 年 5 月 22 日,两个月内先后复查肝功能三次均正常。肝无痛楚,纳谷馨香,舌质略暗苔薄,脉小弦。后以自制补肝糖浆而善后。

3.大剂量白术治疗原发性肝癌

在治疗原发性肝癌时,顾丕荣认为肝癌的形成乃正气先虚而邪气踞之,故治疗应当立足于扶正,正气固则痰毒瘀自消。而脾胃乃后天之本,故扶正当以补脾为主。顾丕荣临床善用大剂量白术60~100g以扶正培本,且每方必配以参芪,正所谓"养正积自消"。有实验证明,60g以上白术"利小便、退水肿、化血结"作用明显凸现,且呈正相关[3]。经过长时间临床观察,发现如此治疗可以延长肝癌患者生存时间和改善部分阳性指征。

(二)宗修英重用白术治疗便秘

《金匮要略·痉湿暍病脉证第二》中有"大便坚,小便自利者,去桂加白术汤主之",临床应用大剂量白术治疗便秘,疗效显著。周祯祥认为[4],白术通而不温燥,润而不滋腻,又可顾护中州,可用于各型便秘,尤其适用于老年人。并总结其临床运用白术治疗便秘的经验,归纳起来主要有以下要点:第一,白术必须用生品;第二,剂量宜大,常用量为30~60g;第三,以水煎服为主,也可泡水代茶饮;第四,对长期使用果导、开塞露、大黄、番泻叶等泻药无效,或停药复秘者,大量应用生白术均有肯定的疗效;第五,生白术大量应用无腹痛、腹泻及其他明显不良反应。总之,白术虽"燥"犹"润",在生用、大剂量(30~60g)、煎服的情况下,确有润下通便之功,可用于多种便秘,疗效卓著,无明显的不良反应。

宗修英认为,重用白术主要适用于脾虚证便秘,辨证要点为神疲倦怠,面白少华,气短声低,或口不渴、口渴不多饮或渴喜温饮,舌质淡苔白舌边有齿痕,舌体胖大而嫩,或舌面水滑,脉沉而虚弱、濡等。且临床发现,如此治疗既适用于脾气虚推动无力的气虚证便秘,亦可用于湿邪阻滞证便秘,尤其对老年习惯性便秘有独特疗效。除了原发性便秘外,重用生白术也可用于继发性便秘,如治疗慢性肾炎兼便秘者,常加用生白术30~50g,使大便稀溏,如此可大大缓解患者的肾炎中毒症状[5]。

【病案举例】

患者,男,58 岁。2007 年 10 月初诊。便秘数月,曾服蜂蜜、芦荟、麻仁润肠丸等无效。症见神疲倦怠、气短乏力声低、口咽干燥、失眠等。舌淡苔白,脉细弱。

辨证:脾气虚弱,阴津受损。

治法:益气健脾,养阴生津。

处方:生白术 30g,木瓜 16g,生黄芪 25g,玄参 20g,黄精 20g,柏子仁 15g,肉桂 3g,阿胶 12g。水煎服,每日 1 剂。

14 剂后诸症消失。继服生白术 30g,木瓜 16g 调治 1 周,未复发。

该患者有明显的脾虚症状,宜用大剂量的白术以实脾培土,土气旺则糟粕得以下行。宗修英临床使用生白术剂量多在 16～55g,并常配以木瓜 10～15g,甘草 6～9g 以酸甘化阴而增水行舟。在重用白术治疗便秘的临床中,一定要用生白术而非炒白术,因炒白术燥湿力强而生白术助运之力强,更有助于通便下行[6]。

参考文献

[1]张林,杨映映,傅延龄.汉代以来白术临床用量分析[J].中医杂志,2015,56(7):611-614.

[2]曹克允,顾方,张志银.顾丕荣老中医治疗肝病重用白术的经验[J].安徽中医药大学学报,1984(2):25-28.

[3]郑昱.白术不同剂量与肝性腹水患者利尿作用相关性研究[J].甘肃中医学院学报,2002,19(3):14-15.

[4]周祯祥.白术确可润下通便[N].中国中医药报,2011-11-09(004).

[5]谢燕芳,赵喜俊.宗修英教授从痰湿论治慢性肾炎的经验[J].中国医刊,2000,35(5):46-47.

[6]李宝金,宗文汇,杜仪,等.宗修英重用生白术治疗便秘的临床经验[J].北京中医药,2009,28(2):94-95.

半　夏

半夏药用历史悠久，首载于《神农本草经》，活用于《伤寒杂病论》。是燥湿化痰，降逆止呕，消痞散结的常用中药。《神农本草经》载其"味辛，平。主伤寒寒热，心下坚，下气，喉咽肿痛，头眩，胸胀咳逆，肠鸣，止汗"。现代研究证实，半夏具有镇咳、祛痰、镇吐、抗心律失常、抗肿瘤、抗早孕等药理作用。笔者常用半夏配伍治疗糖尿病、代谢综合征、失眠、呕吐、面部痤疮等病证，临床效佳。半夏为有毒之品，但炮制后，毒已大减。笔者在临床大剂量用半夏的指征有二：一是胃不和卧不安之失眠；二是舌苔厚腐腻之痰浊。另外，附子配半夏，《中国药典》将其列为禁忌，源于《神农本草经》十八反之乌头反半夏。但临床见附子、半夏同用，由来已久，最早见于医圣张仲景《金匮要略·腹满寒疝宿食病脉证治》："腹中寒气，雷鸣切痛，胸胁逆满，呕吐，附子粳米汤主之"。此方乃仲景治疗寒邪内阻，阴寒湿浊上犯，出现腹中雷鸣疼痛，胸胁逆满呕吐之证而设。笔者用附子半夏同用治疗呕吐，疗效明显，未见不良反应。辨证要点为畏寒怕冷，呕吐痰涎，即存在"寒""痰"的病理因素。

《中国药典》(2015 年版)规定半夏的用量为 3～9g，但临床实践过程中发现以该用量治疗疾病时某些疾病难以取效。观医圣张仲景在《伤寒杂病论》中广泛应用半夏，且随证施量精当。如射干麻黄汤中用半夏 8 枚，甘遂半夏汤中用 12 枚，小柴胡汤中用半夏半升，大半夏汤中用二升。根据现代考据测量，半夏一枚约为 0.8g，一升约为 120g，可见半夏在经方中的剂量阈有 6～240g 之广，其中用量半升(约 60g)的处方最多，占全部 43 首中的 26 首。当然，还需考虑患者病势，随证施量，当病情缓解时，亦应中病即止、中病即减，或改用丸散膏丹善后调理，不可一味强调大剂量。吴鞠通论半夏为"一两降逆，二两安眠"。改变半夏的剂量,临床适应证也会随之发生改变,即量变致新。

笔者通过多年临床经验总结出半夏的量效关系、方药应用及减毒策略,在保证用药安全的前提下,可以极大提高临床疗效。笔者认为,半夏 6~15g 和胃,15~30g 止呕,30~60g 安眠;对于痰浊深重,或者急危重症更应较大剂量应用。值得一提的是,在《伤寒论》原书中,半夏治疗呕吐具有显著的量效关系,随着呕吐程度的不断加深,仲景使用半夏的量也呈线性增加:二合半治发热微恶寒、微呕;半升治往来寒热、喜呕、呕不止;一升者治呕家;二升治胃反呕吐。笔者在临床实践中总结出半夏消痰化浊的辨治要点,即苔越厚腐腻,用量越大。同时,为了确保用药安全,在使用半夏时会让患者自备生姜 3~5 片,出锅前 10~15 分钟放入,以和胃减毒,同时效力不减。

(一)重用半夏治疗失眠[1]

【病案举例】

邢某,女,58 岁。2012 年 7 月 30 日初诊。失眠 5 个月,加重 1 个月。患者 5 个月前从甘肃来北京居住后开始失眠,近一个月来常常彻夜难眠,经多方就诊无效。既往有高血压病史,绝经 5 年。体重 70kg,身高 160cm,身体质量指数(BMI)27.34kg/m² 刻下症见:寐差,入睡难,易醒,醒后难以再次入睡。每晚最多睡 2 个小时,一周内至少有一日彻夜不眠。偶有头晕,胃胀满,近期有咳嗽、咽干。纳可,二便调。苔厚腐腻,脉沉弦涩滑。

中医诊断:不寐;证属痰火扰心。

治法:清化痰热,和中安神。方用黄连温胆汤加减。

处方:清半夏 60g,黄连 9g,茯苓 30g,枳实 15g,竹茹 30g,炒枣仁 120g,五味子 15g,前胡 15g,百部 15g,生姜 3 片(自备)。水煎服,日 1 剂,晚饭后、睡前各服一次。

二诊(2012 年 8 月 27 日):服药 28 剂。患者睡眠好转,时间延长,现每晚可睡 3.5 个小时。咳嗽咽干已愈,二便调,脉弦数。上方去前胡、百部,继服 1 个月。

三诊(2012 年 10 月 8 日):服药 28 剂,睡眠明显改善,现每晚可睡 5 ~ 6 个小时。后守法守方加减,疾病渐愈,随访安。

现代人多饮食不节,过食肥甘厚味,此患者 BMI 高达 27.34kg/m²,属超重体型,且舌苔厚腻,可见是由宿食痰滞,酿而生热,壅遏于中,胃气失和,炽火上逆,扰动心神导致不得安眠。《张氏医通·不得卧》言:"脉滑数有力不得卧者,中有宿滞痰火,此为胃不和则卧不安也。"黄连温胆汤出自清·陆廷珍(陆子贤)之《六因条辨》,是治疗痰火扰心的效方。半夏和胃气而通阴阳,李时珍《本草纲目》载半夏能除"目不得眠",《黄帝内经》十三方之一半夏汤(半夏、秫米)可收"其卧立至"之效,《续名医类案》中有案以百部一两、半夏一两治疗不眠,使"即得美睡"。现代药理研究表明,半夏有镇静催眠的作用。笔者认为,半夏治疗此类失眠,剂量务必要大,以 30 ~ 60g 为宜,从脾截断生痰之源,浊痰去,阴阳平。

(二)重用半夏治疗糖尿病胃肠病变[1]

【病案举例】

张某,女,66 岁。2012 年 7 月 24 日初诊。患 2 型糖尿病 24 年,现用诺和灵 30R(精蛋白生物合成人胰岛素注射液(预混 30R))(早 18IU,晚 8IU)皮下注射,空腹血糖控制在 6.5mmol/L 左右。已有糖尿病视网膜病变,眼底出血,右眼失明;糖尿病肾病 V 期。刻下症见:不思饮食,纳呆食少,每日仅吃少量蔬菜,唾液黏稠,嗳气胃胀,乏力怕冷,下肢轻度水肿,大便干结,使用芒硝仍 3 ~ 4 日一行,眠可,尿少,夜尿 2 次。积粉苔,脉弦滑。实验室检查:空腹血糖(GLU):6.27mmol/L,肌酐(CR):208.7 μmol/L,尿素氮(BUN):15.57mmol/L,尿蛋白:(+++)。

诊断:消渴。

辨证:脾胃不和,升降失司。

治法:辛开苦降,寒热平调。方用半夏泻心汤加减。

处方:清半夏 60g,黄连 6g,黄芩 15g,生姜 5 片,荷叶 30g,苍术 15g,茯苓 45g,生大黄 30g,芒硝 10g(分冲),厚朴 15g,生黄芪 30g,丹参 30g。28 剂,水煎服,日一剂,分 3 ~ 4 次餐前服。

二诊:服药 28 剂,患者纳食好转 70%,可食荤腥,胃胀消失,下肢水肿消失,大便日 2 次,小便泡沫多,夜尿 2 次。舌胖大,苔厚腻,脉沉滑。24 小时尿蛋白定量：1858mg/24h。患者胃瘫症状已得到明显改善，下一步以治疗肾病为主，故改上方清半夏减为 30g，生姜减为 3 片，加水蛭粉 3g（分冲）。水煎，仍日 3～4 次分服。

该患者有两个症状群，一是糖尿病胃肠病变导致的纳呆、便秘，二是糖尿病肾病排毒排水功能障碍引起的水肿、蛋白尿、肌酐升高。脾胃方面，太阴湿土，主升清；阳明燥金，主降浊。患者消渴日久，脾气虚弱，运化无力，导致气滞食积、嗳气胃胀；脾失升清，胃失和降，在上引起口中黏腻、不思饮食，在下引起大便秘结。故以半夏泻心汤辛开苦降，调理中焦，使气机复常，升降有序。本案患者已至糖尿病肾病 V 期，食欲胃口对其生活质量非常重要。就诊时见其积粉苔，可见脾湿之深，浊邪之重，因此用大剂量半夏化浊生新，再诊时纳食不香已改善 70%。再配合大黄、芒硝增强大肠动力，便秘症状亦明显缓解，故减清半夏量至 30g。

本案需注意的是，患者不思饮食已久，平日仅吃少量蔬菜，故中药汤剂改为一日 3～4 次，少量频服，且餐前服用，对化脾湿胃浊，增强药效非常有效。小半夏汤，是和胃降逆止呕之效方。笔者常用清夏、生姜各 15～30g。呕吐甚，加苏连饮；胃胀加枳术汤；胃有振水声加茯苓；反酸加煅瓦楞子；胃口差、大便干，加大黄黄连泻心汤；虚寒加理中汤。

（三）朱树宽重用半夏治疗三叉神经痛[2]

【病案举例】

傅某，男，76 岁。1989 年 3 月 5 日初诊。患者于一个月前无明显诱因出现右侧面部灼热疼痛，如鸡啄、似刀割，牵及齿颊和前额，每于洗脸、刷牙，甚至说话而诱发或加剧。某医院诊为三叉神经痛，予卡马西平治疗，效不显。改用穴位封闭，开始有效，后无效，且愈益加重，疼痛剧烈，日发作 10 余次，每次持续约几十秒至一分钟，伴烦躁难眠，纳谷不香，求治于中医。就诊时患者舌体淡胖，苔白滑而腻，脉弦滑有力。

辨证：痰凝火郁络阻，不通则痛。

处方：姜半夏 30g，生石膏 30g，细辛 6g，僵蚕 10g，全蝎 6g，白附子 20g,川芎 20g,川牛膝 20g,生姜 30g 为引,水煎温服,日一剂,早晚各一次。

服药至第 2 剂,疼痛大减,每日仅轻度发作 1~2 次。疗效显著,上方姜半夏改为 60g,继服 2 剂,疼痛消失。遂嘱常服礞石滚痰丸合止痉散,以资巩固。随访 5 年,未再复发。

西医称三叉神经痛系神经细胞异常放电所为,用药多取镇静、镇痛之苯妥英钠、卡马西平等。朱树宽认为,三叉神经痛属痰厥头痛,其病机为痰凝火郁络阻,治疗恒以半夏为主药,灵活化裁,其中半夏用量至为关键。其小量(6g)可降逆和胃,中量(15g)可化痰开结,大量(60g)时其镇静止痛之功方能彰显。本案中重用半夏,亦取镇静、镇痛之功矣。

(四)中等剂量半夏配附子治疗呕吐[3]

【病案举例】

患者,女,54 岁。2008 年 4 月 6 日初诊。主诉:严重恶心呕吐伴消瘦 2 年。患者 1999 年因消瘦乏力,查空腹血糖(FPG):19mmol/L,被诊为 2 型糖尿病。病初服药,后因血糖控制不佳开始注射胰岛素。近 2 年频繁出现严重恶心呕吐,发作时不能进食任何食物,亦不能饮水,仅靠静脉输注高营养维持。体质量由 63kg 迅速下降至 41kg,伴大便秘结,最长时数周一行,非泻药不下。曾求诊于多家医院,用多种胃肠动力药,均未获效。刻下症见:大骨枯槁,大肉陷下,弯腰弓背,面色黯淡无光,颧高颊削,频繁恶心呕吐,呕吐咖啡色胃液。平素便秘,数日不解,甚则非开塞露不能,畏寒肢冷。胃脘中痞满不适,有振水声。由家人背入诊室,患者表情痛苦,无力言语,只能由家人代诉。

西医诊断:糖尿病合并重度胃瘫。

中医诊断:呕吐。

辨证:脾肾阳衰,升降失司。

治法:温补脾肾,升清降浊。予小半夏汤合附子泻心汤、旋覆代赭汤加减。

处方:清半夏 30g,干姜 15g,淡附子(先煎 8 小时)30g,茯苓 120g,炒白术 30g,红参(单煎)15g,代赭石 15g,旋覆花(包煎)15g,黄连 30g,炙甘草 15g,生大黄 15g,肉苁蓉 30g。7 剂,水煎服。

患者服药 2 剂后,呕吐即止,少量进食,大便始通。

1 个月后复诊,其间仅有一次轻微呕吐(乃注射胰岛素引起低血糖所致)。停用胰岛素后未再发生呕吐。治疗已获效,因而一鼓作气,附子增量至 60g。

三诊时患者体质量已由 41kg 增至 48kg,精神饱满,面色红润,活动自如,前后判若两人。上方加减继服,最后一诊,患者体质量增至 53kg。后随访至今,未再呕吐。

患者以呕吐伴畏寒为主诉,"诸呕吐,谷不得下者,小半夏汤主之"。由于患者畏寒肢冷,恶心呕吐,故半夏与附子同用,半夏降逆止呕,淡附子温阳散寒,附子用至 30g,先煎 8 小时,减毒存用,反药组方,各行其道,反畏相激,拮抗结合,相得益彰,达到峻下猛力的作用。服药 2 剂后,呕吐即止。临床应注意的是,炮制品的使用中,常用清半夏,且用量宜大,15 ~ 30g,甚至 45g。本案所用半夏意在和胃,但患者痰湿较重,非重剂不能清化,故方中使用半夏 30g,服用一个月后再缓减至止呕剂量。附子常用制附子,降低毒性,同时要求先煎,并且煎煮的时间一定要长,如使用附子 15g,即嘱患者先煎附子 4 个小时,用 30g 附子则嘱先煎 8 个小时,至口尝无麻辣感为度。研究表明,长时间煎煮能使得附子的毒性成分被破坏,而其温阳之药性得以保留。同时,大剂量应用附子时,多配伍生姜、干姜、炙甘草、蜂蜜等以降低其毒性。

(五)任丽艳轻用半夏治疗顽固性呃逆[4]

【病案举例】

王某,女,42 岁。1997 年 3 月 4 日就诊。阵发性呃逆 6 年,曾多次治疗,疗效不巩固。每遇精神刺激、情绪紧张或过度疲劳等原因,均可发病,伴纳差、失眠、心烦乏力。舌红绛,苔白腻,脉沉数,左关滑数。

辨证:肝郁气滞,脾湿蕴结,浊气上逆。

处方:半夏 3g,甘草 2g,研面冲服,每日 3 次。

服药 4 天,症状明显好转。连服 8 天呃逆止,饮食、睡眠已正常,继服上药 10 天后停药。半年后随访,未复发。

任丽艳认为,呃逆是由胃气上逆动膈而成。《黄帝内经》提出呃逆为上、中二焦之病,《素问·宣明五气》篇有"胃气逆为哕"的描述,《灵枢·口问》篇载"谷入于胃,胃气上注于肺……气并相逆于胃,而胃腑不受,复出于胃,故呃逆也"。后世多宗经旨,认为呃逆与肺、胃关系最为密切,悉从肺、胃论治,处以降逆止呃之法。半夏降逆和胃止呕,为止呃要药。因为是散剂冲服,所以剂量较小,因剂型而施量。研究发现,煮散不会影响药物疗效,反而可以节省药材,故临床应推荐使用。用其止呃时不必重用,常用剂量一般为 15g 左右。

参考文献

[1]于晓彤,曹洋,逢冰.仝小林大剂量应用半夏临床治验4则[J].江苏中医药,2015,47(2):50-52.

[2]朱树宽.半夏善治三叉神经痛[J].中医杂志,2001,42(2):73.

[3]袁名泽.仝小林应用半夏治疗糖尿病呕吐经验[J].山东中医杂志,2012,31(10):762-763.

[4]任丽艳,任义.半夏治顽固性呃逆效佳[J].中医杂志,2001,42(2):74.

大　黄

大黄,味苦,性寒,归脾、胃、大肠、肝、心包经。大黄始载于《神农本草经》,列为下品:"大黄味苦寒。生山谷。主下瘀血,血闭,寒热,破癥瘕积聚,留饮宿食,荡涤肠胃,推陈致新,通利水谷,调中化食,安和五脏。"明代杜文燮《药鉴》载:"大黄乃荡涤之将军,走而不守。夺土郁而无壅,破瘀血而下流。"张景岳称人参、大黄、熟地、附子为"药中四维",笔者在此基础上提出"八维药纲",即:里肉桂,表麻黄,寒黄连,热干姜,虚人参,实大黄,熟地阴,附子阳。大黄作为"八维"之一,临床运用得当,常有非常之效。

笔者临床运用大黄剂量灵活,不囿于常,不同剂量大黄功效不同:0.5～1g引经;3～6g轻泻;9～15g泻下。小剂量引药入肾,中剂量泄热泻浊,大剂量急下通腑。如《医学衷中参西录》:两许用治"疔毒之毒热甚盛者";二两用治"癫狂其脉实者"。对于大黄常见炮制品,根据笔者经验:生大黄泻峻,熟大黄次之,酒大黄又次之。大约生大黄(后下)通便作用的产生在4小时、熟大黄在6小时、酒大黄在8小时以上。脾胃弱者,宜饭后服,配伍山药可减大黄刺激胃的不良反应。

大黄运用之机巧在于把握量的变化,重用轻用效用不同,现将笔者及其他名家经验枚举如下。

(一)张琪重用大黄治疗高热(暑厥)[1]

张琪认为,大黄苦寒,泄下攻积,清热泻火解毒,为临床治疗急性危重病之良药。生大黄能泻热毒,破积滞,行瘀血,泄壅滞水气,利大小便,去五脏湿热秽浊,临床用于邪毒入里,郁而化热,结于肠腑,阻滞不通者,如用于实热便秘,谵语发狂,时行热疫等病症,屡获良效。在治疗危急重症病人,症见壮热如潮,腹胀腹痛,腹满拒按,神昏谵语,大便不通或下利清水之时,当大剂量施用大黄,少则 15g,多则用至 50g。危急关头,生死一线,此类病人虽多为因虚致实,但正所谓急则治其标,有是证则用是方,故重用大黄,方显峻下存阴之关键。

【病案举例】

郭某,男,34 岁,重症病毒性脑炎,持续高热 40℃,伴有抽搐神昏,辨证为暑厥,病人大便 2 周未行,遂拟方大承气汤原方,重用大黄至 45g,鼻饲,6 小时一行,服药 2 剂,体温便降至 38.5℃,抽搐消失,再服 2 剂,泄下硬粪块少许,体温降至 37.5℃左右,改大黄为 25g,再进 2 剂,泄下大量污水黏液,体温转至正常。

张琪认为,对于各种原因引起的中枢性高热,及其他病因不明的高热不退,但见壮热神昏、大便不通者,皆可重用生大黄,迎头痛击,清热解毒,通腑泻热。此举不仅可以有效退热,还能够尽量减少并发症,提高病人生存质量,有效改善预后。经过大量临床实践证明,疗效肯定。

(二)李炳茂重用大黄治疗反复性痤疮[2]

谷某,女,27 岁,面部反复痤疮 6 个月。患者于 2 年前因工作、家庭压力较大,出现面部痤疮,痤疮呈大片稀发,紫红,痛痒,油腻感,后有增多趋势,因情绪、饮食缘故时轻时重,求治于多处皮肤科,应用内服或外敷药物,症见好转,停药后复发。刻下症见:烦躁易怒,失眠多梦,易惊,胸闷不舒,偶有头晕,口苦咽干,痰多,月经经期长,多血块,大便黏腻不爽,舌黯红,边有瘀点,苔黄厚腻,脉弦滑。

西医诊断:反复性痤疮。

中医诊断:粉刺。

辨证:肝郁脾虚,痰瘀阻滞。

治法:清肝健脾,祛痰排瘀解毒。

处方:大黄 30g,黄连 5g,厚朴 20g,土茯苓 20g,金钱草 20g,怀牛膝 20g,瓜蒌 20g,薏苡仁 15g,白豆蔻 15g,滑石(包煎)30g,白芷 15g,益母草 15g,柴胡 15g,丹参 15g,郁金 15g,甘草 6g。14 剂,每日 1 剂,水煎取汁 600ml,日分三服。

二诊:诉胸闷、口苦减轻,大便仍黏腻不爽,上方大黄重用至

40g,去滑石,加生地黄 15g,清半夏 15g,陈皮 10g,14 剂。

三诊:未见新生痤疮,原有痤疮明显减轻,余症状均有改善,大黄继续加至 50g,柴胡加至 20g,两日 1 剂,连服 1 个月后随访,仅余少量疹斑,面色红润,精神良好,大便正常。

李炳茂认为痤疮患者多由于工作、生活紧张,压力较大,致情绪急躁、心烦易怒,肝郁化火,肝旺乘脾,脾虚失运,聚湿生痰,且平素喜食肥甘厚味及辛燥之品,加重病情,肝火与脾湿聚结化毒,郁滞血脉,发于肌肤而生疹。李炳茂重用大黄,便是借大黄将军之威,清热泻下,荡涤瘀毒,推陈出新。此类病症往往病因复杂,病邪复杂,痰、湿、瘀、郁、毒等病理产物互结,非重用大黄不能取效。

(三)轻用大黄治疗老年夜尿多[3]

老年夜尿多,辨治要点在益肾缩泉。笔者认为,随着年龄的增长,人体各器官功能减退,肾小管功能也必然减退,表现为夜尿多和夜尿频。而高血压、糖尿病等都可加速肾小管功能减退。本病核心病机是肾气不足,开合失司。一般临床常用的缩泉丸力量较弱,针对肾小管功能减退,即所谓肾络不通的情况,笔者常轻用大黄 0.5g,佐以水蛭有情之品贯通肾络,药物配黄芪 30g,肉桂 6g,山萸肉 15g,芡实 30g,金樱子 30g,水蛭粉 1.5g(分冲)。临床一般在 2 周左右见效。正所谓汤者,荡也,去大病用之;丸者,缓也,舒缓而治之。欲较快见效,宜先用汤剂,见效后,为巩固疗效,可将此方 10 剂做成水丸或研细粉,1 次 6g,1 日 3 次。需连服 4~8 周。笔者认为,老年人之肾络,必有瘀滞,故用小量大黄和水蛭以通肾络,大黄大苦大寒,易削伐中气,老年气衰,中气本虚,故须量小,以防戕伐正气之弊。

(四)大黄在常用方中的剂量

1. 大柴胡汤

大柴胡汤是治疗肝、胆、脾、胰等消化系统疾病的效方,笔者常用此方治疗急、慢性胆囊炎,胆石症,急、慢性胰腺炎,糖尿病,脂肪肝等,作为辨病的基本方加减应用。治疗肝炎,随用药量增加而各项指标复常时间缩短,15~30g 可作为常规剂量。便秘是本方重用大黄的症状靶,与枳实合用能荡涤肠胃,推陈致新。另发热时重用柴胡、黄芩,呕吐重用半夏、生姜;伴黄疸时合茵陈蒿汤,伴结石合四金化石丸,伴疼痛合金铃子散。

2. 大承气汤

《伤寒贯珠集》有云:"大黄、芒硝、枳实、厚朴之属,涤荡脾胃,使糟粕一行,则邪热毕出,地道既平,天气乃降,诸宁复旧矣。"笔者临床常用生大黄 3~15g,芒硝 15g,枳实 15g,其中,生大黄使用时宜予单包,根据患者每日泻下次数调整大黄用量,以每日 1~2 次为度,以防泻下太过伤正。笔者单用此方治疗粘连性不全肠梗阻,症见痛、吐、胀、秘者。一般剂量在 30~60g 之间,分 4~8 次服,以大便通为度,中病即止。多次分服,是保证大剂量峻药有效又安全的方法。但需注意大黄针对的是不完全性肠梗阻,若为完全性肠梗阻则不可用。以此方合用半夏厚朴汤治疗 2 型糖尿病腹型肥胖、痰湿壅滞者,合大黄黄连泻心汤治疗 2 型糖尿病证见中焦热聚、胀满痞塞者,疗效斐然。

3. 厚朴三物汤

厚朴三物汤是治疗腹部胀痛,大便秘结之良方。由厚朴、大黄、枳实组成。行气除满,去积通便。方中枳实为胃动力药,厚朴为小肠动力药,大黄为大肠动力药。笔者临床运用此方,胃胀者以枳实为君,小腹胀者以厚朴为君;便秘者以大黄为君(小承气汤),常用 15~30g。病情较重者,大肠动力加芒硝,小肠动力加榔片,胃动力加青皮。

4. 升降散

升降散来源于《伤暑全书》,清·杨栗山拓展用之。原方重用川大黄四钱为君,另以白僵蚕二钱,蝉蜕一钱,广姜三分,四味合用,主治咽喉肿痛、大头瘟等。笔者用此方以原方比例配制,病轻者,分 4 次服(以冷黄酒 1 杯,蜂蜜 5 钱);病重者,予 3 次服(以黄酒 1 杯半,蜜 7 钱 5 分);最重者,分 2 次服(黄酒 2 杯,蜜一两)。使用时注意以黄酒调匀冷服,中病即止。此方中,依据病情轻重,生大黄常用 1.5~6g/日。

5. 大黄黄连泻心汤

即大黄配黄连,方用大黄二两,黄连一两,二药剂量之比为2∶1,是《伤寒论》中治疗热痞的名方。笔者常用黄连 3~15g,生大黄6～9g,作为实胖型代谢综合征的基础方。此类疾病常因过食肥甘,碍胃滞脾,或脾虚失运,致使"土壅",土壅生瘰,与邪气相搏结而化热、生瘀,现代医学即表现为糖、脂等代谢异常。黄连燥湿止泻,大黄清胃肠之实热。若大便干结,可增加大黄用量。此外,大黄黄连泻心汤还用于治疗胆汁反流性胃炎、癫痫、肠易激综合征等疾病。其应用指征可概括为胃胀满、面赤、口臭、烦渴、便干、素体壮实、舌苔厚腐、脉数而滑等。遇此患者,笔者重用大黄可至30g(单包)。

6. 大黄附子汤

出自《金匮要略》,方中重用大黄三两,炮附子三枚,细辛二两。原方治疗中阳不足,寒结成实之腹痛、便秘,具有温阳泄浊之功。笔者常用大黄配附子之药对治疗慢性肾衰竭之脾肾阳虚、浊毒内蕴之证。方中重用大黄以排浊泻毒通腑,清泄体内邪气,使邪有出路,以减轻对肾的损伤。糖尿病肾衰竭失代偿期常3g起步,根据病情轻重,常重用至15～30g,体虚不耐者也可使用泻下力量较缓的酒大黄,多从小剂量开始,逐渐加大剂量。药理学研究结果表明,大黄能有效降低血尿素氮和血肌酐,用于慢性肾衰竭的治疗。但临床应考虑其峻烈之性,以"衰其大半而止"为法度,且及时根据患者每日大便次数调整用量,切莫峻下过急。且苦寒之药有败伤阳气之虞,故以附子急救衰微之阳气,培补元阳。临床使用此方,使体内毒邪从后阴排出,重者甚至可以此方灌肠。

7. 抵当汤

抵当汤出自《伤寒论》,原方以水蛭、虻虫、桃仁、大黄四味药组成。主治蓄血证,为攻下瘀血的峻剂。笔者临证时多采用抵当汤之精简方,即大黄配水蛭粉,方中大黄多用酒制,取其缓下活血、通络下瘀之效,临床根据疾病的轻重缓急选用相应的剂量,并以每日泻下不超过2次为度。水蛭多研粉冲服,现代药理研究结果表明,水蛭素为水蛭活血的有效成分,研粉使用更有利于其有效成分的保存,大大节省药材的同时,维持了仲景原方的效力。大黄、水蛭配伍是早期治络、全程治络的体现,糖尿病日久多伴有肾络、眼络等微小络脉瘀阻,治疗多以此药对逐瘀通络,尤其可用于糖尿病肾病的治疗。

笔者认为,大黄乃霸药,能神用之者,方为真中医。真懂大黄,断不会以其为峻泻而畏之,越实越泻,越虚越补,为泄浊不二选择。在营养过剩的现代,大黄是一把利器,既通便又泄浊。况药有峻性,必有奇效,以峻烈之药治疗疑难重症及顽疾沉疴,剂量拿捏精确,揆度有度,则药专力宏。

参考文献

[1]孙元莹,郭茂松,姜德友.张琪运用大黄经验介绍[J].辽宁中医杂志,2006,33(3):270-272.

[2]张赏,任双杰,秦竞开.李炳茂教授重用大黄治疗疑难病验案举隅[J].河北中医,2015,37(10):1454-1457.

[3]朱葛馨,周强.仝小林运用大黄经验[J].辽宁中医杂志,2013,40(10):1988-1989.

莪 术

莪术始载于《药性论》,味苦、辛,性温,归肝、脾经,"阳中阴,降也,能破气中之血",是活血破瘀散结之要药。笔者用莪术治疗肝硬化、肝癌、胃癌、食道癌、子宫肌瘤、子宫内膜异位症、甲状腺瘤、乳腺增生等,用量常在 30～120g。破瘀配三棱;化瘀配三七(9～30g);解郁配郁金;肠胃瘀血配生大黄。

现代药理研究发现,该药能通过诱导细胞凋亡、抑制肿瘤组织中微血管形成、抑制细胞 DNA 复制和蛋白质合成发挥抗肿瘤作用,还具有改善微循环、抑制血栓形成、抗菌消炎等作用。

笔者认为,凡长期抑郁,气郁血瘀,男子多病肝胃,女子多走三联(甲状腺、乳腺、子宫或卵巢)。莪术乃消女性癥瘕的活血良药,称之为治疗子宫内膜异位症、子宫腺肌症、子宫肌瘤等疾病的"将军药"。女性多瘀,癥瘕乃瘀血重症,需"重拳出击,非化不足以撼重病"。子宫内膜异位症、子宫腺肌病、子宫肌瘤均属于妇科癥瘕重症的范畴,笔者在治疗上述疾病时,在辨证论治的基础上均需重用活血药,认为只有重剂才能斩关夺门,速战速决,短期内见效,一方面避免贻误病情,另一方面避免患者久治无效,丧失信心。

另外,女性癥瘕位居下焦,治之"非重不沉"。就位置而言,虽然子宫内膜异位症病灶可出现在身体的不同部位,如肺、胸膜、乳腺等,但绝大多数位于卵巢、子宫以及子宫周围的盆腔内组织,属下焦范畴。就脏腑而言,女性癥瘕均属于肝、肾疾病的范围。明·龚廷贤有言:"肝肾位远,服汤散不厌频而多。"吴瑭在《温病条辨》中指出:"治下焦如权,非重不沉"。笔者结合前贤所述,认为"治下焦如权,非重不沉"并非仅局限于所选药物味厚质重,也是指药物大小剂量的区分。子宫内膜异位症、子宫腺肌病、子宫肌瘤等疾病均是下焦肝肾有形实邪,不是功能性病变,治疗需用重剂方能直达病所,卓显疗效,否则,杯水车薪,必无功而返。治疗此类疾病,用药剂量多为 30 ~ 60g。

重用莪术治疗癥瘕所致不孕[1]

【病案举例】

张某,女,34 岁。初诊日期:2009 年 9 月 12 日。患者自 14 岁月经初潮后即痛经,于月经第 1 ~ 2 天小腹疼痛,起初疼痛程度较轻,每次行经需用热水袋腹部热敷并卧床休息,后疼痛逐渐加重,渐至不能忍受,伴上腹部绞痛,恶心、呕吐,不能饮水进食,食入即吐,每次行经均需用止痛药或用止痛针。曾于外院就诊,查 B 超示子宫肌瘤、子宫腺肌症,服中药间断治疗 10 年,疗效不显。近 1 年痛经程度进一步加重,曾有数次因痛经严重、有急腹症表现、以疑似"急性胰腺炎"急诊入院治疗。4 天前在中日友好医院查 B 超示子宫大小 7.6cm × 7.5cm × 7.6cm,形态欠规整,肌层回声不均匀,后壁增厚,后壁间可见实性低回声结节,大小 3.9cm × 3.9cm,诊为子宫腺肌症合并子宫肌瘤。月经 7 ~ 10/30 ~ 50 天,量多(最大量日换卫生巾 10 片),有血块。末次月经 8 月 20 ~ 29 日。现肢倦乏力,手足不温,腰酸痛,腰腹常年寒冷如冰,即使盛夏之时也需用毛巾包绕腰腹,纳食可,夜眠安,二便调,舌质淡,苔白略厚,脉沉弦涩。

西医诊断:子宫腺肌症;子宫肌瘤。

中医诊断:癥瘕。

辨证:脾肾阳虚,寒凝血瘀。

治法:温肾健脾,散寒止痛,化瘀消癥,予桂枝茯苓丸加减。

处方:川桂枝 30g,茯苓 15g,桃仁 9g,三七 9g,莪术 30g,吴茱萸 3g,黄连 9g,黄芪 30g,当归 15g,淫羊藿 15g,炒杜仲 30g,黑附片 9g。

二诊(2009 年 10 月 27 日):服上方 14 剂,月经于 9 月 29 日来潮,量多,有血块,经行第 1 ~ 2 天小腹隐痛能忍,未服止痛片,上腹部绞痛未发作,轻微恶心,无呕吐,饮食如常,10 天干净。现正值经前,仍感周身畏寒,手足不温,腰腹部怕冷,易疲劳,食欲不振,夜眠安,二便调,舌质淡,苔薄白,脉沉弦涩。

处方:川桂枝 30g,黑附片 15g,莪术 30g,三七 9g,黄芪 20g,当归

15g,黄连 6g,干姜 6g,淫羊藿 30g,巴戟天 15g,猪苓 30g,炙甘草 12g。

三诊(2009 年 11 月 20 日):服上方 10 剂。末次月经 11 月 11 日~18 日,周期 43 天,唯感周身乏力,腹痛及恶心、呕吐均未发作。目前仍周身畏寒,手足不温,腰腹怕凉减轻,已无需用毛巾包绕,易疲劳,纳食可,夜眠安,二便调,舌质淡,苔薄白,脉沉弦湿。

处方:首诊方改莪术 60g,黑附片 30g(先煎 8 小时),淫羊藿 30g。14 剂。

此后 3 个月,每于月经后半周期即服用上方 14 剂,痛经一直未发作,周身畏寒、手足不温、腰腹怕凉等症状逐渐消失。

2010 年 4 月 7 日在中日友好医院查 B 超示子宫大小 6.0cm×6.8cm×6.9cm,形态欠规整,肌层回声不均匀,后壁间可见实性低回声结节,大小 3.8cm×3.1cm,诊为子宫腺肌症伴子宫肌瘤。患者因痛经消失,遂自行停药。

四诊(2010 年 11 月 8 日):患者停药后痛经一直未发作,月经周期正常,经量仍多,经期 7~10 天。近一个月准备妊娠,遂于 2010 年 10 月 14 日在北京妇产医院查 B 超示子宫大小 6.7cm×7.6cm×7.4cm,肌层回声不均匀,点状强回声增多,后壁明显增厚,似呈结节状,宫底部外突低回声结节,大小约 4.7cm×3.9cm×3.7cm,宫腔线前移,诊为:①子宫肌瘤;②子宫腺肌症(腺肌瘤形成)。B 超监测卵泡发育情况,示有排卵。

因患者未受孕,外院医生根据其子宫情况考虑自然受孕困难,建议行试管婴儿。患者不愿行试管婴儿,再次来我院就诊,末次月经 10 月 28 日,现为月经周期第 10 天,感肢倦乏力,时值深秋,又感周身轻微畏寒,纳食佳,夜眠安,二便调,舌质淡红,苔薄白,脉沉弦。综观舌、脉、症及病史,证属气血两虚挟瘀,治以益气养血,化瘀消癥,处方:黄芪 30g,生晒参 9g,当归 15g,制首乌 15g,淫羊藿 30g,鹿角胶 15g(烊化),阿胶珠 15g,莪术 30g,三七 6g。患者共服上方 7 剂,服药后感阴道分泌物明显增多,白带呈蛋清样,遂停药。当月月经逾期未至,于医院查尿妊娠试验(HCG)阳性。2010 年 12 月 20 日在北京妇产医院查 B 超子宫大小 8.3cm×8.0cm×8.4cm,后壁可见结节样回声,直径约 2.5cm,宫内可见妊娠囊,大小 2.4cm×2.8cm×1.7cm,妊娠囊内见胎芽,长径 0.7cm,胎心搏动可见,诊断:宫内早孕活胎,7 周 1 天。

2011 年 7 月 26 日,患者电话告知在医院剖宫产下一健康男婴。2011 年 9 月 16 日来我院查体,妇科检查:子宫前位,质中,后壁不平,可扪及结节,活动好,无压痛,双附件未扪及异常。

本例乃子宫腺肌症导致的重度痛经,其疼痛程度重,疼痛范围广(波及小腹及上腹部),并伴随有严重的恶心、呕吐。究其原因,乃患者素体脾肾阳虚,虚寒内生,复因治不得法,病程迁延,渐成沉寒痼冷,故见手足不温,腰酸痛,腰腹常年寒冷如冰。寒凝血瘀,瘀积日久,则成癥瘕。癥积瘀血阻滞经脉,脉道不通,故渐成重度痛经。治疗非重剂温阳不足以去其沉寒,非大量活血不足以破其癥积,故初诊用川桂枝 30g 以温经散寒,莪术 30g 以活血消癥,药后痛经减轻,说明药证合拍,二诊附子加量至 15g,并以淫羊藿 30g,巴戟天 15g 以助温肾壮阳。三诊痛经已消失,但周身畏寒、手足不温等虚寒之象仍在,故黑附片继续加量至 30g 以增强温肾散寒之力;因癥瘕难消,莪术加量至 60g。前后共服药 24 剂,痛经顽疾完全消失,复查 B 超示增大的子宫及子宫肌瘤均缩小。四诊患者因欲孕求医。患者有排卵,说明肾精不亏;受孕困难,考虑与长期月经量多,气血均亏,复因癥瘕致经脉气血运行不畅,致氤氲状态形成不良有关,故治以益气养血,化瘀消癥,药用黄芪、生晒参以益气,当归、制首乌、阿胶珠以养血,淫羊藿、鹿角胶温阳以使阳生阴长,莪术活血消癥,三七化瘀。仅服药 7 剂,即排卵受孕。

参考文献

[1]刘新敏.仝小林重用莪术治疗妇科癥瘕经验[A]中华中医药学会方药量效研究分会.第四次方药量效关系与合理应用研讨会暨方药用量培训班论文汇编[C].中华中医药学会方药量效研究分会.2013:4.

附　子

附子,味辛、甘,性大热,归心、肾、脾经,有毒,具有回阳救逆,补火助阳,散寒止痛之功效,其禀雄壮之质而有斩关夺将之气,上补心阳、中温脾阳、下补肾阳,自古以来被认为是"回阳救逆第一品药"。临床用于亡阳虚脱,肢冷脉微,阳痿,宫冷,心腹冷痛,虚寒吐泻,阴寒水肿,阳虚外感,寒湿痹痛等病症。

附子为"药中四维"之一。明代张景岳在《景岳全书》中提出:"实乃药中之四维,病而至于可畏,势非庸庸所济者,非此四物不可。附子、大黄者,乱世之良将也;人参、熟地者,治世之良相。"附子为温里回阳之纲维,大黄为攻积泻热之纲维,人参为补气药之纲维,熟地黄为补精血药之纲维,此即后世所谓"药之四维"理论。笔者在此基础上提出"八维药纲",即:里肉桂,表麻黄;寒黄连,热干姜;虚人参,实大黄;熟地阴,附子阳。然这"附子阳"一味,因其含有毒之乌头碱,历来被医家认为是大毒之品。其峻烈之性令许多医家望而却步,或不敢用,或用不足剂,杯水车薪。

《中国药典》(2015 年版)规定其用量为 3～15g,然而其临床用量一直以来有待商榷,如"火神派""温补派"都主张重用附子,誉其为百药之长,且很多名家擅长应用重剂附子治疗各种疑难杂症、急危重症。笔者在临证时,用附子以切中病机为要,只要药证相应,绝无存疑之理。虚寒体质,心、脾、肾阳失于温煦,寒湿内盛,脉位偏沉者,为附子最基本的应用指征。笔者临床上常将附子与干姜、大黄、人参、细辛等药物配伍,治疗糖尿病肾病、胃肠疾病、心力衰竭、过敏性鼻炎等疾病,临床常用至 15～60g。

(一)附子治疗诸疑难杂症经验

笔者主张"药有峻性,必有奇效",即所谓"霸药"。只要准确切中病机,随证施量,便能取得较快、较好而又安全的疗效。笔者在临床上常将附子与干姜、大黄、人参、细辛等药物配伍辛温而扶阳,治疗糖尿病肾病、胃肠疾病、心力衰竭、过敏性鼻炎等疾病,其临床用量常为 15～60 g[1],且用附子必先煎 2～4 小时,意在减轻其毒性而功效依然显著。现介绍其临床运用附子经验如下。

1. 小剂量附子治疗附件炎[2]

【病案举例】

患者,女,48 岁。2010 年 3 月 22 日初诊。主诉:腰痛伴尿频 1 周。现病史:患者 2002 年因子宫肌瘤行"子宫切除术",2009 年 12 月因卵巢囊肿行左侧卵巢切除术,2010 年 3 月 15 日,体检又发现盆腔内异物,经 B 超检查,妇科诊断为"慢性附件炎(左包裹性积液)"。刻下症见:腰部针刺疼痛,小便频。心烦易怒,烘热汗出,两腿发酸,精力不集中,两胁时有不适,心下偶痛,善太息。纳可,眠差,大便 2～3 日一次,舌红苔黄腻,脉滑数。既往史:乳腺增生,高脂血症。辅助检查:B 超示:左附件区包裹积液,右附件囊性占位,宫颈多发囊性占位,子宫次全切除术后。

西医诊断:慢性附件炎。

中医诊断:腰痛。

处方:生薏仁 60g,黑附片 9g,败酱草 30g,生蒲黄 30g(包煎),丹参 30g,酒大黄 6g,川桂枝 30g,莪术 30g,桃仁 9g,香附 9g,王不留行 30g(包煎),橘络 9g。日 1 剂,水煎服。

二诊(2010 年 5 月 17 日):服上方 2 个月,腰痛、尿频消失,仍心烦易怒,烘热汗出阵作,眠差,不易入睡,易醒,排便不爽,2～3 天/次。此后间断服用原方。

三诊(2012 年 5 月 15 日):B 超示:右附件囊性占位,宫颈多发囊性占位,子宫次全切除术后。患者腰痛尿频消失,B 超示左附件区包裹性积液区消失,附件炎告愈,后期以治疗更年期主症为主。

附件炎乃湿邪下注,与冲任气血相搏结于胞宫,分析该患者情况,其病机寒热错杂,宜寒温并用。故在此用薏苡附子败酱散,考虑其有更年期诸症如心烦易怒、烘热汗出等,用小剂量附子以温阳化湿而不辛温助热。附子虽辛温大热之品,但其健悍走下,能引药达下焦而利湿。清代叶天士虽为温病学派亦不避讳附子,常用小量附子以臻疗效。如此寒热错杂之证,若取附子温阳利湿之效,用量宜轻,一般用 3~9g 即可,且应配伍寒凉之药,寒温并用而除湿不助热伤阴。

2. 中等剂量附子治疗胃气上逆[3]

【病案举例】

患者,女,48 岁。2008 年 10 月 8 日初诊。主诉:胃脘部不适半年余。现病史:患者近半年胃脘部时常有气逆上冲感,常伴振水声,不容易消化,排气多,大便不干,量少,多梦,腰酸,行走时间长则酸困难忍,无法继续行走,劳累后眼睑及下肢浮肿,怕冷甚,舌质淡胖或舌边齿痕,舌苔白滑,舌底瘀滞,脉偏沉细无力。既往史:糖尿病 5 年,子宫切除术后 3 年。胃镜示:反流性食管炎,慢性浅表性胃炎;病理示:胃窦幽门型黏膜呈轻度慢性浅表性胃炎。

西医诊断:慢性浅表性胃炎。

中医诊断:胃脘痛。

治法:温阳和胃,平冲降逆。方予附子理中汤合苓桂术甘汤加减。

处方:附子 15g(先煎 4 小时),生姜 30g,云苓 60g,炒白术 30g,红参 6g(单煎兑入),炙草 15g,桂枝 12g。7 剂,水煎服,日 1 剂。嘱患者若疗效好则继续服用至 1 个月。

二诊(2008 年 11 月 19 日):服用上方 28 剂后,胃气上逆减少 80%,振水声消失,浮肿乏力症状明显改善,现乳房胀痛甚,眼睑浮肿。上方加入香附 9g,佛手 9g,肉苁蓉 15g,骨碎补 30g,补骨脂 15g,红参改为 9g。续服 14 剂,告愈。随访半年诸症未现。

《医学启源》言附子:"去脏腑沉寒;补助阳气不足,温热脾胃。"可见附子为温补中焦之阳、去五脏沉寒之要药。笔者治疗胃肠疾病见中阳不足或中寒内盛者,善用附子理中汤,其用附子多为 15g,脾肾阳虚严重者用至 30g。《神农本草经读》谈仲景用附子之温,杂于苓、芍、甘草之中,如冬日之阳,为补虚法。在此病案中,该患者见胃气上逆而水肿,乃脾肾阳虚之证;中阳不足则浊气不降,肾阳不足则无力温化水湿,故方用附子理中汤合苓桂术甘汤,以中剂量附子 15g 以暖脾土温肾阳,复脾胃升降之枢机而去水肿,标本兼治而疗效甚好。

3. 大剂量附子治疗荨麻疹[4]

【病案举例】

患者,女,27岁,2009年12月16日初诊。主诉:荨麻疹反复发作1年。现病史:2008年冬,患者无明显诱因出现大面积红色丘疹,高出皮肤约1cm,痒甚,20~30分钟可自行消退,丘疹主要集中于大腿和面部,多在受寒后发作,平素怕冷。刻下症见:全身丘疹,瘙痒,口干,但不欲多饮,月经常推迟7~14天,量尚可,伴痛经,纳可,寐可,大便日1次,舌淡红,苔厚,脉略滑。既往史:8年前诊断为甲状腺功能减退,一直服用优甲乐至今,甲状腺功能已正常。

西医诊断:荨麻疹。

中医诊断:瘾诊。

辨证:风寒内伏,阳气亏虚。

处方:桂枝30g,白芍30g,炙甘草15g,黑附片(先煎4小时)45g,生姜5大片,大枣5枚。水煎服,日1剂。

二诊:患者服上方7剂后诸症改善,守方加三七粉(分冲)9g,当归15g。继服28剂后,诸症缓解,且自觉较从前耐寒。

瘾疹为禀赋不耐,邪客肌表。患者多在受寒后发作,平素怕冷,可见其禀赋阳虚。丘疹瘙痒,为阳虚不能温养肌表;口干而不欲多饮,为阳虚津液不能上承;月经推迟及痛经,为阳虚而寒邪所乘。观其脉证,乃素体阳虚,风寒内伏,治应扶阳透表。附子乃阴证要药,回阳气且散阴寒,而其性善走,《本草正义》言其"外则达皮毛而除表寒,里则达下元而温痼冷"。笔者在此用重剂附子45g以大扶元阳而散寒痼,配以辛温之桂枝发散风寒,培本扶正的同时给寒邪以出路,同时以附桂之辛燥来祛肌肤之风湿。二诊佐以活血养血之三七、当归,借"治风先治血,血行风自灭"之理。所谓"益火之源,以消阴翳",在面对寒邪冰伏素体阳虚之沉痼顽疾,非重剂无以起效,笔者随证运用大剂量附子可达30~60g,认为只要辨证准确,煎煮得当,便可奏奇功。

(二)火神派应用附子治疗急危重症经验

火神派禀从《黄帝内经》"阳主阴从"思想,最重要的学术观点便是重视阳气。附子辛温大热，暖命门而破阴霾，被该派医家尊为扶阳第一要药。自火神派鼻祖郑钦安到近现代火神派传人李可、吴佩衡、卢铸之、卢崇汉等扶阳名家，无不善用重剂附子以力挽沉疴。《本草正义》："苟遇大症，非用至一二钱，不能有效，甚者必三五钱，非敢孟浪从事，实缘物理之真，自有非此不可之势。"火神派推崇重剂附子，原因有二。其一，附子在治疗一些急危重症具有神效，但使用上务必以峻剂投之，轻用力弱，不足以起沉疴。其二，今人畏附子如虎狼，市面上附子炮制太过，药力大减，面对疾病时，疗效也相应大打折扣。火神派临床用附子多在 60g 以上，甚至超过 100g、200g 而未出现明显不良反应。现撷取一些名家重用附子治疗急危重症经验如下。

1. 半产血崩[5]

【病案举例】

患者，女，35 岁，素患半产。1923 年 5 月 12 日，孕五月又堕。初起腰腹坠痛，继则见红胎堕，血崩盈盆成块，小腹扭痛，心慌目眩，气喘欲脱，据其夫代诉，患者当晚曾昏厥二次。脉芤虚无力，两寸且短。唇淡红，舌苔白滑，舌质夹青乌。由于素患半产，肾气大亏，气虚下陷，无力摄血，阳气有随血下脱之势。以气生于肾，统于肺，今肺肾之气不相接，故气喘欲脱。拟四逆当归补血汤加枣艾治之。黑附片 160g，炮黑姜 50g，炙甘草 24g，北黄芪 60g，当归 26g，蕲艾 6g（炒黑存性），大枣 5 枚（烧黑存性）。13 日服一剂后，血崩止，气喘平，病状已去十之六、七，精神稍增。仍守原方，14 日次剂服完，证遂全瘳。

火神派传人吴佩衡深谙温阳大法之用，其用附子剂量之大令人咋舌，常用 100g 或 200g，对于急危者甚至用到 400g。方中四逆汤扶阳收纳，启坎阳上升，佐以黄芪、当归，补中益气而生过伤之血，干姜、艾、枣制黑，能温血分之寒，引血归经。

在此验案中，患者气随血脱而出现亡阳之证。所谓"有形之血不能速生，无形之气所当急固"，因此当以固阳气为首要。附子火性迅发，无所不到，是回阳救逆第一要药，故用重剂 160g 以回阳固脱。

2. 心衰[6]

【病案举例】

患者,女,45 岁,1998 年 11 月 27 日,急性休克,昏迷不醒,西医诊为"冠心病心衰并发频发室性早搏及纤颤",经抢救 1 小时,病情无改善,其婿电话向李老(李可先生)询问治法。询知患者心跳 248 次 / 分,心区剧痛,大汗不止而喘。症情凶险。遂电告破格救心汤大剂急煎令服,约 2 小时后李老赶赴医院,时患者已服药 300ml 而脱险,汗敛喘定,神识清朗。唯脉促,134 次 / 分,尿多不渴,舌红少苔,腰困如折。嘱原方加麦冬五味子各 15g 以救阴,当日再进 2 剂,次日下午,早搏消失,84 次 / 分而出院,令改服本方平剂 3 剂。每日 1 剂,以资巩固。追访一年未发。

李可师法仲景,学传火神,认为"阳虚者十之八九,阴虚者百无一见",倡用重剂附子以治疗心衰等急危重症。其自创破格救心汤治疗心衰,方药组成为:附子 30 ~ 300g,干姜 60g,炙甘草 60g,高丽参 10 ~ 30g(加煎浓汁兑服),山萸净肉 60 ~ 120g,生龙牡粉、活磁石粉各 30g,麝香 0.5g(分次冲服)。破格救心汤脱胎于《伤寒论》四逆汤类方,破格重用附子而成。病人心衰垂危,五脏六腑已被阴寒所困,真阳衰竭,生死存亡系于一发,非破格重用附子,以其纯阳之性大扶元阳。李用附子重至 200g、300g,见效快而未出现明显不良反应。虽投以惊人重剂,然使用时法度严谨。在临床如此使用附子时,火神派尤为重视煎煮方法:病势缓者,加冷水 2000ml,文火煮取 1000ml,5 次分服,2 小时 1 次,日连服 1 ~ 2 剂;病势危急者,开水武火急煎,随煎随喂,或鼻饲给药,24 小时内,不分昼夜,频频喂服 1 ~ 3 剂。药理实验研究证实,附子武火急煎 1 小时内,正是其毒分解的高峰。李可认为,对垂死的心衰病人而言,附子的剧毒正是救命的仙丹,同时方中用大剂量炙甘草已足以制附子之毒性而助其发挥药性。

(三)重用附子治疗过敏性鼻炎

【病案举例】

邵某,女,38 岁。2009 年 12 月 16 日初诊。主诉:面部痤疮 5 年,月经不调 5 余年。头痛,遇冷空气则喷嚏不断、鼻干、鼻塞、双目时痒,干咳无痰,平素手足发凉,大便偏干,2~3日一次。近5年来月经逐渐减少,一般2~3天干净,色暗,有血块,月经之前腰腿酸痛,乳房胀痛,痛经,自觉手肿,眼睑肿。既往史:过敏性鼻炎,慢性咽炎。子宫B超示:不排除子宫腺肌瘤可能。苔白底瘀,脉沉弦。

西医诊断:痤疮;月经不调。

中医诊断:粉刺;月经量少。

处方:生麻黄9g,附子30g(先煎8小时),细辛30g,桂枝30g,茯苓30g,桃仁15g,大黄9g(单包),莪术30g,三七30g,月经来时分早、中、晚、睡前4次服用,血量大时停药。

二诊(2009年12月23日):服上方1周,今日来潮,仍色暗,量少,腰酸、乳房胀痛、腹痛较前减轻30%,面部痤疮明显好转,四肢、眼睑浮肿略减轻,大便可,双下肢酸胀,膝部尤甚。脉沉细,舌底瘀,舌质暗,齿痕。原方加附子至90g(先煎8小时),生麻黄12g,大黄6g,原方继服,3个月后,症状基本消失。

该患者月经量少色暗,有血块、痛经、腰酸、眼睑及手肿等症,苔白底瘀,脉沉弦,为寒湿偏盛,痰瘀互结,脾肾不足之象,既往有过敏性鼻炎及慢性咽炎病史,久咳、喷嚏、流涕则肺气不足,慢性咽炎与肺、肾二经皆为相关,肺肾阴液不足,虚久必兼瘀,瘀久必热,更加导致月经情况的恶化。故以麻黄附子细辛汤为基础,重用附子,以冀散阴霾、扶阳气、温肾散寒,同时配以桂枝、茯苓、桃仁、莪术、三七活血化瘀,缓消癥块,全方切中病机,故疾病得愈。本案处方以麻黄附子细辛汤为底化裁,重用附子为君药,益火之源以消阴翳,从30g用至90g,切准病机,断定其脾肾不足、阳气衰弱,则可放胆用之。且笔者每用附子必再三嘱咐患者去正规渠道取药,认准附子炮制之异,万不可拿错,且煎煮须达8小时以上,从而保证去除附子毒性。

(四)附子常用配伍及剂量

1. 附子配白术

笔者临床常用附子与白术配伍。附子色黑入肾,补益命门之火;白术甘温益脾,可启坤阳。两味药配伍可调节人体之先后天功能,即体现在温肾益脾和温化寒湿两方面,常见于附子理中汤、真武汤的组方中。

笔者常用附子理中汤治疗糖尿病胃轻瘫及重度胃瘫。糖尿病胃瘫患者多因消渴日久，脾胃运化功能衰弱，脾失温煦，健运无权，肾阳虚衰，命门火微，遂发为反复性呕吐、胃部不适、进食困难，久则脾肾亏虚，一派胃阳衰败之象，其人大多呕吐频繁，食后即吐，呕吐物为胃内容物及清水、黏液，严重时夹有血丝，多伴大便干结，甚至便秘，舌干，脉偏沉。附子理中汤有温肾暖脾、益气散寒的功效，故可治之而愈。病程长久、病情较重时，可根据患者具体情况合用苏叶黄连汤、小半夏汤等。

真武汤有"壮元阳以消阴霾，逐疏垢以清水源"之功。笔者在临床上常用以治疗难治性心力衰竭，患者多有痼病沉疾，肾阳不足，则不能温煦周身之阳，导致心阳不振，温煦推动功能失职；脾阳不足，运化不及，不能完成水液升降输布枢纽的功效，以真武汤化裁可温肾壮阳利水，气化则水行，水行则肿消。方中附子用量达 30~60g 之多，以重剂达回阳救逆、温散寒浊的目的。大剂量附子与其他药配伍，如茯苓、人参、桂枝等药，以力挽狂澜。

2. 附子配半夏

附子与半夏配伍为笔者临床所常用。两药虽同列于十八反中，但大量临床实践及药理学研究证实，二者配伍并未存在安全性问题，且具有良好的温阳降逆止呕作用。临床上还可用于治疗阳气不行，阴凝于下的顽固性便秘、命门火衰之久泻、胃胀等疾病。在治疗肺癌术后化疗引起的呕吐中，笔者以附子与半夏（各 30g）治疗，虽然超出常规剂量，但经长时间煎煮（4~8 小时），患者并未出现任何中毒反应及不适症状。

3. 附子配细辛

附子与细辛配伍主要见于麻黄附子细辛汤，笔者主要用以治疗变应性鼻炎之流清涕者。《秘传证治要诀》曰："清涕者，脑冷肺寒所致，宜乌、附、干姜之属。"患者多因上焦阳气不足，或肾阳虚衰，失于温煦全身之阳，不能统摄津液而致，附子用以温经通阳，麻黄附子细辛汤中，附子大多用至 30g，以收补火助阳、温煦周身之效。用方指征有三:一是从六经辨证,治疗少阴病兼太阳表实证;二是以八纲辨证,用于阳虚外寒病证,可见胃脘畏寒、脉沉紧;三是以脏腑辨证,治疗肺肾同病中肾阳虚衰,肺气不宣,或与肺肾功能有关的病证。

4. 附子配人参

附子配伍人参主要见于参附汤,笔者用以治疗危重疾病所导致的心肾阳衰欲脱者。以重剂起沉疴,一般红参 15～30g,附子 30～120g,通常一剂药可在一日内少量多次频服,以平衡血药浓度,增效减毒。方中红参大补元气,附子大辛大热,温壮元阳,二药相配,共奏回阳固脱之功。《医宗金鉴·删补名医方论》言:"补后天之气,无如人参:补先天之气,无如附子,此参附汤之所由立也……二药相须,用之得当,则能瞬息化气于乌有之乡,顷刻生阳于命门之内。"

参考文献

[1]逄冰. 仝小林运用"药之四维"经验[J]. 上海中医药杂志,2013,47(8):1-4.

[2]周强,逄冰,赵锡艳,等. 仝小林教授运用薏苡附子败酱散验案举隅[J]. 中国临床医生杂志,2013,41(10):70-71.

[3]王亚军. 仝小林运用附子理中汤治疗胃肠病症验案 4 则[J]. 江苏中医药,2011,43(1):51-52.

[4]彭智平,周强. 仝小林运用桂枝加附子汤经验[J]. 中国中医药信息杂志,2013,20(7):86-87.

[5]吴佩衡. 吴佩衡医案[M]. 北京:人民军医出版社,2009:77.

[6]李可. 李可老中医急危重症疑难病经验专辑[M]. 太原:山西科学技术出版社,2006.

黄　连

黄连始载于《神农本草经》，列为上品。其味苦，性寒，入心、肝、胃、大肠经，可清热燥湿、泻火解毒。内服用于治疗湿热痞满、呕吐泻痢、黄疸、高热神昏、心火亢盛、心烦不寐、牙痛、消渴、痈肿疔疮，外治湿疹、湿疮、耳道流脓。现代药理研究发现，黄连具有抗微生物、抗原虫、抗炎、抗溃疡、抗癌、增加冠状动脉血流量及降血糖与降血压的作用。黄连是临床常用药，因其药性苦寒直折，药力专宏，颇受历代医家喜爱，在临床上也涌现出一批善用黄连的大家。现将黄连的特色用法总结如下。

（一）运用黄连治疗诸症经验[1]

1. 黄连之量

黄连自古被广泛地用于治疗消渴，笔者临证多年，用黄连治疗糖尿病及其并发症，疗效显著，将黄连誉为"消渴圣药"。《中华人民共和国药典》（2010 年版）中记载，黄连的参考用量为 2～5g，但目前大多数医生在临床上的用量往往超出这个范围。笔者用黄连，调理脾胃，用量多在 1.5～6g；清热泻火解毒，短程应用，多在 15～30g；而降糖，常常 15g 起步，糖尿病酮症时最大用量可至 120g。笔者曾对中国中医科学院广安门医院 1321 例门诊有效降糖病例处方中的黄连剂量进行相关性分析，结果显示，黄连降糖的常用范围为 15～45g。

临床中对于药物剂量的把握，单纯的大剂量、小剂量都是不全面的，面对繁多的病种，复杂的病证，笔者临证时一再强调"合理用量"。如黄连的使用，在肥胖 2 型糖尿病初期可予大剂量消导，"直折火势"；血糖平稳期选择中剂量；糖尿病胃肠病变时使用小剂量，取"四两拨千斤"之效。而且，黄连饮片的用量不能仅以其有效成分如黄连素的量为参考，众所周知，在量的传递过程中要涉及药材品质、剂型、煎煮法、服法、胃肠吸收等多重因素的共同作用，更为深入明确的方药量效关系研究意义重大。

2. 黄连之效

笔者根据多年的临床经验，将黄连的功效总结为二十字箴言：辛开苦降调脾胃，清热燥湿调菌群，清热泻火稳心律，清热解毒消痈疖。具体阐述如下。

辛开苦降调脾胃 中满内热是肥胖 2 型糖尿病的核心病机，土壅木郁，脾胃升降失司，其病理中心在胃肠，辛开苦降是最为有效的治法。其中，偏内热者多用黄连为主药治疗。胃肠实热者，代表方剂为大黄黄连泻心汤；肝胃郁热者，代表方剂为大柴胡汤（以黄连易黄芩）。此外，以黄连为主药的辛开苦降法亦常用于糖尿病胃肠病变的治疗。随着糖尿病病程延长，患者会出现相关胃肠病变。据统计，在糖尿病患者当中，胃肠动力障碍的发病率为 25% ~ 76%[2]，而糖尿病胃轻瘫的发病率也高达 30% ~ 50%[3]。在临床上，笔者往往选用泻心汤类、苏连饮、左金丸、反左金丸等调节胃肠功能紊乱，颇具疗效。作为糖尿病胃肠病变的主要组成部分，糖尿病胃轻瘫可出现恶心呕吐、腹胀、早饱、嗳气等症状，使降糖药应用受到干扰，血糖不易控制，易发生低血糖或酮症等危险状况，是重要的血糖难控因素，因而受到众多学者关注。对于重症糖尿病胃瘫的剧烈呕吐，几乎无法进食的患者，笔者善用辛开苦降配合温补脾肾、健运中焦之法，如使用苏连饮与附子理中汤、黄芪建中汤等，此时采用小剂量的黄连即可取"四两拨千斤"之功。

清热燥湿调菌群 近年来，许多国内外研究表明肥胖、糖脂代谢紊乱与肠道菌群失调存在密切联系。肠道菌群失调产生过多的脂多糖，其被吸收入血后，可诱发炎症反应，促进高脂饮食相关肥胖和代谢综合征的发生。以肠道菌群影响体重、胰岛素敏感性和糖脂代谢为基础，有研究者提出了与之相关的肥胖和糖尿病发病机制的假说。人们开始试图使用抗生素和益生菌等，来调整肠道菌群，从而影响其与宿主的相互作用。因此，调节肠道菌群失调为一些疾病的治疗提供了新的思路。在 2 型糖尿病早中期，很常见的证型之一是肠道湿热证。笔者将该证型的辨证要点总结有二：一是大便黏臭，二是舌苔黄厚腻。此时选用葛根芩连汤为主方,葛根芩连汤出自《伤寒论》太阳病篇:"太阳病,桂枝证,医反下之,利遂不止,脉促者,表未解也;喘而汗出者,葛根芩连汤主之。"如欲加强化湿之力,加荷叶、滑石;加强化浊之效,加红曲、晚蚕砂;若湿热伤阴,可予天花粉、石斛。对于葛根芩连汤干预2型糖尿病,我们在早期的临床和实验研究中均有十分扎实的研究基础,证实了葛根芩连汤降糖的有效性,并说明了其发挥作用具有明确的量效关系。

清热泻火稳心律 黄连可用于治疗糖尿病心脏病变,包括冠状动脉粥样硬化性心脏病、糖尿病心肌病和糖尿病心脏自主神经病变等。有研究表明,黄连对心血管疾病的作用广泛,主要表现在抗心律失常、抗心力衰竭、治疗心肌炎等。笔者认为黄连15~30g能稳定心率,对于热证所致心动过速有着良好的效果。

清热解毒消痈疖 黄连清热燥湿、泻火解毒,尤善疗痈疖。临床上常用的如痈肿疔毒选用黄连解毒汤;目赤肿痛选用黄连汤;胃火牙痛选用清胃散。糖尿病由于其特殊的病理特点,患者合并痈疖疮疡的不在少数。以下为笔者曾接诊的类固醇性糖尿病合并天疱疮患者1例。

【病案举例】

患者,男,50岁,患天疱疮使用大剂量激素治疗后,出现糖尿病,空腹血糖8.5mmol/L,餐后两小时血糖达17mmol/L,胰岛素用量23IU/天。周身疱疹,易流泪,失眠多梦,疲倦,舌苔黄腻。

处方:葛根45g,黄芩30g,黄连30g,生大黄6g,金银花30g,蒲公英30g,竹叶30g,生姜3片。

加减治疗半年余,天疱疮告愈,激素减量,胰岛素已停用,糖化血红蛋白5.9%,于是上方配水丸继服,巩固疗效。

笔者以葛根芩连汤和大黄黄连泻心汤合方,配以清热解毒之品,亦有黄连解毒汤之意,降糖与疗疮并举,每获良效。

3. 黄连配伍

黄连在临床的应用中还要注意科学的配伍,笔者总结了以下几点心得:首先是协同配伍,可选黄芩、大黄,这主要是增强其疗效,同时又能防止黄连导致便秘的可能;第二是疗效配伍,用以限制黄连偏性,扩大应用范围,如黄连配干姜,寒热并调,黄连配知母、天花粉,清热滋阴生津,黄连配晚蚕砂,清热化浊,黄连配吴茱萸,清肝泻火,降逆止呕,黄连配肉桂,交通心肾,水火互济;另外,笔者提出了"苦酸制甜"这一配伍思想,苦是甜的天然对立,所以大多数苦寒药均可降糖,如苦瓜、黄连、栀子等。而长期用苦寒药,最易伤胃,且患者服药味道极苦,依从性差,笔者在配以辛温药的同时,佐以酸平之品,中和苦味,收敛气阴,如:白芍、乌梅、五味子、生山楂。苦酸制甜的代表方剂为连梅汤,方纳黄连、乌梅、阿胶、麦冬、生地黄。《温病条辨》言:"以黄连泻壮火,使不烁津,以乌梅之酸以生津,合黄连酸苦为阴;以色黑沉降之阿胶救肾水,麦冬、生地合乌梅酸甘化阴,庶消渴可止也"。

临证使用黄连治疗糖尿病有两大要点:第一,中病即减,根据血糖情况调整黄连用量;第二,必配干姜。因黄连口感极苦,往往患者依从性较差,大剂量或长期应用又有"苦寒败胃"之虞。笔者经过多年摸索,聚焦到了天然的暖胃药——姜,黄连与姜的组合十分奇妙,不仅矫正药性药味,还取辛开苦降之意。临证时,脾胃功能正常者,黄连与干姜之比约为6∶1左右,脾胃虚弱者,黄连与干姜之比可调整至3∶1甚至1∶1,如此配伍,可存其降糖之用,而去其苦寒之性。

(二)黄煌轻用黄连治慢性胃炎

黄煌使用黄连时强调黄连证、黄连舌、黄连脉及体质学说。首先,临床上使用黄连必须抓住心中烦、心下痞、下利这三大指征。其次,"黄连舌":舌质坚老,所谓坚老,为其质地苍老坚敛,舌色红或暗红,舌苔黄腻而厚,若舌质淡红胖嫩,舌苔薄白或无苔者,黄连就应慎用,这是安全使用黄连的指征。"黄连脉":脉多滑数或数促,如脉缓或迟,身凉者,黄连应慎用。最后,黄连体质,即病人所具有的体质特征,其中黄连适用于体质较好的中青年人,其人唇舌红,面油腻,多伴有睡眠障碍及腹泻倾向,舌苔多见黄腻。

黄煌使用黄连,用于除烦在6g左右,用于除痞以及止利,则在2~3g左右。痞包括胃脘部不适感、隐痛、胀痛、灼痛,并伴有口苦、嗳气、恶心、呕吐等症,如半夏泻心汤治心下痞时,只用2~3g。剂量过大时,则易引起胃部不适。

【病案举例】

刘某,男,40岁。初诊日期:2013年1月6日。体形中等,面色萎黄,缺少光泽。患者慢性糜烂性胃炎病史多年,饥饿时胃部胀满疼痛,进食后缓解,嗳气,反酸,纳眠可,胃镜提示:慢性糜烂性胃炎,肠液反流,幽门螺旋杆菌(+)。时有腹泻,小腿偶抽筋;刻下症见:上腹部充实,压痛,按之有抵抗感;舌红、苔白腻,脉滑。

辨证:脾胃不和。

治法:调和脾胃,方用半夏泻心汤。

处方:黄连3g,黄芩10g,姜半夏12g,党参12g,干姜10g,生甘草6g,肉桂6g,制大黄5g,红枣20g。15剂。每日1剂,水煎服。每周服药5天,停2天。

此服法之深意,在于注意顾护胃气,避免长诛久伐、苦寒伤胃的同时,有利于脾胃功能的自我恢复。

二诊(2月8日):患者自觉效果甚佳,诉服药第8天即胃痛明显缓解,胃胀,反酸嗳气等症状明显改善。嘱原方二分之一服法,即两日1剂,疗程常在3个月以上。即使停药以后,也可常常食用生姜红枣汤,以巩固疗效。

现代药理研究表明,黄连具有广泛抑菌作用,对幽门螺旋菌、大肠杆菌等都有较强的抑制作用,是天然的抗生素。黄煌临床上常轻用黄连治疗幽门螺旋杆菌感染及慢性胃炎,尤其适用于慢性浅表性胃炎见黏膜水肿、糜烂、有斑点状出血而致心下痞硬、食欲不振者,疗效显著。

参考文献

[1] 王松,赵林华,周源.仝小林教授谈黄连的量效毒[J].世界中医药,2014,9(10):1325-1327,1330.

[2] 李君玲.仝小林教授治疗糖尿病胃轻瘫病例研究及其经验方对糖尿病大鼠胃肠动力作用研究[D].北京:北京中医药大学,2013.

[3] 周晓颖,苏静,张国新.糖尿病胃肠动力障碍机制研究进展[J].国际消化病杂志,2013,33(6):373-375.

黄　芪

　　黄芪,味甘,性微温,归脾、肺经。《长沙药解》载:"黄芪……入肺胃而补气,走经络而益营,医黄汗血痹之证,疗皮水风湿之疾,历节肿痛最效,虚劳里急更良,善达皮腠,专通肌表"。黄芪具有健脾补中,升阳举陷,益卫固表,利尿消肿,托毒生肌等诸多功效。黄芪临床剂量阈较广,用于肌表肢体病证及中风后遗症偏瘫痿痹属虚证者,一般用量较大,用于其余病证时则随证变化,用量或大或小。临床应用上有生黄芪与炙黄芪的区别。生黄芪偏于走表而利水,长于固表止汗、利水消肿、行滞通痹、托毒排脓、敛疮生肌;炙黄芪为用蜂蜜拌炒过后的黄芪,其益气补中之力变强,走表及利水的功能减弱,长于温补脾胃、补气升阳。由于生、炙黄芪作用有异,所以在用量上宜有所区别[1]。

　　《中国药典》(2015年版)给出的黄芪的常用量范围为 9～30g[2],历代常用量范围、平均用量、最常用量和最小用量变化波动并不大,唯从汉唐至宋代有较明显下降。而其最大用量则波动较大,最高于清代可达 298.4g。纵观各个时期黄芪用量变化,其在用治肌表肢体病证时多生用且用量较大,用于中风后遗症偏瘫痿痹属虚证时用量亦较大,而治疗其他病证时则根据病因、病性等主次关系用量或大或小,随症变化。

(一)运用黄芪治疗糖尿病诸并发症

　　笔者治疗糖尿病诸并发症善用黄芪。泌汗异常当取其益气固表,肾病宜从其利尿消肿,胃轻瘫宜用其升阳益胃,反复低血糖可从其益气建中,神经病变则宜取其益气通痹,而中风者可取其通补经络之功。针对疾病不同,证候各异,黄芪的用量也大相径庭,现将不同剂量黄芪治疗糖尿病诸并发症经验进行分析与总结,并将治疗策略及方药介绍如下。

1. 中小剂量治疗糖尿病多汗证

糖尿病汗出异常为糖尿病人长期血糖控制不理想,累及交感神经节后纤维,引起的汗腺调节功能紊乱。本病属中医之"汗证"范畴,临床常见自汗盗汗,五心烦热,口渴喜饮等,或汗出恶风,或半身、局部出汗,劳累尤甚,体虚易感。正如《黄帝内经》云:"阴虚者阳必凑之,故少气时热而汗出。"黄芪性味甘温,善补脾肺之气,《本草正义》言黄芪:"其皮直达人之肤表肌肉,固护卫阳,充实表分,是其专长,所以表虚诸病,最为神剂。"故笔者针对肺卫不固证,治以益气固卫,选用玉屏风散合桂枝加黄芪汤;治疗阴虚火旺证,则益气养阴清热,选用当归六黄汤。

当归六黄汤方中倍用黄芪,一方面取其益气固表,实卫止汗之功;另一方面,在原方黄连、黄芩、黄柏三药泻火除烦,清热坚阴之际,黄芪又可固未定之阴;同时伍以当归、熟地黄,更使全方益气养血之力甚宏。正如《医宗金鉴·删补名医方论》中所言:"……又于诸寒药中加黄芪,庸者不知,以为赘品,且谓阳盛者不宜,抑知其妙义正在于斯耶!盖阳争于阴,汗出营虚,则卫亦随之而虚。故倍加黄芪者,一以完已虚之表,一以固未定之阴。"

桂枝加黄芪汤亦可在平衡阴阳,调节玄府开阖的基础上增强其益气固表止汗的功效,糖尿病多汗证中,黄芪一味,实为佳佐。在临床上,笔者常以中小剂量10~20g治疗多汗,取得了很好的疗效。

2. 大剂量治疗糖尿病肾病

糖尿病肾病,属中医学之"消肾""肾劳""水肿""关格"范畴。本病是在消渴病的基础上导致的脉络受损,瘀血阻滞。一方面,肾络受损是造成水谷精微下泄(蛋白尿)和水肿的直接原因,另一方面,脾失健运、气虚下陷,肾虚固摄无权,失于封藏所致的大量精微漏出,使正气日耗,脾肾更见亏虚。而气虚不能推动血液运行,瘀血阻滞,又影响了气血津液的正常代谢,引起体内动态平衡的失调,形成恶性循环,加重了消渴的程度。临床常以四肢躯干浮肿,小便短少,蛋白尿为主要特征。中医对消渴病肾病的论治,当遵循益气通络之总则。

黄芪甘温,为益气之要药,《名医别录》载:"主……止渴,腹痛,泄痢,益气,利阴气。"笔者在治疗糖尿病肾病水肿及蛋白尿时,常用当归补血汤,重用黄芪 30 ~ 90g。黄芪既有行水通利之功,又可免下泄精微之虞,补虚回阳以利水消肿,补气益阴以固涩蛋白,笔者甚至认为,黄芪乃消除尿蛋白的特效之品,与抵当汤合用,功效立现。同时气旺则血行,在改善肾病症状的过程中,黄芪本身也有益于消渴血瘀络阻的治疗。

药理学研究表明,黄芪具有明显的利尿作用,能消除实验性肾炎尿蛋白,改善肾小球高灌注、高滤过状态等,当归补血汤也具有与苯那普利类似的保肾作用。

3. 小剂量治疗糖尿病合并胃肠功能紊乱

糖尿病性胃轻瘫,归属于"呕吐""痞证"等的范畴。该病以呕吐为主证,以胃气上逆为病机,其主要病机可以概括为肝郁脾虚,运化失常,中焦气机逆乱。脾瘅、消瘅日久,气阴两伤,一方面久病必虚,脾胃受损,以至运化功能失司,中焦闭塞,同时脾胃清浊相淆,气机逆乱;另一方面,气、血、痰湿相互瘀结,肝脾亦失于调畅,升降失常,最终导致胃肠功能紊乱而发生胃轻瘫,表现为痞满,呕吐,腹泻,便秘等。《圣济总录》概括其病机为:"消渴饮水过度,内溃脾土,土不制水,故胃肠则为腹满之疾也。"糖尿病性胃轻瘫,见脾胃阳虚证,以胃怕凉、肢末不温、胃冷痛等为主证。治宜健脾益胃,行气活血,方用黄芪建中汤。

黄芪擅入脾胃,大补脾胃之气,温振脾阳,散中焦之寒,为补中益气之要药。重用黄芪,一方面取其补益脾胃、和中理气、温胃建中之功,另一方面,大补宗气,使气血生化有源,大补虚损,既将患者的胃口打开,同时也增强了其抵抗力,使机体对后续治疗药物耐受力提高。正如《本草正义》言:"黄芪,补益中土,温养脾胃,凡中气不振,脾土虚弱,清气下陷者最宜。"本方由小建中汤化裁。《金匮要略论注》:"小建中汤本取化脾中之气,而肌肉乃脾之所生也,黄芪能走肌肉而实胃气,故加之以补不足。"药理学研究亦证实了黄芪具有促进胃肠平滑肌运动,增加胃排空的功效。在临床中,笔者一般使用15 ~ 30g益胃,疗效确切,病患反应良好。

4. 大剂量治疗脆性糖尿病

临床上部分糖尿病患者,血糖波动很大,一天内的血糖变化幅度能超过 10mmol/L。笔者认为在辨糖尿病病性之虚实时,有一重要原则:平时血糖稳定者多实,不稳定者多虚,虚者常见于血糖波动大的脆性糖尿病。黄芪大补元气,能回阳益气,固脱升提,具有强壮作用。现代药理学研究表明,黄芪对血糖有双向调节作用,其主要成分黄芪多糖,有显著的免疫增强作用。笔者誉黄芪为脆性糖尿病的靶药,当重用补气要药黄芪 60～90g,伍以山萸肉收敛固涩,防止元气虚脱,肉桂补火助阳,少火生气以佐黄芪,炙甘草补气温中,共建回阳益气之功。

5. 大中剂量治疗糖尿病周围神经病变

糖尿病周围神经病变属"血痹""痛证"等的范畴。《王旭高医案》:"消渴日久,但见手足麻木"。久病络损,营卫不调,气血阴阳俱虚,血脉瘀滞,病位在络。以"疼、麻、木、凉"为主症。其病机多以久病络损,气血运行受阻,阳气不达四末,失于温煦,或阴损及阳,寒凝血脉,气血不能濡养四肢,故发凉,皮色发白或紫黑,此时当注重活血;随着病情的进展,脉络进一步瘀滞,则有经脉受阻,气血瘀滞,此时当注重化瘀;瘀久致损,脉络不通,气血受阻则必伤及络脉,故此时当以通络为要。《本经疏证》:"黄芪浚三焦之根,利营卫之气,故凡营卫间阻滞,无不尽通"。治疗本病,当以益气通络,补气活血为治疗大法,以黄芪桂枝五物汤为靶方。

黄芪桂枝五物汤出自《金匮要略》,为治疗本病的效方。黄芪尤善补经络气,其补经络之力远胜人参,堪称经络补气之圣药。其间重用黄芪,一方面是取其甘温益气之功,甘温之品,方能振奋阳气,温通血脉,气旺则血行,祛瘀的同时亦不伤正气;另一方面,黄芪因其益气升提之功,又能托疮生肌,对下肢感染、坏疽、糖尿病足等亦有治疗效果;另外,黄芪在本方中伍以桂枝以温经通痹,和血散寒,桂枝得黄芪助则振奋阳气,黄芪得桂枝助则补气而不留瘀。伍以白芍酸甘化阴,切中消渴气阴两虚之本质,标本兼治,共奏奇效。运用黄芪通痹,可将剂量加大至 30～60g,方建奇功。

6. 大剂量治疗脑卒中后遗症

脑卒中是糖尿病的又一严重并发症,主要为消渴日久,络脉虚损,阴阳失调,极易导致气虚血瘀,瘀阻之血脉一旦遭遇肝阳暴涨、跌仆损伤、气机逆乱等,则会导致气血上逆,猝然昏仆,不省人事,或发生语言不利,半身不遂,口眼歪斜等。卒中后遗症,肝风已平,病邪已祛,遗留气虚血瘀,痹阻脑络,经脉失养,故治疗应以补气为主,兼活血通络。"元气既虚,必不能达于血管,血管无气,必停留而瘀。"笔者常用补阳还五汤治疗气虚血瘀型脑卒中后遗症期,方中重用黄芪四两为君,力专而行走,大补元气使气旺血行,周流全身,祛瘀而不伤正。笔者认为,黄芪更擅补经络之气,补阳还五汤,可通补经络,治疗脑卒中所致偏瘫,黄芪起步120g,其力甚雄。

(二)张志远重用黄芪经验[2]

国医大师张志远临证善用黄芪,其重用黄芪治疗早搏(期前收缩)、单纯性肥胖症、臌胀、重症肌无力等,均取得了良好的效果。

1. 期前收缩

方用益气复脉汤。药用:黄芪150g,生地120g,桂枝、炙甘草各12g,甘松15g。本方司《伤寒论》"心动悸,脉结代,炙甘草汤主之"意,以大剂黄芪益气复脉;大剂生地滋阴复脉;桂枝、甘草名桂枝甘草汤,辛甘化阳,通阳复脉;本病患者多精神紧张,思虑过度,佐甘松开郁结。诸药配伍,酌情化裁,可用于各种原因引起的心律失常,如心动过速加紫石英30g,茯苓18g;心动过缓加熟附子15g,红参9g。临床疗效肯定。但大剂量黄芪治疗早搏时,有时可出现脉搏散乱,歇止无定,病情似有加剧之势,此乃气充阴足而脉道盈满通利之兆,自当无虞。

2. 单纯性肥胖

方用益气消脂饮。药用:黄芪180g,防己、白术各15g,泽泻、生首乌各30g,草决明15g,水蛭、荷叶各6g。大凡肥胖症患者,多气虚痰湿为患,本方以大剂黄芪益气利水消脂;配伍防己、白术、泽泻、首乌皆能利水消脂、降浊除湿;水蛭化瘀祛脂;荷叶升清降浊为佐;配合体育锻炼,控制饮食,日饮毛峰茶15g,常以山楂为食,坚持数月,无不效验。但黄芪用量应在 150~250g 为宜,若黄芪每剂少于 60g,则益气利水消脂作用甚差。

3. 臌胀

方用益气五苓散。药用:黄芪 200g,丹参 30g,苍术、白术各 20g,茯苓 18g,猪苓 30g,泽泻 50g,益母草 100g,车前子(包煎)30g。张志远认为,臌胀多本虚标实,虚实夹杂,治当扶正顾本为先,兼以利水化瘀,祛湿理气,寓消于补,祛邪而不伤正。应用大剂黄芪益气扶正利水;苍术、白术、茯苓、猪苓、泽泻、车前子理气利水、行湿散满,丹参、益母草利水化瘀;如属恶性者,可加半枝莲、半边莲、白花蛇舌草、山豆根、山慈菇、龙葵以抗癌消癥。本病切忌应用峻下逐水之剂,以免耗伤正气,邪去正伤,邪气复来而医者束手。

4. 重症肌无力

方用黄芪胆星正睑汤。药用:黄芪 120g,红参、白术各 15g,茯苓 18g,当归、鸡血藤各 30g,菟丝子、枸杞子各 18g,胆南星、菖蒲各 15g,佛手 9g。本病的病因病机是血气虚受风所致。本方以大剂黄芪配红参等益气提摄;天南星主"伤筋痿拘缓",制之以胆汁者,令其专入肝胆经也,同时《神农本草经》又谓黄芪主"大风",此二药相伍,使"缓纵"却,风邪去;复以菖蒲"祛寒湿痹……通九窍,明耳目"。菟丝子、枸杞子补肝肾之精;当归、鸡血藤养血活血,血行风自灭;佛手舒肝理气为佐,如兼肾阳虚者,可加熟附子 12g,淫羊藿 18g。为治重症肌无力的效验方。

参考文献

[1]张林,林轶群,傅延龄.历代黄芪临床用量分析[J].中医杂志,2015,56(6): 518-521.

[2]郑国庆.张志远教授应用大剂量黄芪经验[J].辽宁中医杂志,1995 (10):443-444.

黄　芩

黄芩,味苦,性寒,入心、肺、胆、大肠经。《神农本草经疏》云:"黄芩,其性清肃,所以除邪;味苦所以燥湿;阴寒所以胜热,故主诸热。"其具有清热燥湿,泻火解毒,止血,安胎等功效。黄芩作为清热燥湿的常用药,临床使用广泛,凡疾病辨证属热证时,皆可考虑使用该药。同时,现代药理研究证明黄芩具有明显的降血糖作用,常用于治疗糖尿病。在剂量上,《中国药典》(2015年版)规定其临床用量为3~10g。临床使用时可不局限于此,小剂量3~5g,一般剂量为6~15g,大剂量可用15~30g甚至45g。

(一)蒲辅周运用小剂量黄芩治疗温病经验[1]

温病的病程发展具有阶段性,表现为渐进的四个阶段,分别为:邪在卫分,邪在气分,邪在营分和邪在血分,在前两个阶段主要为热盛,而从第三个阶段开始则有阴津的损伤。因此,温病在治疗上,宜宣畅气机、祛邪外出、保存阴津为法,而忌用苦寒伤阴之品。大多数苦寒药清热燥湿解毒之力宏,具有较强的祛除温热之邪的作用,对于邪结气分之证尤为适宜。在张元素之《珍珠囊》中说"苦能燥湿、坚阴",指出了苦寒之品能坚阴。苦寒之药,其苦味能使火热之邪沉降、通泄,而阴寒之性能保证体内之阴不至妄泄,从而达到坚阴之效果[2]。而黄芩作为苦寒之品,治疗温病配合辛凉咸甘等法若用量得当常常能获速效。蒲辅周临床治疗麻疹、乙型脑炎、腺病毒肺炎、风温等多种温病时不拘泥于温病容易伤阴之说,根据其辨证灵活用药,苦寒适时,尤以运用小剂量黄芩居多。

【病案举例】

患者,女,7岁,1959年1月19日初诊,麻疹出现三天,疹形不透,症见:高热烦躁,呛咳憋气,咽喉疼痛,二便不通,腹内不适但不硬满,脉滑数,舌质黯红而干,苔黄腻。蒲辅周辨证认为此为麻毒内陷,肺气郁闭,因服寒凉药过早,邪气冰伏于体内所致。而在这种类型患者中,其脉尚滑数者易治,治法宜宣肺透毒为主,佐以生津泻热之品。

处方:苇根 15g,金银花 10g,连翘 10g,牛蒡子 5g,天花粉 10g,桑白皮 6g,生甘草 2.5g,黄芩 3g,生石膏 12g,竹叶 6g,通草 3g。

二诊:疹形已透,热略降,仍烦寐不安,舌脉同前,余热尚甚,热郁伤津,故拟养阴生津,兼清余热之方。

三诊:诸症好转,故守方加蜂蜜二两继续服用。

末诊:大便已通,体温正常,唯饮食不佳,尚有微烦,脉沉滑微数,舌苔转秽腻中心黄,此属余毒未尽,内伏湿热互结,壅遏肺胃,改用调和肺胃,清泄湿热。处方:冬瓜仁 12g,杏仁 6g,薏苡仁 12g,苇根 15g,滑石 10g,天花粉 6g,桑白皮 6g,黄芩 3g,茵陈 6g,麦芽 6g,通草 3g。

连服两剂,诸症消失,口和知味,二便畅通,脉象缓和,恢复正常。

蒲辅周治疗麻疹因护理失宜或风寒所袭导致疹毒内攻,证见麻疹突然隐没,喘急痰涎壅滞,急用荆防解毒汤(薄荷、连翘、荆芥穗、防风、牛蒡子、黄芩、黄连、大青叶、犀角、淡豆豉、芦根、灯心草等)水煎服,方中轻用黄芩以清内陷之疹毒;若疹已散没,而低热不退者,乃余热留滞于半表半里之间,宜用柴胡清热饮(柴胡、黄芩、赤芍、生地黄、麦冬、知母、地骨皮、生甘草、生姜),以柴胡配黄芩清除半表半里之余热;若疹已出,胸满喘急者,为疹毒内攻,肺气受阻,宜用清气化毒饮(杏仁、前胡、桔梗、瓜蒌仁、连翘、桑白皮、黄芩、黄连、玄参、麦冬、生甘草、芦根),以黄芩清上焦肺卫热毒,此方清润宣降;若疹毒已发于外,里热壅盛,而咽喉作痛者,以凉膈消毒饮(荆芥穗、连翘、薄荷、黄芩、栀子、生甘草、牛蒡子、芒硝、大黄),用灯心草水煎服治之,方中配黄芩可清膈中郁热;若麻疹下痢,赤白稠黏,热毒移于大肠,里急后重者,用清热导滞汤(当归、白芍、黄芩、枳壳、厚朴、黄连、槟榔、青皮、山楂、连翘、牛蒡子、生甘草)治之,黄芩配伍黄连可清泄肠腑湿热,不能轻投止涩之剂,以致肠腐难救。蒲辅周临床在治疗时常常轻用黄芩 2~5g 以奏其效,取其苦寒通泄清热之功用同时又避免滥用伤阴使病情加重。

（二）中等剂量黄芩治疗肥胖 2 型糖尿病经验

肥胖 2 型糖尿病，中医称为"脾瘅"，其典型特征是肥胖（尤以腹型肥胖为主）。笔者认为其核心病机乃中满内热，病位在胃肠，其基本治则之一为苦酸制甜。2 型糖尿病的病程发展分为郁、热、虚、损四个阶段，在热和虚两个阶段，笔者多用黄芩 9～15g。在糖尿病热的阶段，若证属肝胃郁热，临床表现为肥胖、胸胁脘腹胀满、口干苦、心烦易怒、便秘、舌红苔黄、脉弦数等，则用大柴胡汤加减，方中以黄芩清热通降而斡旋气机；若证属胃肠湿热，症见大便臭秽、黏腻不爽或腹泻，宜以葛根芩连汤治之，其中亦用黄芩配以葛根、黄连来清热燥湿，且以黄芩之苦以坚肠胃。在糖尿病虚的阶段，因前一阶段火热未除而脏腑元气开始耗散，实则乃为虚实夹杂之证，证属脾虚胃滞时主方为半夏泻心汤，以中等剂量黄芩配合半夏、干姜辛开苦降而寒热同调。而见壮火食气热伤气阴较重之烘热汗出、口干渴、气短乏力等症状时则宜用干姜黄芩黄连人参汤，主以黄芩之苦寒直折中焦雍滞之邪热，同时配以干姜、人参一起温补。

【病案举例】

高某，男，33 岁，发现血糖升高 2 周。患者 2 周前患者因口干于本院检查糖化血红蛋白（HbA1c）12%，空腹血糖（FBG）20.5mmol/L，尿糖 1000mmol/L，尿酮 150mmol/L，甘油三酯（TG）6.2mmol/L，总胆固醇（CHO）8.0mmol/L，低密度脂蛋白（LDL）2.54mmol/L。现用诺和灵 30R，早 14IU，配合饮食运动控制。刻下症见：口干，多饮，易饥饿。面色红，BMI：26.4kg/cm^2。舌红，苔薄黄，脉偏数。既往脂肪肝史 7～8 年。未服降脂药。

辨证：脾瘅（肝胃郁热证）。

治法：清泄郁热。

处方：柴胡 15g，黄芩 30g，生大黄 3g，黄连 30g，知母 30g，生山楂 30g，五谷虫 30g，红曲 12g。

二诊：患者服药 28 剂，口干多饮减轻 50%，易饥感稍好转。HbA1c 9.5%，TG 2.2mmol/L，CHO 4.37mmol/L，LDL 2.3mmol/L，FBG 5.8mmol/L，PBG 6.7mmol/L，上方知母减至 15g，红曲减至 6g，黄连减

至 15g,去五谷虫。嘱患者停用胰岛素。

三诊:患者服药 28 剂,易饥感减轻,停用胰岛素后血糖控制较好,FBG 4.2～5.6mmol/L,PBG 6.5～7.6mmol/L。HbA1c 5.4%,TG 0.8mmol/L,CHO 3.3mmol/L,LDL 0.9mmol/L。可改服水丸,处方:柴胡 15g,黄芩 45g,黄连 45g,知母 30g,西洋参 15g,酒军 15g,葛根 30g,鸡血藤 30g。每日 3 次,每次 9g,连服 3 月。

3 个月后,患者复诊,血糖基本波动于正常范围,病情稳定。

土壅木郁,日久化热,形成肝胃郁热。纵观该病案,患者血糖和糖化血红蛋白皆颇高,故应用重剂苦寒之黄芩以清热降糖。"汤者荡也",在糖尿病重症阶段,唯有大剂量才可获速效。随着各项指标逐渐好转,方中药物的剂量也相应减少,直至最后病情平稳,可以丸剂舒缓治之,体现了随证施量的方药用量策略。

(三)周铭心运用常规剂量黄芩治疗妇科病经验[4]

黄芩能清热燥湿而止血安胎,常用于治疗妇科疾病。《本草汇言》即言黄芩"妇女科以之安胎理经",朱丹溪也誉黄芩为"安胎圣药"。周铭心临床诊疗妇科疾病如胎漏、胎动不安,月经不调、带下病等时常常运用黄芩。导致胎漏、胎动不安的主要病机是冲任损伤,胎元不固。在诊治胎漏、胎动不安时,周氏认为"胎前多热,胎后多寒",胎元不固可由郁火所致,郁火多为湿邪化热,或气郁气滞化火而来,故宜加入黄芩以清热安胎,同时配白术、砂仁以调中、杜仲、川断以固元,或配银花、茯苓以清利湿热,陈皮、白芍以燮理肝脾。周氏在此常用黄芩 10～15g。

【病案举例】

患者,女,30 岁,2009 年 4 月 24 日初诊。孕 2 个月,自 38 天时阴血见之,迄今未止,面痤疮甚多,脉细弦小滑,尺中沉,舌暗红、苔白腻不均、根小腻厚、边印、尖边小刺、其色近瘀。且予固元,并清心经。

处方:杜仲、乌贼骨各 20g,川断、女贞子、地榆各 15g,白芍、生白术各 12g,银花、黄芩、栀子炭各 12g,蒲公英、仙鹤草各 18g。3 剂。

二诊(5 月 15 日):上药服后,阴血已止,面痤疮减少,脉小滑、关上弦,舌边齿印、尖边芒刺、苔白微腻。

予上方加减：杜仲、乌贼骨各 20g，川断、女贞子、仙鹤草各 15g，沙苑子、黄芩各 12g，砂仁、银花各 10g，炒白术 30g，予以善后。

本案为典型的心肝经郁火，夹以湿热，上则逆于心部，结而成毒，发为面痤，下则循肝经扰动胞宫血分，而致胎漏，胎元为之不固。故取常规剂量的黄芩清热祛湿泻火为主药，配银花、公英清热解毒，杜仲、川断、女贞子补肝肾，强筋骨，白术补气健脾，栀子炭、地榆、乌贼骨、仙鹤草凉血收敛止血；白芍柔肝阴而制亢逆，诸药相伍，共奏止血安胎之功。

周铭心治疗月经不调和带下病也颇有心得。月经不调往往病变多种多样，病证虚实寒热错杂，《神农本草经疏》言："血闭者，实热在血分，即热入血室，令人经闭不通，湿热解，则荣气清而自行也。"指出湿热可导致月经不调，应以黄芩清热燥湿而荣气乃清。其在临床用药即常以黄芩治之，认为黄芩不唯清利湿热，且能清血分瘀热，尤宜于下焦湿热蕴积既久、胞宫瘀热者。而在治疗带下病时，周铭心认为"带下之病总关乎湿而责之热，但有多寡之分、虚实之辨耳。无论其病新久，总不离乎湿热错杂"。其治疗带下过多，常加入 10～20g 黄芩清热燥湿，泻肝以实脾，更虑其脾虚失运，聚而成湿，以之祛湿，即所以运脾也。治疗带下过少，也常配伍少量黄芩清透郁热，谓"久患虽虚，而久郁亦热，故加黄芩以清郁热"，疗效显著。

参考文献

[1] 董历华,王璞,王嘉伦,等.蒲辅周运用黄芩治疗温病经验举隅[J].世界中医药,2013,8(10):1210–1212.

[2] 邹勇.浅议"苦能坚阴"[J].吉林中医药,1993(01):49.

[3] 赵林华,连凤梅,姬航宇,等.仝小林教授运用不同剂量葛根芩连汤治疗 2 型糖尿病验案[J].中国实验方剂学杂志,2011,17(04):249–251.

[4] 张丽丽,任晓红,周铭心.周铭心教授运用黄芩治疗妇科病及杂病的经验[J].新疆中医药,2010,28(02):23–25.

牛　膝

牛膝,味苦,酸,性平,有补肝肾,强筋骨,活血通经,引火血下行,利尿通淋的功效。主治腰膝酸痛,下肢痿软,血滞经闭,痛经,产后血瘀腹痛,癥瘕,胞衣不下,热淋,血淋,跌打损伤,痈肿恶疮,咽喉肿痛等。《中国药典》(2015年版)规定其用量为5~12g。

黄煌重用牛膝经验

1.下肢静脉血栓[1]

黄煌常重用牛膝治疗下肢静脉血栓,临床上收到良好疗效。其认为血栓性疾病多有瘀血内阻,重用牛膝能利腰膝,通经活血,并治少腹痛。根据血栓性疾病的病机,结合患者的面红、腿干等症状,临床常重用怀牛膝加桂枝茯苓丸治疗下肢静脉血栓,方中大黄、桂枝、桃仁,为活血化瘀的经典组合,犹如桃园三结义,加大量怀牛膝,共同起到通调血脉,清除瘀积的作用。对于女性痛经、漏下、闭经、不孕者,男性便秘、腰痛、前列腺增生、下肢浮肿、脚痛等,都有明显效果。

【病案举例】

毛某,男,51岁,2005年5月21日初诊。患者因左下肢肿痛半年就诊。在半年前因左腿肿痛就诊于当地医院,被诊为左下肢静脉血栓,血栓长度达20cm,拟手术治疗,但患者畏惧手术而改用静脉抗栓治疗,乏效,遂要求中药调理。刻下症见:患者体形壮实,面色红,腹肌有力;左下肢肿胀,疼痛,活动加重;舌淡红,苔薄;既往体健,有痔疮,近日频发;食、眠尚可。

西医诊断:左下肢静脉血栓。

中医诊断:痹症。

辨证:瘀血闭阻证。

处方:桂枝10g,肉桂5g,茯苓15g,桃仁12g,红花10g,牡丹皮

10g,赤芍药 15g,白芍药 15g,怀牛膝 30g,丹参 12g,石斛 20g。7 剂,每日 1 剂,水煎服,每日 2 次。

复诊(7 月 30 日):患者电话告知服用上方 2 个月,近日复查 B 超示下肢静脉血栓已消失,下肢疼痛已无,唯活动多则时有下肢轻度浮肿,大便偏稀,痔疮未复发。嘱上方继服。

患者服药 3 个月后停药,来信述血栓已消,局部遗留血栓囊壳,有肿胀感,余无不适。

下肢静脉血栓为血管的阻塞不通,为血液循环障碍的一种,其并发症肺栓塞的发病率和死亡率高。本病形成的主要病理因素是静脉壁损伤、静脉血流滞缓和血液高凝状态。西医治疗主要采取抬高患肢,自患肢静脉滴注低分子右旋糖酐、丹参注射液及小剂量溶栓剂,无效者,考虑行介入手术治疗。

黄煌认为,患者的瘀血不仅是指下肢血管的血栓,而有其特有的诊断着眼点。首先,患者体格壮实,面色暗红,这是瘀血证的面征;其二,左下肢肿胀疼痛,活动时疼痛加剧,此为瘀血证的腿征;其三,患者少腹部按之硬,且有痔疮频发,这是瘀血证的腹征。故黄煌以桂枝茯苓丸合验方四味健步汤着力以改善血液循环,方中桂枝、芍药以扩张血管,桃仁、丹参、石斛、红花、丹皮以改善血黏度,茯苓调整水液循环,水利则血行,血液通畅,其中怀牛膝性滑善走,具有补益肝肾的功效,长于活血通经,祛瘀止痛,故用量宜大,一般重用怀牛膝治疗瘀血性疾病时,临床用量 30~90g。

2. 慢性肾衰竭[2]

黄煌常重用怀牛膝治疗肾病,认为大多数肾病患者多有瘀血证。其人或烦躁失眠,或头痛头晕,或腰痛腹痛。其客观指征,一是面部暗红,或两目暗黑,舌质多暗紫;二是少腹压痛,或左或右;三是小腿皮肤干燥,或如鱼鳞,或暗黑,也有浮肿以及步履疼痛者。当然,其舌质多暗紫。黄煌常对符合面部暗红、小腿皮肤干燥,少腹压痛等客观指标的患者采用"经方透析法",就是重用牛膝加桂枝茯苓丸加减。怀牛膝活血化瘀效果显著,尤其是瘀血在下,效果最佳。若有头痛头晕,加丹参、川芎,若是糖尿病肾病,则还要配上石斛、黄芪。

【病案举例】

戴某,女,45 岁。初诊日期:2012 年 3 月 14 日。患者慢性肾病 10 年,身高 161cm,体质量 65kg。2001 年因疲乏,腰痛、小腹疼痛,伴尿隐血(++),尿蛋白(++)于社区医院诊断为尿路感染,输液后好转。2002 年病情复发,输液半个月后症状改善;每因疲劳或感冒后症状反复,并出现肾功能各项指标升高。2003 年就诊于江苏省某三甲医院,诊为慢性肾病,予护肾、免疫抑制等对症治疗,每遇感冒发热需入院治疗方能稳定病情。近日又因受凉后高热,伴肾功能指标异常升高入住南京某医院,经检查诊断为慢性肾衰竭,治疗后症状好转出院。刻下症见:头痛,心烦胸闷;寐差梦多,记忆力下降明显;小腿易抽筋疼痛;月经 18 日一行,经期 10 至 20 余天不等,血块多;形体中等,面色暗有色斑,两眼圈色暗;左少腹压痛;小腿皮肤干燥,脚趾及两足跟干裂;舌苔厚,根部稍腻、舌下静脉迂曲,脉沉实有力。肾功能:肌酐:194.96 μmol/L,尿酸:482 μmol/L。

西医诊断:慢性肾衰竭。

中医诊断:肾劳。

辨证:瘀血内阻证。

治法:活血化瘀,方以桂枝茯苓丸加减。

处方:桂枝 20g,赤芍 20g,茯苓 20g,牡丹皮 20g,桃仁 20g,制大黄 10g,怀牛膝 30g。每日 1 剂。服 5 天停 2 天,慢性病时常以此法施药,以便人体免疫机制在药物的作用下进行自我调整。

二诊(4 月 3 日):4 月 1 日肾功能示:肌酐:177.76 μmol/L,尿酸:408 μmol/L。药后睡眠好转,头脑清爽,记忆力有上升;大便次数增多,但不稀溏;左少腹已无压痛;腰酸,心中惶惶不安,夜间易心慌;经行乳房胀痛,月经周期 22 天。原方桂枝改为 10g,怀牛膝加至 40g,加肉桂 10g。服法同前。

三诊(8 月 25 日):患者坚持服药。精神状态转佳,记忆力改善;肝功能指标好转(因服雷公藤多苷片致肝功能受损);月经量正常,经期由 10 余天已减为 6 天,血块亦减少,痛经改善;足底开裂好转;近日入夜脚抽筋;睡眠差,头痛。8 月 24 日肾功能示:肌酐:

178.62μmol/L,尿酸:394μmol/L。原方桂枝加至20g,怀牛膝加至50g。服法同前。

四诊(11月3日):诉服药近8个月以来未再入院,以前如遇感冒则肌酐异常升高,随即需住院治疗。服药期间感觉很好,现已能从事家务,食欲佳;头昏痛,寐差易醒,多梦;少腹无压痛;小腿抽筋;血压:160/90mmHg。10月6日查肾功能:肌酐:170.77μmol/L。原方怀牛膝加至60g。每日1剂。服法同前。

随访(2015年1月17日),患者诉上方坚持服用。病情稳定,精神状态、面色均可,汗多症状明显改善,头胀痛、胸闷感已不明显;睡眠可,小腿近来少有抽筋;夜尿好转,每晚约2次。已参加力所能及的工作。嘱原方继续服用。

慢性肾衰竭属中医学"水肿""癃闭""关格"等范畴,预后多不佳。该患者的面、腹、腿瘀血"三征"明显。头面部瘀血征:面暗有色斑,两眼圈色暗,舌下静脉迂曲,头痛,记忆力下降;腰腹部瘀血征:腰部酸痛,少腹按压疼痛,大便不畅,经期时间长,淋漓不尽,痛经等;下肢部瘀血征:抽筋疼痛,水肿,小腿皮肤干燥,脚趾及两足跟干裂等。故重用牛膝合桂枝茯苓丸通调血脉,清除瘀积,牛膝"主寒湿痿痹,四肢拘挛,膝痛不可屈伸,逐血气伤"。该患者腰腿酸痛,故重用牛膝,对于肾衰竭患者一般首次用量不宜过大,可从30g用起,根据患者复诊情况,结合肾功能情况,慢慢加量,至90g无虞。

3.痤疮[3]

黄煌常重用怀牛膝加桂枝茯苓丸治疗痤疮。该方法适用于痤疮颜色暗红、疮体饱满硬结、瘢痕结节久不消失者,在治疗部位上以面部为主,适宜人群一般为体格较为健壮的青年人。伴见症主要包括以下几个方面。首先为面征:面色多红(潮红或暗红),面部皮肤粗糙,鼻翼毛细血管扩张,眼圈发黑,唇色暗红,舌质暗紫、舌底静脉怒张等。其次为腿征:皮肤干燥易起鳞屑,下肢皮肤更为明显,或小腿易抽筋,或静脉曲张,或皮肤色暗,膝盖以下发凉,易生冻疮,足底龟裂、鸡眼。最后为腹征:腹部大体充实。大多脐两侧尤以左侧下腹更为充实,触之有抵抗伴有压痛。易见腰痛、腿疼、痔疮、阑尾炎、盆腔炎、前列腺肥大等病变;易头痛、失眠、烦躁、发怒;易记忆力下降,思维迟钝;易便秘。

【病案举例】

黄某,女,35岁。初诊日期:2011年5月16日。体形偏瘦,皮肤白,面红。患者痤疮病史多年,经前加重;纳、寐可,时有便秘,小腿偶抽筋;月经周期、经期正常,量可、色深红、血块多,经前乳房胀,常腰背酸痛。1个月前行子宫肌瘤摘除术。刻下症见:痤疮以前额、下巴、前胸为重,疮体饱满、色暗红、有硬结;两少腹硬,按之有抵抗感;舌淡红、舌底静脉瘀紫,脉滑。

辨证:瘀血阻络证。

治法:活血通经,方以桂枝茯苓丸加减。

处方:桂枝15g,茯苓15g,牡丹皮15g,桃仁15g,赤芍15g,牛膝30g,制大黄5g。15剂。每日1剂,水煎服。每周服药5天,停2天。

二诊(6月27日):大便通畅,痤疮稍有改善,但仍有新生;腰酸痛基本消失;睡眠差,两少腹按压有抵抗感;舌淡红、舌底静脉同前,脉滑。上方加川芎15g。15剂。煎服法同上。

三诊(8月8日):痤疮明显减少,月经颜色转红,血块减少,仍时有便秘,失眠,两少腹按压抵抗感减轻;舌淡红、舌底静脉瘀紫减轻,脉滑。原方续服。煎服法同上。

黄煌认为桂枝茯苓丸加牛膝适用于痤疮颜色暗红、疮体饱满硬结、瘢痕结节久不消失者,在治疗部位上以面部为主,适宜人群一般为体格较为健壮的青年人。桂枝茯苓丸是经典的活血化瘀方,方中桂枝为君,取其辛温能温通血脉、化瘀行滞。桃仁甘苦而平,能活血化瘀,助桂枝化瘀消癥为臣;牡丹皮、芍药既能活血化瘀,又能凉血清热,茯苓利水渗湿、健脾益胃,共同为佐。重用怀牛膝,加强活血通经,祛瘀止痛作用,以上诸味合用,共奏活血化瘀消癥之功。

参考文献

[1]陈文姬.黄煌自拟四味健步汤临证应用经验[J].上海中医药杂志,2008,
    42(4):10-12.

［2］梅莉芳,石海波,黄煌.黄煌运用桂枝茯苓丸加味辨治慢性肾衰竭验案1则［J］.上海中医药杂志,2015,49(4):37-39.

［3］钱丽超,李刚.黄煌运用桂枝茯苓丸治疗痤疮验案4则［J］.上海中医药杂志,2014,48(2):22-23.

生 石 膏

石膏,味甘、辛,性大寒,归肺、胃经。首载于《神农本草经》,为清解气分实热的首选药。生石膏具有清热泻火,除烦止渴之功效,用于外感热病,高热烦渴,肺热喘咳,胃火亢盛,头痛牙痛等。一般规定其用量为15~60g,然而其临床剂量一直以来有待商榷,《医用中药药理学》指出大剂量可用至250g,在高热疾病中用小量石膏有如杯水车薪,无济于事。《医学衷中参西录》云:"石膏……外感有实热者放胆用之,直胜金丹。"可见急性热病时使用大剂量石膏常能力挽狂澜,顿挫病势。其不良反应可见轻度腹泻,停药即止,脾胃虚寒及阴虚内热者慎用。准确把握石膏的量效平衡规律,切中病机,随证施量,必能效如桴鼓。

(一)大剂量石膏治疗糖尿病酮症[1]

笔者认为,中药石膏是一味力挽狂澜之品,只要用量得当,在急危重症中即能展现其疗效。因石膏为金石类药物,本身质量大、体积小,一般小量难以展现其疗效。笔者使用石膏,一般用量为30~120g,最多可用至400g,且不用先煎,有是证即可用是药,不必拘泥,关键在于把握"度",中病即止,才不致反伤。用药时需注意,大剂量石膏主要针对急危重症,所煎药汤可少量频服,一日可分4~8次,中病即减,灵活调整,可按原剂量的1/2~1/4递减。

【病案举例】

某患,女,54岁,农民,2008年10月13日初诊。诉2004年10月因昏迷急诊入院检查发现尿酮(+++),随机血糖:22mmol/L,完善检查确诊为"2型糖尿病""糖尿病酮症酸中毒"并予系统治疗。患者出院后用药不规律,又反复发作2次。每次均以胰岛素及补液治疗,酮体阴性后作罢。患者2周来因农忙未规律服用降糖药,近5日来发生呕吐求诊。刻下症见：口干饮冷，日饮5升，呕吐时作，乏力消瘦，近1个月体重下降6kg。头昏沉，饮水后即刻见汗如珠滚。尿频，夜尿2次，大便正常，量偏少。纳食少，嗜睡，面色苍白。舌质暗红，少苔，舌下静脉增粗，脉沉，略数，患者未用胰岛素治疗。当日空腹血糖：15.6mmol/L，尿常规示酮体(++)，尿糖(+++)，尿蛋白(+)。

诊断：2型糖尿病；糖尿病酮症。

处方：生石膏120g，知母60g，炙甘草15g，粳米30g，天花粉30g，黄连30g，生姜5大片。2008年10月20日复诊，患者在治疗过程中未用任何降糖西药，患者服药2剂，口渴减轻，尿常规示酮体(+)，尿蛋白(-)，尿糖(+)。服药至6剂，尿常规示酮体(-)，尿蛋白(-)，尿糖(+)，空腹血糖：8.9mmol/L，餐后2小时血糖：12.3mmol/L，患者口渴饮冷缓解，减量生石膏至60g，知母至30g，加西洋参9g，益气养阴以调护。加达美康片(格列齐特缓释片)60mg/d进一步控制血糖，服上方28剂后，病情平稳，守法守方继续服用，随访血糖控制良好。

（二）朱明芳用生石膏治疗血热型银屑病[2]

朱明芳主张使用石膏时"用量配伍随症加减、顺应季节变化、遵循体质差异"，便能取得较快、较好而又安全的疗效。朱明芳在临床上常将生石膏与金银花、连翘、地黄、知母、茜草等药物配伍，治疗血热型银屑病，其临床用量常为40~100g，取得很好疗效。现介绍其临床运用生石膏经验如下。

【病案举例】

李某，男，32岁，自由职业。2012年2月7日皮肤科门诊。患者自诉4年前无明显诱因出现耳后数个黄豆大小皮损，色鲜红，上覆少量银白鳞屑，局部干燥，自觉瘙痒，后渐蔓延至全身，一直予西药外用治疗(他卡西醇软膏)，未口服西药，涂药时缓解，停药后复发，冬重夏轻。现症见精神差，夜寐欠安，纳食可，二便调。专科检查：躯干以腹部及腰背部为主、四肢以伸侧为主可见大片状鲜红色斑块，浸润明显，上覆有薄银白色鳞屑，局部干燥，钝刮实验(+)。舌红，苔薄黄，脉洪大而不胜。

辨证：热盛阴伤。

治法:清热滋阴。

处方:生地黄 30g,紫草 10g,生石膏 30g(包煎),重楼 10g,黄精 20g,连翘 10g,石榴皮 15g,瓜蒌皮 15g,侧柏叶 10g,甘草 6g,14 剂,日 1 剂,水煎服,分 3～4 次口服,少量多次频服,以防重用石膏太过寒凉,伐伤脾胃。

二诊(2012 年 8 月 7 日):患者诉皮损较前好转,稍瘙痒,颜色转暗,局部干燥明显缓解,少量皮损消退,精神可,夜寐安,纳食佳,二便调。舌红,苔黄,脉滑数。上方改用生地黄 20g,芦根 15g,生石膏 80g(包煎),地榆 15g,槐花 15g,人中黄 15g,牡丹皮 15g,土茯苓 15g,栀子仁 10g,茜草 15g,鸡冠花 10g,甘草 6g,14 剂,日 1 剂,水煎服,分 3～4 次口服。

三诊(2012 年 11 月 28 日):患者皮损较前好转明显,仍感瘙痒,颜色转淡,局部稍干燥,部分皮损消退。精神可,夜寐可,纳食佳,二便调。舌淡红,苔薄黄,脉滑。改用生地黄 15g,生石膏 30g(包煎),穿破石 15g,金刚刺 15g,川牛膝 6g,鸡血藤 15g,石菖蒲 15g,桑枝 10g,黄精 20g,牡丹皮 15g,路路通 15g,甘草 6g。14 剂,日 1 剂,水煎服,分 3～4 次口服。

朱明芳认为,该患者初诊时精神差,夜寐欠安,舌红,苔薄黄,均为热盛之象,脉洪大而不胜,为伤阴之象,辨证为热盛阴伤,治疗以滋阴清热为主,方中生地黄、生石膏清热滋阴。因其冬季来就诊,阴伤较重,故先以滋阴扶正为主,生石膏用量为 30g,合黄精、石榴皮养阴生津;连翘清热散结;瓜蒌皮润肺利气化痰;紫草清热凉血活血,以防热结;蚤休清热活血定惊,以安神志;侧柏叶清热兼凉血止血,可止皮损被搔抓后的出血;甘草调和诸药。8 月 7 日复诊时,患者皮损较前好转,然局部干燥明显缓解,舌红,苔黄,脉滑数,故仍辨证为热盛阴伤,治以滋阴清热,方中生地黄、芦根、生石膏滋阴清热。此时因就诊时已到夏季,且经过 6 个月的调理,患者的阴伤症状已缓解,故生石膏可用至 80g;地榆、槐花、茜草、牡丹皮凉血活血。11 月 28 日复诊时,患者皮损较前好转明显,颜色转暗,局部稍干燥,部分皮损消退。舌淡红,苔薄黄,脉滑。经过之前的治疗火热之邪已缓解大半,现颜色转淡,考虑其病久则致其瘀阻,因患者一直坚持治疗,火热症状已缓解,就诊时又是秋末,故石膏减至 30g;服药后随诊,患者病情明显控制,无再发皮损,原有皮损颜色变淡,瘙痒减轻,部分皮损消退,留有色素减退。后继续以滋阴清热活血巩固治疗。足以见得,只要准确切中病机,随病情、季节变化、体质等具体情况,灵活施量,必能效如桴鼓。

参考文献

[1]周强,赵锡艳,彭智平,等.仝小林教授运用白虎汤治疗糖尿病酮症酸中毒验案[J].中国中医急症,2012,21(12):1929.

[2]毛娟娟,朱明芳.朱明芳教授重用生石膏治疗血热型银屑病[J].湖南中医药大学学报,2014,34(3):37-39.

茵 陈

茵陈最早的药用记载见于《神农本草经》,列于上品,载其"味苦平。主风湿寒热,邪气,热结黄疸。久服轻身,益气耐老。生邱陵阪岸上"。茵陈功能清利湿热,利胆退黄。用于黄疸尿少,湿温暑湿,湿疮瘙痒。《中华人民共和国药典》(2015 年版)规定的茵陈常用量范围为 6 ~ 15g[1]。

重用茵陈治疗肝胆系疾病

1. 黄疸

自古以来,茵陈一直是治疗黄疸的主药,《神农本草经》言其治"热结黄疸",《伤寒论》及《金匮要略》所载茵陈蒿汤治黄疸,就以茵陈六两为君药。依傅延龄等考证[2],汉代一两约合今 13.8g,故其茵陈用量约为 82.8g。此用量远大于《药典》规定用量范围,即使按原方"分温三服"算,茵陈每服量为 27.6g 亦属超范围用量。

从《伤寒论》起,历代均有医家使用大剂茵陈治疗黄疸。现代茵陈用量最大的医家或为陈国恩[3],其治疗急性传染性黄疸型肝炎,茵陈常用至 500g 以上。他认为茵陈清热利湿,为退黄要药,但常规剂量应用常疗效不佳,须用至足量,成人不得少于 500 ~ 1000g,儿童不得少于 500g,疗效始著。曾报道其以自拟方(茵陈 500 ~ 1250g,栀子 10g,大黄 10g,龙胆草 15g,红花 10g,白茅根 50g,柴胡 15g,茯苓 20g,热重于湿者加黄柏、黄芩、丹皮;湿重于热者加车前、白术、藿香;热毒炽盛者加犀角、玄参、金银花、连翘;胆道阻滞者加郁金、金钱草、延胡索、乌药;恶心者加石斛、竹茹、清半夏、陈皮;兼有表证者加苏叶、桑叶;便溏者去大黄,加苍白术、茯苓;肝区疼者加白芍、延胡索、川楝子;肝脾肿大者加丹皮、鳖甲、三棱、莪术)。治疗急性传染性黄疸型肝炎 84 例,其中年龄最大者 63 岁,最小者 4 岁。一般患者在服药 6~9 天后消化道症状消失或明显减轻,黄疸消退或黄疸指数明显下降,肝功能有不同程度恢复。如治疗及时,一般三周恢复正常。84 例患者中治愈 72 例,显效 10 例,无效 2 例。但如此大剂应用茵陈,需要考虑以下三点:一,安全性如何? 二,如何煎煮? 三,是否一定要如此大量方可获效? 关于安全性,陈国恩认为茵陈民间常作野菜食用,无毒、无不良反应,故临床大剂量用之无妨。但整方中苦寒药较多,易伤胃气,所以待急性期过、黄疸消退,自当减量或减味,或易以养胃健脾之药以扶胃气。煎煮方面,则是先以 2500ml 水煎茵陈,急火煎至 1500ml 左右,去渣,再于茵陈液中加入其他药物,煎至400ml,早晚分服,如此疗效方佳。而对于第三点,同是应用大剂茵陈之医家却有不同看法。

如朱其皆[4]治黄疸,轻者常用 30~50g,重者可用至 250g,但最大量不超过 500g。他认为茵陈治黄用量不宜太小,因量小力薄往往达不到预期的效果,但用量太大又会损伤胃阳,且易出现不良反应。而重用茵陈,关键在于煎法。朱其皆依据《伤寒论》原文认为茵陈宜先煎、久煎。其用意有四,一则先煎去茵陈轻扬外散之气,以厚其味,使其专于苦降,不达表而直入于里,利湿热而从小便出,如此则黄疸自去。再则通过先煎、久煎去除茵陈毒性,保证大剂量应用之安全。三则因茵陈质地轻疏而用量又重,煎煮时多蓬松漂浮于上而难于煎煮,若后下势必使茵陈尚未浸透而他药已煎煮过时,故先煎茵陈使其药力析出,再入他药。最后,黄疸由湿热所致者,其湿性黏滞难解,不易速去,故通过将茵陈先煎、久煎,使其性缓,徐徐除之,则黄可尽退。

笔者认为,临证时茵陈用量应因人而异,量体而施,虽不可处处拘泥,亦不可恣意使用,须细察患者之强弱盛衰而为。

2. 肝硬化腹水伴发热[5]

除了治疗黄疸外,《神农本草经》亦载茵陈主“寒热”。对于肝胆疾病而见发热者,笔者常重用茵陈以治之。

【病案举例】

王某,男,38 岁。因腹胀、高热 20 天,门诊以“发热待查,肝硬化腹水”收入院。3 个月前患者因肝硬化腹水住当地传染病院。住院期间,无明显诱因出现午后低热,根据胸部 X 线片按右下肺炎治疗,先后静点氨苄青霉素等多种抗生素,复查胸片未见好转。结合临床表现及结核菌素试验阳性,在应用抗生素的基础上加用抗痨药。热度非但不减,20 天前开始由低热转为高热,每日体温最高可达 39～40℃,医院派专车拉冰,冰镇全身。近 5 天来出现神昏谵语,全身黄疸及腹水加重,不思饮食,消瘦明显,当地医院已下病危通知。刻下症见:体温 38.4℃,面色黄中隐红,面垢齿燥,全身及目睛发黄,通身大热,口鼻气热,渴不欲饮,可闻及较浓烈之肝臭味,时有谵语,形体消瘦,腹大如鼓,尿少黄如茶色,苔黄厚腻垢,脉弦细数。

西医诊断:肝硬化失代偿期,腹水。

中医诊断:臌胀。

辨证:湿热内蕴。

治法:芳香化湿,淡渗分利,兼清气营,方用甘露消毒丹加减。

处方:茵陈 60g,广藿香 12g,佩兰 9g,石菖蒲 12g,白蔻仁 6g,飞滑石 30g(包煎),生甘草 9g,细木通 6g,炒黄芩 12g,连翘 15g,细生地 30g,丹皮 15g,炒枳壳 6g,川厚朴 6g。

第 1 剂服后,周身汗出溱溱,发黄而黏,精神大见好转,3 剂服完,体温降至正常。为巩固疗效继服 3 剂,体温一直未升。后用中药调理腹水月余,病情好转出院。

甘露消毒丹出自《医效秘传》:"凡人之脾胃虚者,乃应其厉气,邪从口鼻皮毛而入。病从湿化者,发热目黄,胸满,丹疹,泄泻。当察其舌色,或淡白,或舌心干焦者,湿邪犹在气分,用甘露消毒丹治之。"原方组成为:飞滑石十五两,淡芩十两,茵陈十一两,藿香四两,连翘四两,石菖蒲六两,白豆蔻四两,薄荷四两,木通五两,射干四两,川贝母五两,可见即重用滑石、黄芩、茵陈为君。而此病因系肝硬化、黄疸而发高热,故重用茵陈倍于滑石而为君,以其利胆退黄而主寒热。其性渗利,携六一散、木通分利湿邪。其味苦,助黄芩、连翘而清热。又因其气芳香,领藿香、佩兰、菖蒲、豆蔻芳香化湿,醒神通窍。再合生地、丹皮凉营血,枳壳、厚朴通腑气。故 3 剂而热退。

参考文献

［1］国家药典委员会.中华人民共和国药典:2015年版[M].北京:中国医药科技出版社,2015:239-240.

［2］傅延龄,张林.揭开经方剂量4年之谜[N].中国中医药报,2015-05-22(004).

［3］陈国恩.大剂量茵陈治疗急性传染性黄疸型肝炎84例疗效观察[J].吉林中医药,1984(03):19.

［4］吴国庆.朱其皆运用茵陈治疗黄疸撷菁[J].辽宁中医杂志,1992,10(10):8.

［5］仝小林.重剂起沉疴[M].北京:人民卫生出版社,2010:172-173.

淫 羊 藿

淫羊藿又名仙灵脾,味辛、甘,性温,归肾、肝经。《神农本草经》载:"主阴痿绝伤,茎中痛,利小便,益气力,强志。"《玉楸药解》解其功效:"荣筋强骨,起痿壮阳。滋益精血,温补肝肾,治阳痿不举,阴绝不生。消瘰疬,起瘫痪,清风明目,益志宁神。"《本经逢原》载:"淫羊藿,手足阳明三焦命门药也。辛以润肾,温以助阳。"功能补肾阳、强筋骨、祛风湿,用于肾阳虚衰、阳痿遗精、筋骨痿软、风湿痹痛、麻木拘挛、绝经期眩晕等症。

一般而言,淫羊藿的常用剂量为9~15g,临床但见真阳不足者皆可配伍应用。依据病情病势的不同随证施量。笔者经验,淫羊藿大剂量可用于治疗癌症,特别是肝癌;中等剂量时,配伍附子、人参治疗抑郁症,配伍巴戟天、红参治疗肾性贫血,配伍蜈蚣粉治疗阳痿,配伍山萸肉治疗尿频等;小剂量淫羊藿配伍西洋参、制何首乌,具有延缓衰老、改善精神状态的功用,可代茶长期饮用。

笔者用淫羊藿温补肝肾之时,为佐使之药,配伍应用于围绝经期妇女与老年人群,一般用量为9g。在以肾阳虚衰、肾气不固等为病机的疾病中,如糖尿病阳虚证以尿频、畏寒、腰膝酸软为主要表现时,笔者在应用中药降糖的基础上配伍淫羊藿12~15g,充肾气以固津液,补肾阳以暖腰膝。

同时,笔者认为,沉疴痼疾,非重剂不足以撼动。肾寓元阳,郁症阳郁神颓,男子阳痿"五劳七伤,真阳衰惫……阳事不举"等,皆有命门火衰之势。笔者以淫羊藿为君药,补阳开郁,温肾壮阳,在治疗重度抑郁症时,用量常常在30g以上。重症久病时则应加大剂量,如老年性抑郁症或因精子质量差所导致不育,以淫羊藿为君,用量可达30g。淫羊藿具有一定的抗癌作用,在治疗癌症患者时应重剂应用,最大量可用至 60g。

总之,淫羊藿专补肾阳,配伍不同药物可广泛应用于肾阳不足为基本病机的各种疾病。

小剂量淫羊藿治疗泌尿系感染[1]

【病案举例】

患者,女,48 岁,3 个月前体检发现血糖升高,予饮食运动控制,糖化血红蛋白:6.5%,空腹血糖:7.12mmol/L。近一年半反复泌尿系感染,尿频、尿急、尿道灼痛,予以常规抗感染治疗不效。刻下症见:口唇干,腰酸隐痛,小便黄赤,双下肢沉重。月经周期正常,本次月经淋漓不尽,色暗红。尿常规检查尿细菌(高倍视野下):467.91 个 /uL,血压:120/80mmHg。舌红,胖大,苔黄厚,脉沉,略数。

辨证:肾虚湿热。

处方:淫羊藿 9g,知母 30g,赤芍 30g,黄芪 30g,盐黄柏 30g,生地黄 30g,苦参 9g,生姜 15g,炒杜仲 30g,西洋参 6g,三七粉(分冲)1.5g。

患者服药 1 月,其小便黄、腰酸腿沉症状明显缓解 60%,尿细菌(高倍视野下):23.88 个 /uL,效不更方,本方加减继服 2 个月,诸证缓解,复查尿细菌阴性。

本例患者近一年反复出现泌尿系感染,伴有腰酸,小便黄赤,双下肢沉重,为脾肾两虚且以肾虚火旺为主。治以补肾降火,清热利湿。方中知母、黄柏滋阴泻火以除病因,热去津液自复;赤芍清热凉血,散瘀止痛,清热以助生津,散瘀以防入络;苦参清热解毒,杀虫利尿,因势利导,使湿热随小便排出;炒杜仲补肝肾,强筋骨,西洋参补气养阴,清热生津;脾肾亏虚久淋不愈,湿热耗伤正气,倍加黄芪,另补气养血以防苦参燥热伤阴。佐以少量三七粉活血化瘀,防久病入络。综合全方,知柏地黄丸补肾降火,以补益肝肾,清热生津为主,佐以益气固表,黄柏、淫羊藿、苦参均为降糖和抗菌的靶药,标本兼顾,全面调节患者的脏腑功能,补敛同用,实则清利,虚则补益。

笔者以淫羊藿治疗泌尿系感染的起始剂量为 9g。现代研究表明,淫羊藿具有明确的抗菌作用,对于肾阳虚衰之老年人合并泌尿系感染时,无论有无明显泌尿系症状,都可酌情、酌量使用,9 ~ 15g 为常用剂量,根据感染严重程度,甚至可达 30g。

中等剂量淫羊藿治疗老年抑郁症[2]

【病案举例】

邢某,女,58 岁。2014 年 1 月 14 日就诊。患者发现血糖升高伴精神抑郁、自杀观念 2 年余。患者 2 年前体检发现空腹血糖 6.3mmol/L,一直经饮食运动控制。刻下症见:情绪低落,无故欲哭,甚则欲自杀,后背凉如冰块,汗出多,乏力,口干,口渴,夜间多饮,小便频,大便黏,眠可。舌红、苔腻,脉沉略弦滑。实验室检查:糖化血红蛋白(HbA1c):6.9%。

诊断: 2 型糖尿病;抑郁症。

处方: 仙茅 15g,淫羊藿 30g,枸杞子 15g,山萸肉 15g,煅龙骨 30g(先煎),煅牡蛎 30g(先煎),黄连 9g,知母 15g,黄柏 15g,红曲 6g。

二诊: 患者服用上方 14 剂,自觉精神改善不明显,刻下症见:精神差,情绪低落,易哭,自觉强迫逃避,汗多,胃脘痞塞不适,易饥,口干、口渴,乏力,入睡困难,小便频,色黄,大便先干后黏,眠差。处方:上方仙茅加至 30g,煅龙骨、煅牡蛎加至各 60g,加清半夏 15g,生姜 15g,炒白术 15g,枳实 15g。

三诊: 患者服用上方 28 剂,情绪明显改善,精神状态好转,无自杀倾向,有心情游玩,偶有汗出,血糖控制良好,纳眠可,二便调。

该患者虽以 2 型糖尿病为主症就诊,但亟待解决的主要症状是情绪问题,这可能也是血糖难控因素之一。考虑患者年过半百,阴阳失调,遂以仙茅、淫羊藿(二仙汤)为主药壮命门之火以消阴翳。

临床上患有抑郁症、易感综合征、疲劳综合征以及免疫功能低下的患者,常常伴有情绪低落、虚弱、老化等表现,出现怕冷、精神萎靡、乏力气短,即一派晦暗、阴沉、衰落等阴郁之象。临床治则亦当取类比象,或疏肝、或益气、或补血、或填精,但千万不可忘记扶阳,离照当空,则阴霾自散也。故温(扶)阳散郁为此类疾病的治疗大法。结合老年抑郁症属阴属柔的病证特点,"扶阳则阴霾自散、壮火则忧郁自除",以淫羊藿、人参、附子为治疗要药。

笔者使用淫羊藿治疗精神情志类疾病如抑郁状态、抑郁症、精神分裂症等,起始剂量为 15g,甚至可达 30g,因病情轻重缓急施量,如同阳光,可驱散阴霾,令一身阳气得充,振奋神机,则阴霾自散,忧郁自除。

大剂量淫羊藿辅助治疗癌症[3]

淫羊藿专补肾阳,对各类肿瘤尤其是肝癌具有确切疗效。药理研究表明,其具有抑制肿瘤细胞增殖、诱导肿瘤细胞凋亡、抑制肿瘤细胞转移、逆转肿瘤细胞免疫逃逸、减轻放化疗的毒性及不良反应等诸多抗癌作用。笔者认为,肾为先天之本,五脏之虚,穷必及肾,且肝肾同源,肝癌晚期,肝肾精血亏虚,正虚邪盛,治当扶正祛邪,因此在相关基本方剂中必佐以大剂量淫羊藿以助扶正。笔者应用淫羊藿治疗肝癌、胰腺癌以及肺癌总属阳虚者,剂量常常达到 60g,有较为理想的疗效。

参考文献

[1]顾成娟,王涵,何莉莎.仝小林教授治疗糖尿病合并泌尿系感染的经验[J].环球中医药杂志,2015,8(09):1108-1110.

[2]顾成娟,赵林华,沈仕伟,等.温阳散郁法治疗郁证经验[J].中医杂志,2017,58(8):702-703.

[3]郭敬,陈弘东,周强,等.仝小林运用淫羊藿经验[J].山东中医杂志,2016,35(04):336-338.

方剂量效关系临证应用

半夏厚朴汤

半夏厚朴汤出自《金匮要略·妇人杂病脉证并治篇》："妇人咽中如有炙脔，半夏厚朴汤主之。"全方由半夏一升，厚朴三两，茯苓四两，生姜五两，苏叶二两共五味组成，其中半夏用至一升，为仲景《伤寒杂病论》中半夏第二大用量，其用意在于以重剂半夏化痰散结，消咽中之顽痰。此方行气开郁，降逆化痰，是古代治疗气滞痰凝、痰气交阻之梅核气的专方。现代临床运用该方时，并仅仅局限于妇人之梅核气。凡疾病中医辨证属痰气交阻者，均可使用该方治疗。临床上，半夏厚朴汤可以广泛用于治疗咽易感症、癔症、焦虑性神经症、抑郁症、顽固性失眠、慢性咽喉炎、慢性支气管炎、慢性胃炎、食管痉挛、胃轻瘫综合征、化疗及放疗所致恶心呕吐、反流性食道炎、新生儿幽门痉挛等证属痰气郁结者[1]。

(一) 黄煌用治内科诸疾经验[2]

黄煌认为，半夏厚朴汤为治咽喉疾病之效方。方中半夏主"下气，喉咽肿痛"；厚朴下气除满；茯苓淡渗，其性浮而升而其功降而下，上渗脾肺之湿，下伐肝肾之邪气；苏叶辛散，能下冲逆、扩胸腹而消胀满，为致新推陈之宣剂；生姜入肺而开胃口，宣肺之气又降胃之逆，佐其他各药升降气机而制半夏之毒；纵览全方，五味药尤善调理肺胃气机升降，而喉为肺系，是肺之门户；咽为胃系，是水谷之通道；因此半夏厚朴汤常用于治疗上焦咽喉疾病。黄煌临床广泛使用该方，并据其个人经验易生姜为干姜加强其温中之性，易苏叶为苏梗取其理气宽中之效。其常用量为姜半夏 10～20g,厚朴 10～15g,茯苓 10～20g,干姜 3～6g,苏梗 10～15g[3]。

除用于治疗咽喉疾病外,黄煌还常用于其他各系统疾病证见痰气搏结者。其用该方经验,痰多呕甚或惊恐、焦虑、失眠症状表现突出者,重用半夏、生姜,半夏量可 30g 以上。眩、悸、小便不利或水肿,或胃内振水音甚者重用茯苓,量可 30g 以上。胸闷、腹胀、舌苔厚腻者重用厚朴至 20g[3]。

(二)郭跃重用半夏治疗顽固性鼻炎[4]

郭跃认为,半夏燥湿化痰,开痞散结,是治湿痰寒痰之要药。然因其为天南星科植物,含有刺激性很强的苷辣素,故古今被定义为有毒之药,临床剂量多局限为 5～10g。现代《药典》规定半夏用量为 3～9g,但若炮制得法,配伍得当,其可奏化痰除痞之良效而不良反应不显,临床亦有许多名家大家喜用半夏至 10～20g 甚至达 30g。以下一则医案便是其重用半夏至 30g 治疗顽固性鼻炎之经验。

【病案举例】

患者,女,患鼻炎 8 年,应用消炎药以及其他治疗鼻炎的中西药物治疗,一直未见明显好转,除鼻塞和偶鼻流浊涕外,咽部也常出现堵塞不适和腹胀,舌暗红,舌苔灰黑腻,脉右尺弦。

西医诊断:顽固性鼻炎。

中医诊断:鼻鼽。

辨证:痰气郁阻,阴寒内盛。

治法:温阳化痰,方用半夏厚朴汤合麻黄附子细辛汤加减。

处方:半夏 15g,厚朴 15g,茯苓 10g,干苏叶 15g,附子 10g,细辛 5g,麻黄 5g,生姜 10g,炙甘草 6g,每日 1 剂,水煎服用。

服用 4 剂后疗效不明显,鼻塞仍旧,舌脉无变化,遂加强化痰温阳之力,以干姜易生姜,增加黄芩和大黄,配方半夏 30g,厚朴 15g,茯苓 10g,干苏 15g,附子 10g,细辛 5g,麻黄 5g,干姜 10g,炙甘草 6g,黄芩 10g,大黄 8g。

继续服用 2 剂后已有疗效,鼻塞症状时通时阻,连续服用 5 剂,鼻塞减轻已有近七成,继续服用 3 剂后痊愈。

　　该患者鼻塞咽喉不适,为痰气郁阻清窍,属半夏厚朴汤证。由于其病久导致寒邪羁留较深,使辛温之药格拒不受,故前4剂药用半夏15g而疗效不显。遂据症加大半夏剂量至30g,以加强其辛温之力,燥寒湿而化寒痰,并应用黄芩、大黄,以其寒凉之性引经入药而反佐以防格拒,故臻速效。

参考文献

[1]谢鸣.方剂学[M].北京:人民卫生出版社,2013:248.

[2]刘岳.黄煌教授运用半夏厚朴汤的经验[J].国医论坛,1998,13(4):24-25.

[3]黄波.黄煌经方医学思想整理研究暨2004—2007临证病案分析[D].南京中医药大学,2008.

[4]郭跃,崔梅梅.半夏厚朴汤临床应用举隅[J].现代中西医结合杂志,2009,18(31):3863-3864.

大 柴 胡 汤

大柴胡汤首见于《伤寒论》及《金匮要略》,由柴胡、黄芩、半夏、枳实、芍药、大黄、生姜、大枣组成。《伤寒论·少阳病篇》:"伤寒发热,汗出不解,心中痞硬,呕吐而下利者,大柴胡汤主之。"《金匮要略·腹满寒疝宿食病脉证并治》:"按之心下满痛者,此为实也,当下之,宜大柴胡汤。"原方用于治疗外邪侵袭机体,外邪未祛而入里,表证未除,里证较急,症见往来寒热,胸胁苦满,上腹胀痛,呕吐,便秘或下痢。其功效为和解少阳,内泻热结,主治少阳阳明合病,现代临床多用大柴胡汤治疗胰腺炎、胆结石、胆囊炎、反流性胃炎、糖尿病早期、脂肪肝、高脂血症、发热、感染性疾病等疾病。

《方剂学》中记载[1]本方常规用量为:柴胡 15g,黄芩 9g,大黄 6g,半夏 9g,白芍 9g,枳实 9g,大枣 5 枚,生姜 15g。方中重用柴胡为君药,因其质轻清,善于宣透,既可疏解少阳之邪热,又可透达厥阴之郁阳。黄芩清少阳胆腑郁火,与柴胡君臣相伍,清疏并行,疏理气机,清胆腑郁热。芍药酸寒收敛,养血柔肝,缓急止痛,与柴胡合用,可敛阴和阳,条达肝气,使柴胡升散而无耗阴伤血之弊。故方中以此二者共为臣药。半夏辛开散结,化痰消痞,降逆止呕;生姜辛温,和中降逆止呕,二者相伍,调理胃气,降逆止呕;枳实理气解郁,泄热破结,与柴胡为伍,一升一降,相得益彰。与芍药相配,疏肝养血,祛郁通滞。大黄有将军之称,功专于荡涤,对于有形实邪存在者,配枳实以泄热破结,行气导滞。合芍药泻热逐瘀,活血通络,推陈致新。大枣味甘,一可抑制柴、芩苦寒之性以防碍胃;二与芍药相配,可缓急止痛;与生姜相配,能和营卫而行津液;并可调和诸药,扶正祛邪,故以之为使药。

大柴胡汤是治疗肝、胆、脾、胰等消化系统疾病的效方。笔者常用此方治疗急、慢性胆囊炎,胆石症,急、慢性胰腺炎,糖尿病,脂肪肝等,作为辨病的基本方加减应用。其剂量要点是:发热重用柴胡、黄芩,便秘重用大黄、枳实,呕吐重用半夏、生姜。配伍要点是:伴黄疸合茵陈蒿汤,伴结石合四金化石丸,伴疼痛合金铃子散。

柴胡辛散,为治肝要药,笔者应用柴胡:剂量上,陷下者用 3~9g 举陷,气郁者用 9~15g 开郁,发热者用 15~60g 除热。笔者认为,柴胡用于和解退热用量宜大,根据发热的轻重、病人体质的强弱等,用 15~30g 较为合适,用量过少,退热效果差或无效。

大黄在大柴胡汤中的有无向来颇具争议。笔者认为,大黄之有无,关键在于有无应用大黄之指征。大黄功能活血祛瘀,清热通腑,有腑气不通,大便秘结时固然可用,然临证时,即使无便结者,若有胃气上逆,呕吐较甚者亦可用之,取其降气之意,此时通常轻用 1~3g,取其轻泻缓下,引药下行,导热外出之功。临证之时,量多量少,先下后下,皆应权衡。

(一)常规剂量配比治疗胆汁反流性胃炎[2]

【病案举例】

患者,女,24 岁。患者因情志不遂于半年前始感胃脘胀痛,经服多潘立酮、奥美拉唑等治疗,病情未见改善。刻下症见:纳呆,反酸,口干口苦,经常吐出胆汁样的胃内容物,大便干结,2~3 日一行,消瘦,面色苍白少华,胃胀痛拒按,舌质尖边红,舌苔薄黄,脉弦滑。胃镜检查:胃黏膜黄染,幽门口有胆汁反流,胃黏膜组织学检查为浅表性胃炎。

西医诊断:胆汁反流性胃炎。

中医诊断:胃痛。

辨证:肝胆郁热证,横逆犯胃。

治法:疏肝利胆,通腑和胃。

处方:柴胡 15g,黄芩 9g,黄连 9g,清半夏 15g,枳实 15g,酒大黄 6g,白芍 15g,白及 30g,煅瓦楞子 30g(先煎),蒲公英 30g,生姜 30g。每日 1 剂,水煎服。

服药 7 剂,症状明显好转,继续服用一个月,症状体征消失。胃镜复查:胃液色澄清,幽门口胆汁反流消失,随访一周,未见复发。

患者情志不遂，日久肝气郁结，胆腑郁热，横逆犯胃，故需疏肝郁、清肝热，利胆和胃。方选大柴胡汤重用柴胡为君以疏肝解郁，从因而治。柴胡用于疏肝解郁时用量宜中等，一般用量为9～12g。此例患者需通腑和胃，黄芩量大则有伐胃之嫌，9g即可清泻胃热。常规剂量酒军合枳实泄热破结，行气导滞。蒲公英清热解毒，对胃黏膜充血水肿溃疡最为相宜，且具有抗幽门螺旋杆菌之效；瓦楞子制酸，白及保护和修复胃黏膜。众药合力能疏气机，调胆胃，降逆气，解郁热，止疼痛，上下分治而诸症可除。

(二)重用柴胡治疗化脓性扁桃体炎[3]

【病案举例】

患者，女，38岁，高热5天，最高39.8℃，头痛，汗出，面赤，口渴，恶心，扁桃体稍大并见有脓点；舌淡红，苔薄黄，脉沉数。曾用青霉素静脉注射治疗，无效。

西医诊断：化脓性扁桃体炎。

中医诊断：乳蛾。

辨证：热毒攻上。

治法：清化郁毒，凉血利咽。

处方：柴胡50g，黄芩15g，枳实15g，清半夏9g，白芍15g，川大黄6g，生石膏30g，生地30g，滑石30g，生甘草6g，金银花30g，马勃15g，山豆根9g，竹叶6g。

首剂服药后2小时高热即退，后继服4剂，体温恢复正常，咽部肿脓亦消。

柴胡退热之用，归于其"达肝"之功，"木达则火自平"，无论是外感或内伤发热，随症配伍后皆可用之。其慢性感染性疾病急性发作见恶寒发热者，可按伏气温病论治，并指出伏气温病的最大特点为：外感之因常难以觉察，但表证却形诸于外，提醒我们治疗时万不可被恶寒发热之表象所感，应直捣巢穴，患者热势较重，持续时间较长，以柴胡50g直折要害，清化郁毒。笔者应用柴胡：剂量上，陷下者用3～9g举陷，气郁者用9～15g开郁，发热者用15～60g除热；配伍方面，升阳举陷可合用升麻、葛根，开解郁结多合用香附、郁金，凉肝退热则酌配黄芩、夏枯草,若见太阳发热之症则配桂枝、麻黄以解表除热;且在应用大剂量柴胡退热时,一般并用生姜、大枣等顾护中焦,以防药物清寒碍胃,确保无虞。

(三)重用黄芩治疗男性更年期综合征[4]

【病案举例】

患者,男,67 岁,2009 年 12 月 23 日初诊:自汗、口苦 1 年余。患者诉自汗、活动后明显,口干口苦,入夜加重,时有胃部胀满感,呃逆,矢气频繁,脾气急躁易怒,由于颈椎病偶有头晕,大便偏干,日一行,小便正常,夜尿 1 次。既往:轻度脂肪肝 3 年余;高脂血症 2 年余。身高 159cm,体重 60kg。舌暗苔黄,舌底瘀滞,脉弦涩。

西医诊断:男性更年期综合征。

中医诊断:脏躁。

辨证:肝胆火旺,胃肠郁热。

治法:泻热通腑。

处方:柴胡 12g,黄芩 30g,黄连 9g,酒大黄 9g(单包),清半夏 15g,生姜 3 大片,煅龙骨、煅牡蛎各 30g(先煎 30 分钟),枳壳 15g,地龙 30g。水煎服,日 1 剂。

二诊:患者服上方 28 剂后,自汗、口苦症状明显缓解,胃胀消失,矢气减轻,大便畅快,但仍感急躁易怒不能自控。因此继用大柴胡汤加减。

处方:柴胡 15g,黄芩 45g,黄连 12g,肉桂 2g,怀牛膝 30g,煅龙骨、煅牡蛎各 30g,五味子 30g,酒大黄 9g,白芍 30g,炙甘草 15g。水煎服,日 1 剂。

服药 1 个月后,诸证悉平。患者素体痰热膏脂蕴结脏腑,肝胆疏泄失职,郁而化火,肝胆火旺而致火邪炎上、胆气上逆,故重用黄芩 45g 以清肝胆之热,取大柴胡汤泻热为用,柴胡 12g 以疏肝清热,大黄 9g 以荡涤胃肠、泻热通腑。本例患者为虚热,大黄主要泻热通腑,量大而力专。

(四)重用大黄治疗复发性口疮[2]

【病案举例】

患者,男,28 岁。患复发性口疮 3 年,常间隔 1 个月反复发作,曾用多种抗生素及清热解毒通便中药治疗,仍反复发作,近周牙龈及口腔内侧黏膜发生数个针尖至黄豆大小的溃疡,周边充血水肿,溃疡面覆盖有白色假膜。刻下症见:面红燥热,鼻头唇周红赤明显,大便秘结,小便黄,舌红苔黄腻,脉滑数。

西医诊断:复发性口疮。

中医诊断:口疮。

辨证:肝郁胃热。

治法:疏肝行气、荡涤胃肠。

处方:柴胡 12g,黄芩 15g,黄连 9g,白芍 15g,半夏 12g,酒大黄 15g(单包),枳实 15g,地骨皮 15g,生甘草、炙甘草各 12g。水煎服,每日 1 剂。

连服 7 剂,燥热消失,溃疡面假膜脱落,水肿消失,疮面愈合。改服知柏地黄丸继续服用半月,以善其后。随访告之半年未复发。

大黄剂量的确定由患者热邪轻重、津伤多少、体质强弱以及耐受程度等多种因素决定。患者面红燥热,鼻头唇周红赤明显,大便秘结,小便黄,舌红苔黄腻,脉滑数,均为实热之象,急需通腑泻热。大黄 9~15g 具有泻下通腑,荡涤肠胃以泻热的功效。

(五)轻用黄芩、黄连治疗胃溃疡[2]

【病案举例】

患者,男,55 岁。诊断胃溃疡 10 年余,常因情志、饮食不慎则发作胃脘疼痛。近日因气恼,又复发作。刻下症见:胃脘痛,呕吐酸苦,不能进食,食则痛甚,大便干结难下,已 4 日未解。舌红苔黄腻而干,脉弦数。

西医诊断:胃溃疡。

中医诊断:胃痛。

辨证:肝火炽盛,横逆犯胃。

治法:疏肝和胃。

处方:柴胡 12g,黄芩 9g,白芍 12g,半夏 9g,酒大黄 9g,枳实 9g,黄连 6g,白及 15g,生姜 3 片。水煎服,每日 1 剂,小口频服。

患者连服 3 剂,大便畅行 2 次/日,胃脘痛大减,呕止可纳流食。

仍体倦乏力,时口酸苦。予大柴胡汤合黄芪建中汤,增强补虚之功。

处方:柴胡 12g,黄芩 6g,白芍 15g,半夏 6g,酒大黄 3g,枳实 6g,白及 15g,黄芪 30g,桂枝 15g,生姜 3 片,大枣 5 枚。水煎服,每日 1 剂,连服 28 剂。随访患者诸症缓急,体健如常。

胃脘痛的原因有多种,临床当溯本求源。其证(肝火横逆犯胃)为本,其病(胃溃疡)为源。气恼为发病诱因,胃脘痛责之于肝木乘土也。肝为刚脏,性喜条达而主疏泄。若忧思恼怒,则气郁而伤肝,肝木失于疏泄,横逆犯胃,致气机阻滞,而发胃脘痛。火自肝灼胃,则呕吐酸苦,故胃痛吞酸,总以治肝为本;火结气郁,则腑气不通而大便不下,故治本之法当用大柴胡汤疏肝和胃。柴胡黄芩疏肝清肝,患者虽需苦寒以祛热,但因脾胃已伤,不胜重剂,故黄芩、黄连均予小剂,6～9g 小剂量使用,既能清热,又不致苦寒太过以伤胃,随病施量,因人因病制宜。

参考文献

[1]谢鸣.方剂学[M].北京:中国中医药出版社,2009.

[2]周强,赵锡艳,逄冰,等.仝小林教授运用大柴胡汤验案解析[J].现代中西医结合杂志,2013,22(13):1397-1399.

[3]武胜萍,刘洪兴,仝小林.从"木郁达之"论柴胡退热——仝小林应用柴胡经验总结[J].辽宁中医杂志,2015,42(4):714-716.

[4]张宸,周强.仝小林教授运用大柴胡汤经验[J].世界中西医结合杂志,2013,8(3):221-223.

大黄附子汤

　　大黄附子汤载于《金匮要略·腹满寒疝宿食病脉证》篇："胁下偏痛，发热，其脉弦紧，此寒也，以温药下之，宜大黄附子汤。"该方由大黄三两，附子三枚(炮)，细辛二两三味药物组成，具有温里散寒，通便止痛之功。传统用于寒积内结，阳气不运所致的便秘腹痛，胁下偏痛，发热，手足厥冷，舌苔白腻，脉弦紧等症。该方为温下剂的代表方，所治之证皆是由寒实内结，阳气不运所致。根据"寒者热之""结者散之""留者攻之"的原则，治当温散寒凝而开闭结、通下大便以除积滞。

　　方中附子用量较大，大辛大热，温里通阳，破阴散寒，辛开闭结；大黄苦寒沉降，通便泻结，荡涤积滞。大黄苦寒借附子之辛热，其寒性去而泻下之用存，所谓"去性存用"；且辛苦开降，又得相反相成之用，合为君药。更用细辛辛散温通，既助附子温散脏腑冷积而止痛，又制大黄之寒凉，兼宣通阳气而除郁热，为佐使。三药合用，共奏温下寒积之功，使阳复寒散，积下通便，诸症得解[1]。现代常用于治疗急性阑尾炎、急性肠梗阻、胆绞痛、胆囊术后综合征、胰腺炎、肾结石、睾丸肿痛、坐骨神经痛等属胃肠寒积里实证者。

　　《方剂学》记载[2]本方常用剂量为：大黄9g，附子9g，细辛3g。大黄在大黄附子汤中的常规用量在10g左右，在治疗消化系统疾病时通常应用常规剂量即可有明显效果，而用于治疗肾衰竭等肾系疾病时，根据病情及患者大便情况，用量有较大幅度的波动，可用1.5～15g不等，病情危重者甚至可短期用至30g以降浊减毒；附子在大黄附子汤中的常规用量在9～30g，重剂量附子可用到30g辛以宣通阳气，热以散寒破结。大黄泻下通便，与附子合用，取用而不取性，荡涤肠中便结。细辛在本方中用量一般在3～6g，辛温辛以宣通，热以温阳散寒,协助附子温通阳气,散寒止痛,更制大黄之寒,使大黄发挥泻下作用。但因细辛过量可影响心律,而肾功能不全的患者多数伴有心脏疾患,因此该方用于治疗肾系疾病时,通常采用小剂量细辛。诸药合用,共达温阳通便之功。临证时,须视正气之强弱、寒积之轻重、病程之长短,适当调整附子与大黄的用量及比例,以切中病证。

(一)重用大黄治疗糖尿病肾病[3]

【病案举例】

苏某,女,63岁,2008年12月1日初诊,患者8年前行"子宫切除术"时,发现血糖升高(空腹血糖13mmol/L),服多种降糖西药疗效不佳,现注射诺和灵30R[精蛋白生物合成人胰岛素注射液(预混30R)],早32IU,晚24IU,中午口服吡格列酮片15mg,血糖控制尚可,11月30日空腹血糖:5.8mmol/L,餐后2h血糖:6.3mmol/L。1周前查生化血清肌酐:145μmol/L,血尿素氮:15.38mmol/L,血尿酸:461μmol/L。有高血压病史8年,血压最高为200/100mmHg。就诊时症见:乏力,下肢发凉、疼痛,大便干,2~3日一行,夜尿3次,眠安,舌淡苔厚腻,舌底瘀,脉弦硬细数。血压:180/80mmHg。

辨证:肾阳不足,瘀浊内阻。

治法:温肾助阳,化浊祛瘀。

处方:附子15g(先煎8小时),酒大黄20g(单包),黄芪60g,丹参30g,生山楂30g,红曲9g,威灵仙30g,牛膝30g,钩藤30g(后下),天麻15g,肉苁蓉30g,锁阳30g。

上方加减服用2个月,患者乏力及下肢凉、痛好转,大便调,每日1次,血清肌酐:130μmol/L,BUN:13.33mmol/L,24小时尿蛋白定量:2520mg,血压:215/100mmHg,舌淡,脉弦硬。上方去生山楂、威灵仙,加地龙30g。

1个月后复诊,血压降为145/80mmHg,血清肌酐:124μmol/L,BUN:9.62mmol/L,24小时尿蛋白定量:1800mg/24h,乏力基本消失,下肢凉减轻70%,疼痛减轻50%,夜尿2次。

本例患者糖尿病8年,血压长期处于较高水平,就诊时已见肾衰竭表现,为肾中阳气不足,血行滞涩,同时又有浊热腑实之证。瘀浊腑实不去则阳气难复,若单纯补阳,则邪实愈增,故以大黄附子汤加减以温肾助阳,化浊祛瘀。方中附子温补脾肾阳气,大黄入血分散瘀滞并降浊通腑,余药共奏祛瘀导滞之功,使清浊复位,肾阳得温,病情逐步好转。温热、止痛作用不减。方中重用酒大黄20g泄下以清除肠道废物,根据大便次数调整用量,注意根据血肌酐及尿素氮水平调整用量,随病情轻重程度施量。

(二)张林军轻剂治疗顽固性便秘[4]

【病案举例】

冯某,女,45岁。主因大便秘结5年,加重6个月。5年前,患者无明显原因出现大便秘结,大便日行1次,未曾治疗。近2年来,病情加重且时有腹胀、腹痛、嗳气,自己用果导片或番泻叶,大便得通后诸症消失。6个月前,大便四五日一行,用上法无效,即到当地某医院给予清热通腑的中药治疗,病情时有缓解,停药后病情同前。于3个月前到省会某中医院根据胃镜结果诊断为浅表性胃炎,给予温中健脾之理中四逆加减。腹胀、腹痛时有缓解,大便仍干,2~3日一行。但每当饮食寒冷之品则腹胀、腹痛、大便秘结加重,经介绍来张林军处诊治。患者平素畏寒喜暖,喜进热饮,现自觉疲劳无力,每饮生冷之品则腹胀、腹痛、嗳气加重,劳累后时有心慌、气短、大便干,3日1次,小便清白。舌白润无苔,脉沉弦。

辨证:脾肾阳虚、寒积里实。

治法:温阳散寒,泻结行滞,予大黄附子汤加减。

处方:制附子9g,细辛5g,桂枝6g,炙甘草4g,厚朴6g,大黄3g。3剂。日1剂,水煎2次,共取汁450ml,分3次口服。

二诊:大便通畅,腹痛、腹胀已无。

本例患者素体脾肾阳虚,内有寒积,医者见有便秘且有腹痛、腹胀之症,便认为肠腑不通,而用清热通腑之药清除体内积聚,使邪有出路,故患者恍若痊愈。但由于治标不治本,停药后阴寒不去,肾阳亏虚不能温化,旋而复闭。更医再诊时,虽抓住内寒之病机,使患者病情有所缓解,但由于积聚无路可出,导致大便秘结终不能尽除。寒实里积者,非温不能去其寒,非下不能荡其积。故方用大黄附子汤温阳散寒,泻结行滞,加桂枝、炙甘草辛甘化阳、益气通脉而补心脾,一助附子温阳,二助附子、细辛除寒散结,厚朴下气消积,助大黄荡涤肠胃,泻除积聚。程门雪曾说:"大黄苦寒,走而不守,得附子、细辛之大热,则寒性散而走泄之性存。"故该方仅用苦寒的大黄3g,在大量温热药的佐制下,使其变苦寒为温下,又使邪有出路。全方标本兼治,既有温脾肾阳虚之功,又有驱寒散结、消积通腑之用。

(三)何丹常规剂量治疗癥瘕[5]

【病案举例】

夏某,女,72岁。2013年2月19日于体检时发现癌抗原125(CA125)不明原因升高,同时伴有下腹胀痛、胸闷、消瘦1个月余,遂收入当地肿瘤医院以明确病因及进行相应治疗。B超提示胸腹腔有中等量积液。抽吸腹水后,病理检查结果提示为中度分化型癌伴胸腹腔、肺、淋巴结、骨盆髋骨转移。患者拒行放化疗治疗,遂寻求中医药治疗。3月25日初诊,观其神色,面色苍白无华,表情沉默,少气懒言,四肢不温,下腹畏寒胀痛,大便干结,3～4天一次,小便量少。兼见胸胁支满,偶有咳嗽,食纳差,口淡不欲饮,乏力,睡眠一般,舌质淡红,苔白,脉滑紧。

诊断:癥瘕。

辨证:阳虚饮停。

治法:温阳化饮,以大黄附子汤合苓桂术甘汤加减。

处方:大黄9g,附子12g,细辛3g,茯苓皮10g,桂枝6g,白术10g,甘草5g,麦芽10g,山楂10g,珍珠母10g,大腹皮10g,枳壳10g。7剂。用法:水煎服,分两次服完,一日一剂。

二诊(4月15日):患者服药后腹胀、腹痛明显减轻,无胸闷咳嗽,仍畏寒肢冷,食纳一般,舌淡红苔白,脉滑,上方加党参15g,鸡内金5g,灵芝15g。12剂。服法同前。

三诊(5月6日):患者诉无腹痛、腹胀,且每餐能进食少量米饭,大便2天一次,精神状况大为好转,语气有力,言谈甚欢,观舌质红,苔薄黄,脉弦数。原方去桂枝、茯苓皮、白术,另加莪术10g,全蝎5g,

炮姜 10g,大黄加至 10g。12 剂。用法同前。

5 月 31 日复诊:患者基本恢复正常生活,下腹无胀痛,不畏寒,四肢温暖,饮食、睡眠、大小便均可。舌质红苔薄白,脉平有力。复查 B 超胸腹腔积液量较前明显减少。

患者年高久病,阳气虚衰,气化不利,水湿内停。寒湿阻于肠道,传导失职,大便不通,故而"不通则痛",证见腹胀腹痛。寒凝日久,故患者初诊时面色苍白无华,全身乏力,胸闷气促,邪实蕴内,阳气不能达表而四肢厥冷,久发则成癥。细辨其虚实,外见虚象,实因寒积里实引起,俱见水饮内停,病性属虚实夹杂,方从大黄附子汤加减。仲景云:"病痰饮者,当以温药和之"。故配以利寒湿之苓桂术甘汤,以茯苓、桂枝温阳化气,佐以白术健脾燥湿,炙甘草用于此方,调和诸药,助桂枝以辛甘化阳,益气利水,合白术以健脾利湿。标本同治,表里兼顾,使里实之邪由表去之,由里通之。

然此例患者,体弱多病,不可重剂猛攻,当徐徐图之,并且应中病即止,通利邪实后期以补益脾肾之药品扶助阳气,辅邪外出。大黄附子汤治疗寒积里实证,如单用大黄则无泻下作用,与附子、细辛合用则作用明显增强,且能降温和改善肠道运动。何丹认为,本方中大黄用量一般不超过附子,但可根据具体情况加减,如里实较甚,可加大大黄用量。

参考文献

[1]刘桂芳,周强,仝小林.大黄附子汤的临床应用和药理研究进展[J].中华中医药学刊,2010,28(09):1848-1851.

[2]谢鸣.方剂学[M].北京:中国中医药出版社,2009.

[3]孙鑫,仝小林.泻心汤类方在糖尿病治疗中的应用[J].中医杂志,2010,51(2):114-116.

[4]张林军,郑博.大黄附子汤治疗顽固性便秘验案 1 则[J].河北中医,2004,26(6):445.

[5]何丹,曹建雄.大黄附子汤治疗癥瘕 1 例[J].中国药物经济学,2013(S1):281-282.

当归六黄汤

当归六黄汤出自李东垣的《兰室秘藏》,被誉为"治盗汗之圣药也"。《兰室秘藏·自汗门》:"治盗汗之圣药也,当归、生地黄、熟地黄、黄柏、黄芩、黄连(各等分)、黄芪(加倍),上为粗末,每服五钱,水二盏煎至一盏,食前服,小儿减半服之"。其功效为滋阴泻火,固表止汗。用于治疗阴虚火旺、发热盗汗、自汗等病症。证见烘热盗汗,面赤心烦,口干唇燥,大便干结,小便黄赤,舌红苔黄,脉数等。现代临床多用当归六黄汤治疗结核病、甲状腺功能亢进、干燥综合征、白塞病、围绝经期综合征、糖尿病等病症导致的汗出异常而属于阴虚火旺者。

本方主要药物的临床常规用量为:当归 6~15g,生地黄 6~15g,熟地黄 6~15g,黄柏 6~15g,黄连 6~15g,黄芩 6~15g,黄芪 12~30g[1]。方中当归、生地、熟地入肝肾而滋阴养血,为君药。盗汗因火旺迫阴,水不济火,故臣以黄连、黄芩、黄柏,三黄以泻火除烦,合苦以坚阴之意;热清则火不内扰,阴坚则汗不外泄,合君药以育阴清热。由于汗出过多,表气不固,故倍用黄芪以益气实卫、固表止汗,又可合当归、熟地以益气养血。诸药合用,则有滋阴清热、固表止汗之功,于是内热、外汗皆可相应而愈[2]。通过调整方中药物的剂量,加以辨证施治,当归六黄汤的临床应用远远不止汗证,现枚举如下以供参考。

(一)陈丽文常规剂量治疗围绝经期综合征[3]

【病案举例】

杨某,女,47 岁,工人,2006 年 6 月 5 日初诊,月经紊乱,先后无定期 2 年,月经以先期居多,经血量多色红,近半年来常感颜面潮红、烘热汗出,眩晕,口干口苦,间有失眠,心烦易激动,耳鸣心悸,腰膝酸软无力,易疲乏,舌红、少苔,脉细数。曾服更年康、安定及补肾药丸、乌鸡白凤丸等半年,效欠佳,转中医诊治。刻下证见:舌红,少苔,脉细数。经实验室及心电图等全身检查排除心、肝、肾、甲状腺功能亢进等疾病。

诊断:绝经前后诸症。

辨证:肝肾阴虚。

治法:滋肾补肝,予当归六黄汤加减。

处方:熟地、生地、当归、黄芩、黄连、黄柏各 15g,黄芪 30g,浮小麦 10g,赤石脂、乌贼骨、艾叶炭各 10g。每天一剂,水煎,分早晚服,并嘱患者保持心理上的安定,调理生活起居。

服至 4 剂,月经量较前减少,渐至干净,烘热多汗减轻,唯失眠心烦。继服 4 剂,首方加酸枣仁 10g,夜交藤 10g。共服药 12 剂,3 个疗程。失眠、心烦易激动及头面烘热汗出消失,腰膝有力。追踪半年未见复发,临床治愈。

陈丽文认为,患者已近"七七"之年,肾气渐弱,冲任二脉虚衰,天癸渐竭,则月经提前或先后、多少不定。肾阴日衰,阴虚不能上荣于头窍脑髓,故头晕目眩而耳鸣;阴不维阳,虚阳上越,故失眠、头面烘热汗出、心烦心悸易激动;阴虚内热,故口干口苦;舌红少苔,脉细数均为阴虚之象。方选当归六黄汤滋阴泻火,固表止汗,从因而治,常规剂量当归养血,生、熟地黄滋阴,三味养血补阴,从本而治,再用黄芩清上焦火,黄连清中焦火,黄柏泻下焦火,使虚火得降,阴血安宁,不致外走为汗,又倍用黄芪,固已虚之表,安未定之阴,本病例按照《兰室秘藏》原方比例稍事加减,尊崇古意,古为今用,遂收显效。

(二)贾爱南倍用当归治疗病毒性心肌炎快速型心律失常[4]

【病案举例】

王某,男性,55 岁,2009 年 4 月 13 日初诊。因心慌、胸闷气短、乏力 2 个月余,且症状逐渐加重,前来就诊,刻下症见:心慌,心前区闷痛,吸气尤甚,神疲乏力,头昏,舌质淡红,苔薄少,脉虚而数,心率 114 次 / 分,心律不齐。心电图示:窦性心律不齐、过速,ST-T 段改变。

西医诊断:病毒性心肌炎、心律失常。

中医诊断:心悸。

辨证:阴血亏虚,虚火内灼。

治法:滋阴养血、复脉定悸。

处方:当归 20g,生地黄 10g,熟地黄 10g,黄芩 10g,黄连 10g,黄柏 10g,黄芪 15g,丹参 20g,茯苓 30g,蜜炙甘草 15g,焦山楂 15g,炒麦芽 15g,每日 1 剂,水煎 200ml,分 2 次服用。

三周后自觉症状明显改善,唯劳累恼怒后时有心慌、心悸、胸闷症状,嘱其注意休息,调整情绪,三个月后症状逐渐消失,心电图回报:窦性心律,正常心电图,病告痊愈。

贾爱南认为用当归六黄汤可以治疗心律失常,是因为紧扣其所主病机,正未虚而邪偏实、血虚液少、阴虚火旺、阳火仍存,故阳火与阴相争,故可灵活运用于中医心悸一证。方中倍用当归 20g 养血增液,血充则心火可制,心者,应火之性,主宣通,宣通不及或宣通太多都会引起气血妄动,血者载气,气者行血,当归补血兼能和血,血充则气自归顺,血少则气妄自动,故倍用当归,配以生地黄、熟地黄入肝肾而滋肾阴,使阴血充则水能制火,共为君药,同时臣以黄连、黄芩、黄柏清心泻火除烦,君臣相合,热清则火不内扰,黄芪为佐,益气实卫以固表。药专力宏,辨证加减,治疗病毒性心肌炎快速型心律失常,不失为良方。

(三)徐玥瑾重用黄芪治疗糖尿病肾病[5]

【病案举例】

患者刘某,男,70 岁。主因双下肢水肿 3 个月入院。患者糖尿病史 15 年,高血压 8 年。一直服用安博维(厄贝沙坦片)、络活喜(苯磺酸氨氯地平片)、格华止(盐酸二甲双胍片)等药物。刻下症见:双下肢水肿,肥胖,口干喜饮,汗出,尿多,大便干,舌红少苔,边有瘀点,脉弦细。查空腹血糖在 10 ~ 14mmol/L 范围波动,糖化血红蛋白为 8.5%,24 小时尿蛋白定量 3g/L。

西医诊断:糖尿病肾病。

中医诊断:消渴;水肿。

辨证:阴虚火旺,炼液为痰,水湿内停。

治法:补阴泻火,清利水湿。方用当归六黄汤加减。

处方:黄芪 40g,当归 15g,熟地黄 20g,生地黄 20g,黄连 10g,黄芩 10g,黄柏 10g,泽兰 10g,泽泻 10g,益母草 15g,酒大黄 6g,山药 18g。同时嘱患者降压药继服,血糖管理改为强化胰岛素治疗。

患者服 7 剂后,双下肢水肿减轻,大便通畅,空腹血糖控制在 8mmol/L 左右。后随证加减,继服 1 个月后双下肢水肿消失,24 小时尿蛋白定量降至 1g/L,已收显效。

徐玥瑾认为,消渴病病位肺、脾、肾三脏,而肺、脾、肾亦是调节人体津液的主要器官,消渴日久,肺燥脾虚,津液亏损,久病及肾,肾阴亏虚,阴虚火旺,炼液为痰,痰浊内生,水湿内停,则发为水肿,肾之开阖失司,固摄无权,则水谷精微直趋下泄,出现蛋白尿。糖尿病病程多绵长,气虚津亏日久则可导致血瘀痰浊发生。方以当归六黄汤滋阴泻火以保肾阴,佐以泽兰、泽泻、益母草等活血祛瘀利水,诸药合用,水肿可消。本方重用黄芪达 40g,为君药,盖黄芪甘温,为益气之要药。现代医学研究证明,黄芪具有降低血糖、保护胰岛 β 细胞、抗肾脏纤维化、减轻蛋白尿的作用,而黄芩的主要成分黄芩甘对于糖尿病周围神经病变及糖尿病肾病具有良好的治疗作用。当归养血活血,具有预防消渴病病久入络的功能特点。

(四)张炳厚轻用"三黄"(黄芩、黄连、黄柏)治疗慢性荨麻疹[6]

【病案举例】

患者,男,45 岁,2008 年 3 月 13 日初诊。主诉躯干、四肢皮肤反复发作风团 4 年,日久不愈,时起时落,剧烈瘙痒,夜间加重。伴盗汗,皮肤干燥而热,风团隐隐,心烦易怒,眠差,口干口苦,手足心热,阴囊潮湿。舌苔薄白少津,脉沉细。

西医诊断:慢性荨麻疹。

中医诊断:瘾疹。

辨证:阴虚火旺,血燥挟风。

治法:滋阴清热,疏风止痒。

处方:生黄芪 30g,生地黄 15g,熟地黄 15g,川黄连 9g,炒黄芩 9g,炒黄柏 9g,全当归 10g,粉丹皮 30g,白鲜皮 25g,海桐皮 25g,地骨皮 20g,青风藤 20g,海风藤 20g,双钩藤 20g,夜交藤 15g,生甘草 12g,

海金沙 30g,明矾 5g,玳瑁面 6g(冲服)。水煎服。

服药 7 剂后皮疹减少,躯干部仍有风团。瘙痒、盗汗减轻,口干、失眠等症亦有明显好转,阴囊潮湿缓解。前方去海金沙、明矾,加赤芍 15g 继服。再服 7 剂,风团、瘙痒等大部分症状已缓解,盗汗、口干等明显减轻,但见大便不成形。前方黄芩、黄柏减为 6g,服药后至今未复发。

张炳厚认为此例属肾阴亏虚、血燥挟风之证,患者平素体弱,阴血不足,阴虚生内热,阴虚火旺,虚火上炎,复感风邪,郁于腠理,发为瘾疹,属虚实夹杂之证。方中白鲜皮、地骨皮等"皮类药"清热、凉血、生风;青风藤、海风藤等"藤类药"能通络、祛风、除湿,诸药合用,取赵炳南的经验方五藤五皮饮之义而治标,该方以皮达皮,使药直达病所,以藤达络,络通则风祛痒止。方中当归六黄汤滋阴清热,兼以益气养血,为治本之剂。黄芩、黄连、黄柏此"三黄"能泄三焦火,加强五藤五皮饮中和血养血药物较少的不足,是为辅助,所以用量较轻,且方中"三黄"多作炒用,亦减其大苦大寒之性,量少而味薄,亦合去性存用之道也,以防戕伐正气。重用生黄芪 30g,一为益气固表,敛汗止汗,一为通阳,加强诸药通络除湿的作用。两方合方,标本兼治,量多量少,圆活巧妙,故取显效。

参考文献

[1]魏睦新,王刚.方剂一本通[M].北京:科学技术文献出版社,2009.

[2]李炳照,陈海霞,李丽萍,等.实用中医方剂双解与临床[M].北京:科学技术文献出版社,2008:168.

[3]陈丽文.当归六黄汤治疗围绝经期综合征 30 例[J].中国中医药现代远程教育,2012(1):139-140.

[4]贾爱南,左明晏.当归六黄汤治疗病毒性心肌炎快速型心律失常 36 例[J].中国中医急症,2013,22(4):635-636.

[5]徐玥瑾.当归六黄汤在糖尿病并发症中的应用[J].辽宁中医杂志,2011,38(9):1889-1890.

[6]沈毅,孔繁飞,钟柳娜,等.张炳厚应用当归六黄汤经验浅析[J].北京中医药,2011,30(2):101-103.

当归芍药散

当归芍药散源自《金匮要略》，主治"妇人腹中诸疾痛"。全方由当归三两，芍药一斤，茯苓四两，白术四两，泽泻半斤，川芎半斤组成。该方重用芍药，敛肝和营，养血止痛，佐以当归、川芎调肝和血，白术健脾扶土，再配以茯苓、泽泻利水渗湿，使肝血足而肝气条达，脾运健而湿邪除，肝脾调和，气血畅达则诸证自愈。故凡属肝脾不和、气血不调、湿瘀互结等所致妇科诸证，均可选用本方加减化裁治之[1]。

本方重用芍药一斤为君。芍药药用始载于《神农本草经》，列为中品。至宋代王怀隐《太平圣惠方》，方将芍药分为白芍和赤芍。当归止血汤中所载芍药为白芍，白芍味苦、酸，性微寒，归肝、脾经，功能养血和营、缓急止痛、敛阴平肝。其生品擅长养血敛阴、平抑肝阳，酒炙后，能降低酸寒之性，擅长和中缓急，炒白芍药性稍缓，养血敛阴为主，醋炙后，入肝收敛，可敛血、止血、疏肝解郁，土炒可借土气入脾，增强柔肝和脾止泻作用[2]。

方中当归味甘、辛，性温。归肝、心、脾经。具有补血活血，调经止痛，润肠通便的功效。一般来说，当归中小剂量多用于补血和血、活血、调经等，大剂量多用于消肿排脓、润肠通便等。妇科医圣傅青主运用当归用量较大，平均用量 26g 之多[3]。治疗崩漏、难产、产后等病症用量尤大。《本草新编》认为取当归补血功用之际用量宜大："肝中血燥，当归少用，难以解纷；心中血枯，当归少用，难以润泽；脾中血干，当归少用，难以滋养。是当归必宜多用，而后可以成功也。"而后又说"大约当归宜多用者，在重病以救危，宜少用者，在轻病以杜变。不敢多用，固非疗病之奇，不肯少用，亦非养病之善也"，是对当归用量的准确总结与概括[4]。

(一)陈锐重用白芍治月经不调

【病案举例】

患者,女,26岁。14岁月经初潮,16岁月经规律1年。次年因学习紧张,考试名次排后,情绪低落,烦闷恼怒,气机不舒,月经不规律,周期不定,量忽多忽少,腹中拘挛作痛,胃脘满胀,经行便溏,四肢疲倦,舌质黯红白苔,脉虚弦。

辨证:肝脾郁滞,气血失调。

治法:疏肝健脾,调和气血,予当归芍药散加味。

处方:当归15g,芍药30g,柴胡12g,川芎12g,茯苓20g,白术15g,香附18g,桃仁12g,水红花子20g,甘草10g,泽兰叶30g,玄胡索15g。每日一剂,水煎分早晚2次服。

复诊:药服5剂,腹痛减轻,情绪较前舒畅,脘满腹胀好转。继服5剂,正值经期,经量可,血下畅快,无血块。为调整周期,巩固疗效,予续服逍遥丸,月余尽安[5]。

察本案患者诸症,为典型的肝脾郁滞之象。白芍最能柔肝,兼能养血合营,缓急止痛,故方中重用30g为君。配当归、川芎,养血和血,行气理血;白术、茯苓,健脾渗湿,培补中气;泽泻淡渗利水,以消水肿。诸药合用,肝脾平调,和血益中,以收疏肝理气、养血止痛之效。

(二)臧海洋重用泽泻治脂肪肝[6]

【病案举例】

王某,男,48岁,2010年9月20日初诊。患者痰多易咳,头晕,乏力,纳差3个月余。平素喜食肥甘醇酒,缺少运动。刻下症见:形体肥胖,痰多,乏力,易疲倦,纳差,口干不欲饮,大便黏滞不爽,小便正常,舌体胖大质暗,苔白腻,脉弦滑。查头颅CT:未见明显异常。肝功能正常。三酰甘油:4.25mmol/L,胆固醇:3.45mmol/L。腹部B超示:脂肪肝。血压:125/80mmHg。

西医诊断:脂肪肝,高脂血症。

中医诊断:膏浊病。

辨证:痰饮内停。

治法:祛湿化痰,健脾疏肝。

处方:泽泻 45g,茯苓 15g,白术 12g,当归 6g,川芎 12g,赤芍 6g,陈皮 12g,半夏 6g,炙甘草 3g。7 剂,水煎服,日 1 剂,同时嘱清淡饮食,适当运动。

服药后自感咳痰较前明显减少,头晕减轻,精力增加,大便好转,查舌体大,质淡,苔薄,脉弦弱。上方去当归,减川芎为 6g,泽泻为 30g,加党参 15g。继服 20 余剂后甘油三酯恢复正常,胆固醇降至 2.45mmol/L;腹部 B 超示肝胆脾胰未见异常,继嘱清淡饮食,适当运动。

脂肪肝是指由于各种原因引起的肝细胞内脂肪堆积过多的病变。此例患者因饮食不节,脾失健运,痰湿内阻,久之土壅木郁成本病。治疗时重在化痰健脾,兼以养肝疏肝,故选用当归芍药散。臧氏认为,治疗痰湿阻滞型脂肪肝必须重用方中泽泻,方可起到明显疗效。泽泻味甘,性寒,入肾、膀胱经,功能利水、渗湿、泄热。现代研究表明,泽泻含泽泻醇 A 及乙酰泽泻醇 A 酯、乙酰泽泻醇 B 酯均有降胆固醇作用,泽泻水提取物及苯提取物具有抗脂肪肝作用。故本病重用泽泻显效。

参考文献

[1]曹雪,牛柏寒.当归芍药散加减治疗妇科病临床举隅[J].中国民间疗法,2017,25(11):49-50.

[2]张宇成,汪悦.汪悦运用白芍治疗类风湿关节炎经验[J].山东中医杂志,2016,35(04):339-340.

[3]张卫华,刘舟,李辉.傅青主应用当归规律浅析[J].江苏中医药,2007,39(4):12-13.

[4]张卫华.控制当归在复方中功效发挥方向的诸因素研究[D].成都中医药大学,2005.

[5]陈锐.当归芍药散证方证[J].中国社区医师,2011,27(46):11.

[6]臧海洋,邵礼晖.重用泽泻治脂肪肝[N].中国中医药报,2011-03-07(004).

抵 当 汤

抵当汤出自《伤寒杂病论》,由大黄三两,桃仁二十个,虻虫、水蛭各三十枚组成,是治疗蓄血实证的经典方剂,全方具有活血通络、逐攻瘀血之功效,用于热血相结之蓄血重证,症见其人如狂、少腹硬满、脉沉而结缓、身黄而晦暗无泽。方中水蛭、虻虫破血逐瘀,尤善破除瘀积恶血;桃仁、大黄泻热化瘀,使瘀热从下而解。《伤寒论》中"太阳病六七日,表证仍在,脉微而沉,反不结胸,其人发狂者""太阳病,身黄,脉沉结,少腹硬……小便自利,其人如狂者""妇人经水不利下……男子膀胱满急有瘀血者"均为抵当汤的适应证。现代临床常用此方治疗脑血栓、肾衰竭、子宫肌瘤等瘀血性疾病。

水蛭药性咸苦平,有小毒,归肝经,具有破血通经、逐瘀消癥功效,主治血瘀经闭、癥瘕积聚、跌打损伤、心腹疼痛等。《本草汇言》言其"逐恶血、瘀血之药",《医学衷中参西录》谓其"在破血药中功列第一"。《绛雪园古方选注》释:"水蛭能引领桃仁攻血,大黄下热,破无情之血结"。可见仲景用水蛭皆取其破血逐瘀之功。水蛭与虻虫往往相须为用,虻虫走阳络,水蛭走阴络,配以大黄和桃仁,是仲景在应用虫类药攻逐瘀血时必用的一对臣使之药。

据仲景原方记载,抵当汤用水蛭 30 枚,用于热血相结之蓄血重证,抵当丸用水蛭、虻虫各 20 个,共分 4 丸,服时"煮一丸",相当于每次服用水蛭量为 5 枚,以峻药缓图,用于蓄血重证而病势较缓者。笔者团队曾经亲赴仲景故乡南阳对经方中水蛭用量进行了实地考究,在田间捉到 30 条活水蛭,湿重为 72.5g;"熬"之后,干重减为 14.6g[1],因此可推测,仲景方中抵当汤的每日剂量可折合为 14.6g,抵当丸为 4.86g。笔者临证时使用水蛭粉冲服入汤剂,因有研究表明,高温会破坏水蛭中的有效成分,故仲景原方中水蛭用量较大。使用粉剂冲服,可避免有效成分的破坏,因而大大节省了药材,同时不失效力。笔者治疗糖尿病肾病,常用剂量为 3~6g,长期服用,未发生明显不良反应。但临证时,仍应依据病情病势的不同随证施量。

除水蛭外,方中大黄的剂量运用也值得关注,根据疾病的轻重缓急不同,大黄应选用合适的剂量,并以每日泻下不超过 2 次为度。因抵当汤中使用大黄的目的,在于保持腑气的通畅,使邪有出路,只要达到此效果,大黄的用量自可因人而异,不必拘泥。

(一)抵当汤治疗糖尿病肾病

【病案举例】

[案 1]

患者,男,78 岁。主诉:全身乏力,行动不便半年余。患者 16 年前诊为糖尿病,半年前出现肾功能异常,诊为糖尿病肾病。刻下症见:周身乏力,行动不便,胸闷憋气,急躁易怒。查血肌酐(Cr):119 μmol/L,尿素氮(BUN):11.17mmol/L,甘油三酯(TG):2.17mmol/L,糖化血红蛋白(HbA1c):8%。唇舌紫黯,舌体细颤,脉沉弦硬数[2]。

西医诊断:糖尿病肾病。

中医诊断:肾劳。

辨证:肾络瘀损证。

治法:通络益肾。

处方:酒大黄(单包)3g,水蛭粉(分冲)3g,丹参 15g,黄芪 30g,三七 6g,红曲 6g,山萸肉 15g,黄连 15g,生姜 3 片。

患者服药 1 月,乏力改善 70%,胸闷憋气,急躁易怒减轻 50%。Cr:107 μmol/L,BUN:9.98mmol/L,TG:1.87mmol/L,HbA1c:7.6%。诸症均有所好转,效不更方,守法继服。

[案 2]

男,56 岁。2010 年 11 月 15 日初诊。血糖高 5 年余。既往有脑梗死病史 5 年,脂肪肝 2 年。刻下症:右侧下肢麻木、发凉,夜间右侧肢体抽搐,乏力,晨起口干,纳眠可,小便偏黄,大便偏干,舌红,苔微黄厚,舌底瘀,脉偏沉滑硬。实验室检查:糖化血红蛋(HbA1c):6%;24 小时尿总量:3000ml,24 小时尿总蛋白定量:346.9mg/24h,BUN:

7.29mmol/L,Cr:90.3μmol/L,血尿酸(UA):452.4μmol/L[3]。

辨证:脾气虚弱,湿瘀阻络。

治法:益气祛湿,化瘀通络。

处方:酒大黄15g(包),水蛭粉3g(冲),黄芪45g,川芎30g,地龙30g,防己30g,威灵仙30g,秦皮15g。日1剂,水煎服。

复诊(2010年12月13日):患者服上方1月余,乏力减轻,仍右下肢麻木、发凉,大便2日一行,偏干,纳眠可,舌红,苔微黄厚腻,舌底瘀,脉偏弦略滑。实验室检查:HbA1c:6%;24小时尿总量:2800ml,24小时尿总蛋白定量:202.6mg/24h,BUN:6.01mmol/L,Cr:96.2μmol/L,UA:488.5μmol/L。

处方:上方加火麻仁45g,增加秦皮为30g。

三诊(2011年1月10日):患者服上方1个月余,右下肢麻木减轻,稍麻木、发凉,仍乏力,大便2日一行,偏稀,纳眠可,舌红,苔黄腻,舌底瘀,脉略弦滑。实验室检查:HbA1c:5.35%;24小时尿总蛋白定量:333.8mg/24h;Cr:110.6μmol/L,UA:481μmol/L。

处方:2010年11月15日方加生大黄9g,赤芍30g,减酒大黄、川芎、秦皮。

笔者认为,糖尿病肾病的基本病机为虚、瘀、浊,而虚为基本条件,瘀是核心病机,浊是最终结局。络脉瘀滞贯穿于糖尿病肾病的全过程,故活血通络是糖尿病微血管病变的基本治则,根据糖尿病肾病的发展阶段不同,其治则又各有偏重。糖尿病肾病早期以络滞、络瘀为主,虚证或不明显,当化瘀通络为主,使旧血得去,新血得生,络脉通畅;进一步发展到糖尿病肾病中期,虚逐渐加重,当以补虚为主,根据气、血、阴、阳之不足而设立益气、养阴、养血、温阳治法,分而治之。到终末期肾病,以脾肾阳虚、浊毒内蕴为主,当温阳益气以加强浊毒的运化,同时通腑泄浊加强浊毒的排泄。根据络滞、络瘀、络闭程度而设立行气疏络、活血通络、破血逐瘀的治法;根据湿、浊、毒内蕴而温阳化湿、通腑泻浊。

根据临床表现和病情之轻重,常用大黄3~15g以泄肾浊,水毒重者,甚则短期大量使用至30g;根据"瘀堵"的程度考虑使用桃仁

9～15g以活血祛瘀;对于糖尿病肾病患者,"虚"为基础,笔者常用黄芪以益气补虚,剂量为15～30g;另外,应根据络滞、络瘀、络闭程度的不同,选择水蛭的剂量:络瘀者,取其逐瘀通经之用,1～3g即可;络闭者,取其破血之用,需用4.5～6g。

笔者临床中使用大剂量大黄时需单包,嘱患者根据大便次数调节用量,保证大便次数在每日3次以内,超过即减半,既可保证泄肾浊,又不至于泄下太过而伤阴。

(二)张智龙应用抵当汤经验[4]

1. 常规剂量治疗精神分裂症

【病案举例】

患者,女,21岁,2004年12月21日初诊。患者因应聘工作受挫,于3个月前出现坐卧不宁、表情淡漠、默默不欲饮食、语言错乱。曾在某医院被诊断为"遗传性精神病",经中西医治疗3个月无效。刻下症见:自觉手脚有不洁危害之物、饭中有毒物,常以水冲洗双手,而致双手皲裂、流血,拒绝进食,夜寐安,舌淡黯,苔薄白,脉沉细。

西医诊断:精神分裂症。

中医诊断:癫证。

辨证:血瘀痰阻。

治法:破血逐瘀。

处方:大黄10g,桃仁15g,水蛭10g,柴胡10g,黄芩10g,法半夏10g,石菖蒲30g,远志15g,茯苓30g,陈皮10g,竹茹10g,枳实10g,桂枝20g,连翘15g,通草10g,夜交藤15g,赤芍15g,炙甘草15g。水煎服,每日1剂。

患者服药7剂后,上述症状明显好转,可进行正常对话,精神状态趋于正常,进食好转,洗手次数减少。前方去夜交藤,加郁金15g。

二诊(2005年1月13日):患者现不欲进食,经常口吐唾液(自云吐出肥料),舌淡红,苔薄,脉弦滑。乃痰已去,而脾虚气血不足,故上方去大黄、桃仁、水蛭、竹茹、枳实、连翘豁痰逐之品,加炒白术15g,党参15g,龙骨(先煎)30g,牡蛎(先煎)30g,玄参15g,柏子仁15g,健脾养血安神。经两个月调治,患者神志恢复正常,能正常生活学习。

张智龙认为,抵当汤功在破血逐瘀,本方集水、陆、空最善活血之药于一体,以善饮血之水蛭为君,而利于水;以善吮血之虻虫为臣,而利于陆,用以攻逐膀胱蓄血,使出于前阴;以善破诸经瘀血之桃仁为佐;以草木善行君令之将军大黄为使。本案中短期使用大剂量水蛭及大黄取其破血逐瘀,荡涤邪热,推陈出新之意,疗效显著。

2. 大剂量水蛭、虻虫治疗炎性假瘤

【病案举例】

患者,男,51 岁,2004 年 11 月 26 日初诊。患者 2 年前无明显诱因出现右眼突出伴肿胀,查眼 CT 示:炎性假瘤。甲状腺功能正常,血压:160/100mmHg,曾于某医院眶内注射激素及止痛药,口服泼尼松治疗,症状未缓解。刻下症见:右眼胀痛突出,头晕,不能长时间坐立视物,每于冬季腰腹部出现红色丘疹,瘙痒,易汗出,纳可,寐安,小便自利,大便每日 1 次,舌绛紫、有斑,苔薄黄,脉弦细。查体可见双眼突出,双眼睑下缘可触及多个小结节;甲状腺不大。既往过敏性哮喘,后自愈;磺胺药过敏。

西医诊断:眼睛炎性假瘤。

中医诊断:瘿瘤(突眼症)。

辨证:瘀热互结。

治法:破血逐瘀。

处方:大黄 10g,桃仁 20g,水蛭 20g,虻虫 15g,红花 20g,赤芍 15g,柴胡 10g,钩藤(后下)30g,青葙子 15g,黄芩 10g,野菊花 15g,黄芪 30g,地龙 15g,炙甘草 15g。水煎服,每日 1 剂。

二诊:患者服药 10 剂后,头晕及右眼肿胀明显好转,大便每日 5～6 次,为稀黏便,腰腹部出现红色丘疹,瘙痒,舌黯红,苔薄,脉弦细略数。血压:135/90mmHg。其大便次数增多而无不适,与重用活血之品有关,此热有出路,故不必考虑。上方加白鲜皮 30g,地肤子 15g,蝉蜕 20g 以清热燥湿,祛风止痒。

三诊:患者连服上方 3 周后,湿疹消退,右眼肿胀明显好转,大便每日 1～2 次,为稀黏便,能轻微工作,舌黯红,苔薄白,脉弦细。其症状舌脉向愈,故可丸药缓图。处方:大黄 40g,桃仁 40g,水蛭 40g,

虻虫 40g,红花 40g,赤芍 60g,柴胡 60g,钩藤 90g,青葙子 90g,黄芩 60g,野菊花 60g,桂枝 60g,党参 60g,炙甘草 60g。研末,每次 5g,每日 2 次。保持大便每日 1～2 次为稀便;如果大便每日 1 次而干,可增加服药 1 次,即每次 5g,每日 3 次。

四诊:患者服上方药末 3 个月余,右眼自觉症状消失,能从事一般工作,但仍肿突,大便每日 1～2 次,略稀,舌黯红,苔薄白,脉弦细,继服药末如前法。2005 年 7 月 14 日续诊:经 8 个多月的治疗,患者症状基本消失,能正常工作,右眼轻微肿突。

炎性假瘤当属中医"瘿瘤"范畴,该患者右眼胀痛肿突,舌绛紫,有斑,苔薄黄,脉弦细,知其为血热,结重而热轻,当以破血逐瘀力量最强的抵当汤主之。大剂量虫类药物破血效力显著,故因随病情施量,水蛭、虻虫为破血之药,顽疾久病,必从络治;治络百药,水蛭第一。

三诊之后,患者各项症状均有所好转,峻烈之品不宜再大剂量久用,故而转为散剂,散剂药量较汤剂为轻,药力和缓,适宜久服。且根据患者自身感受,自行调整用量,体现了随病施量、随证施量的原则。

3. 大剂量桃仁治疗痛经

【病案举例】

患者,女,32 岁,2004 年 12 月 13 日初诊。有 10 年痛经史,患者于 3 个月前因经期感寒后出现小腹胀痛,得温则减,于某医院口服中药汤剂治疗 3 个月,症状未见好转。刻下症见:少腹胀痛,得温则减,小便自利,大便日 1 次,纳食可,夜寐安,双乳胀痛,舌黯,苔黄微腻,脉沉紧。末次月经为 12 月 1～6 日。患者 14 岁初潮,37～42 天为一月经周期,每次 5～7 天。月经来潮前 3～5 天少腹部疼痛难忍,于某妇产科医院查妇科及 B 超未见异常。

西医诊断:痛经。

中医诊断:痛经。

辨证:瘀热互结。

治法:化痰逐瘀。

处方:大黄 10g,桃仁 20g,水蛭 10g,益母草 30g,三棱 10g,莪术

10g,茯苓 30g,萹蓄 15g,瞿麦 15g,赤芍 15g,当归 20g,香附 10g,川牛膝 30g,车前子 20g,桂枝 20g。水煎服,每日 1 剂。

二诊:患者服药 3 剂后,少腹胀痛明显好转,双乳仍胀痛,纳食可,夜寐安,二便调,舌黯,苔微黄,脉沉。前方去三棱、莪术,加川楝子 10g。继服 14 剂。

三诊:患者近日乳房作胀,少腹胀满,舌黯红,苔白,脉弦细。此乃经期欲至,血气滞之象,治当活血调经。处方:大黄 10g,水蛭 10g,桃仁 20g,红花 20g,益母草 30g,三棱 15g,莪术 15g,赤芍 15g,当归 20g,川牛膝 30g,川楝子 15g,桂枝 20g,香附 10g,黄芪 30g。继服 7 剂。后随诊,患者服药后上述症状减轻,月经如期而至,无不适。

患者本次发病因感受寒邪而发,乃太阳表邪循经入里,寒邪郁而化热,和血结于下焦,形成太阳蓄血证。证见少腹胀痛,小便自利,舌黯,苔黄微腻,脉沉紧。患者以血为主,热象不显,故采用抵当汤加减化裁而收效。方用大黄 10g,水蛭 10g,桃仁更是用至 20g,攻下瘀血,切中病机,故疗效显著。

参考文献

[1]徐立鹏,穆兰澄,郭允,等.论药材含水量对经方剂量折算的影响[J].世界中医药,2015,10(05):784-787+792.

[2]刘文科,仝小林,王帅.从病例谈方药用量策略[J].环球中医药,2012,5(06):405-409.

[3]金末淑.仝小林应用抵当汤加减治疗糖尿病肾病验案举隅[J].山东中医药大学学报,2012,36(2):130-131.

[4]王引弟.张智龙应用抵当汤临床经验举隅[J].中国中医药信息杂志,2011,18(05):87-88.

防己黄芪汤

防己黄芪汤出自《金匮要略》:"风湿,脉浮身重,汗出恶风者,防己黄芪汤主之。"防己黄芪汤由防己一两,黄芪一两一分,白术七钱半,甘草半两,生姜四片,大枣一枚组成。方中防己与黄芪共为君药,二药合用,补气祛湿,健脾利水,主治表虚不固之风水或风湿证,辨证要点为身重、恶风。临床常用于治疗肾病综合征、慢性肾小球肾炎、心脏性水肿、风湿性关节炎、高尿酸血症等。《方剂学》中记载[1]本方常用剂量为:防己12g,黄芪15g,甘草6g,白术9g。然黄芪用于补气养血、利水消肿时,用量宜大,一般用量为30~120g。

(一)花宝金重用黄芪治疗恶性胸水[2]

花宝金认为,癌性胸水属中医学"悬饮""支饮"范畴;病机特点是本虚标实,本虚即为肺、脾、肾三脏虚弱、气化失司,标实为水饮内停;临证多采用防己黄芪汤加减,或合四君子汤、沙参麦冬汤等益气养阴。其中黄芪用量少则30g,多则120g,根据病人正虚程度加减。对于中晚期肺癌伴恶性胸腔积液患者常有脾肾阳虚表现,尤以脉象沉伏不显者,加附子以振奋脾肾阳气,增强逐水力度,用量在12~20g,以患者舌无麻感为度;对于胸水量较大,病势较急者,可先投以椒目、葶苈子等药泻水逐饮,待病情缓和后再以防己黄芪汤扶正祛邪;临证时还常辅以木香、砂仁、陈皮行气,茯苓、薏苡仁健脾利水,枸杞子补肾,谷麦芽顾护胃气,增加食欲以扶正。

【病案举例】

患者,男,69岁,2008年7月体检发现右肺占位,曾行开胸探查诊断为肺腺癌,因距主动脉较近未行手术,2008年11月行吉西他滨+卡铂化疗1个周期,因心肺功能较差停用,此后未再行放化疗等。当年12月胸部CT示:右侧大量胸水,纵隔淋巴结转移,心包积液。同年 12 月 27 日于门诊就诊,症见右胁部及后背疼痛,胸闷,纳眠可,二便调;舌质淡,苔薄白,脉弦滑。一诊时用瓜蒌薤白半夏汤宽胸行水,补阳益气。2009 年 2 月复诊,患者胸痛减轻,仍有气短,停用葶苈子、椒目,改用防己黄芪汤祛除水邪,黄芪用量至 80g,2009 年 4 月复查胸 CT 示胸水消失,6 月查心脏彩超心包积液消失,之后一直于门诊口服汤药治疗。2010 年 2 月随访,患者症状为偶有胸闷气短,查胸部 CT 双肺病灶与前相仿,未发现胸腔积液。

本例患者年老体弱,气血阴阳俱虚,经开胸探查术及化疗,损伤阳气,胸中阴霾不能疏散,兼有瘀毒,故胸背疼痛,阳气不能运化水液,饮停胸胁,故胸闷,观其舌脉均为阳虚不振,饮邪内停之象,辨证为阳虚水停。先用瓜蒌薤白桂枝汤合用,共奏开胸散结,温阳化气之功,未见明显疗效后,加用大剂量黄芪与防己配伍补气利水。防己黄芪汤中原方黄芪用量为 15g,配伍防己治疗风水、风湿,由正虚不固,外受风邪,以致水湿郁于肌表之证,多为小便不利,舌淡苔白,脉浮,其中黄芪可以益气固表,行水消肿,配伍防己共奏祛风行水之功,该患者舌淡苔白属虚,且胸水量大,肺癌晚期,属正虚邪实,且身体虚弱不耐攻伐,因此将患者黄芪的用量加至 80g,体现了因人施量、因病施量、因势施量的用药原则,待标证消失后再着重从根本论治。该患者口服汤药使胸腔积液与心包积液完全消失,肿瘤无明显进展,可见中医药在控制和消除恶性胸腔积液方面可起到重要作用。

(二)黄煌重用黄芪治疗更年期综合征

【病案举例】

患者,女,45 岁,2013 年 8 月初诊:头晕、口渴、关节疼痛 2 年。患者诉自去年绝经开始,头晕头痛,口干口苦,下肢浮肿,关节疼痛,眠差,多汗,心情急躁,刻下症见:头晕乏力、口干口苦、下肢浮肿。既往:风湿性关节炎 5 年。舌质暗淡,舌苔黄,脉弦滑。

西医诊断:更年期综合征。

中医诊断:脏躁。

辨证:脾气亏虚,水湿内停。

治法:益气健脾,通阳利水。

处方:生黄芪60g,粉防己30g,白术30g,生甘草5g,桂枝20g,茯苓20g,泽泻20g,猪苓20g。每天一剂。

二诊:患者服上方10剂后,睡眠改善,口干口苦明显减轻,下肢浮肿消失,但仍感乏力。嘱原方续服。服药1个月后,诸证悉平。

防己黄芪汤是古代治疗风湿病、风水病、水气病的专方,《金匮要略》:"脉浮,身重,汗出恶风",《外台秘要》:"病者但下重,从腰以上为和,腰以下当肿及阴,难以屈伸"。身体困重、浮肿,以下肢为甚,多汗、恶风、关节痛,特别是膝关节肿痛,是防己黄芪汤重用黄芪治疗更年期综合征的有效指征。重用黄芪60g以益气固表,兼可利水,标本兼顾,实乃治本也。

更年期综合征是妇科常见病、多发病,本病严重影响了老年妇女的生活质量、身心健康。现代医学认为更年期综合征多是由于内分泌紊乱导致,卵巢功能减退,影响了自主神经中枢及其支配下的各脏器功能,从而出现一系列自主神经功能失调的症状。现代药理研究黄芪含异黄酮、皂苷及多糖类等成分。异黄酮可通过血脑屏障,在额叶皮层区、下丘脑、小脑含量较高,直接调节下丘脑—垂体—性腺轴功能。

本病属于中医学脏躁范畴。此案患者有下肢浮肿等,黄芪有健脾益气作用,可固其本,又具利水之功,可治其标,其具表里皆治之功。因此黄煌认为,重用黄芪,对更年期综合征疗效显著,临床上黄芪用于治疗更年期综合征时用量一般60~120g。

参考文献

[1]谢鸣.方剂学[M].中国中医药出版社,2009.

[2]杨瑶瑶,花宝金.花宝金治疗肺癌恶性胸腔积液经验[J].北京中医药:2011,30(01):1674-1307.

干姜黄芩黄连人参汤

干姜黄芩黄连人参汤首载于《伤寒论·辨厥阴病脉证并治篇》:"伤寒本自寒下,医复吐下之,寒格更逆吐下,若食入口即吐,干姜黄芩黄连人参汤主之。"全方由干姜、黄芩、黄连、人参组成,用于胃热脾寒患者,而医者误下,伤其脾胃,致客热内陷,寒热相格,出现呃逆、反胃等气冲于上的症状。《黄帝内经》云:"诸逆冲上,皆属于火。"又云:"诸呕吐酸,皆属于热。"此方对应之证乃寒邪阻隔中焦,致使上热不得下达,从而出现"食入口即吐"之胃热冲逆。仲景用干姜黄芩黄连人参汤苦寒泄降,辛温通阳。此方取辛温之干姜配苦寒之黄芩、黄连,辛开苦降,清上温下,以破脾胃寒热格拒之势。而人参配伍干姜,得理中汤之义,益脾气,温中阳而散下寒。全方补泻兼施,寒热调和,脾胃升降相因,中焦得以复斡旋之司。现代该方临床多用于胃肠系疾病如慢性结肠炎、小儿秋季腹泻、胆汁反流性胃炎、消化性溃疡等[1]。

重用黄芩、黄连治疗 2 型糖尿病脾虚胃热证[2]

【病案举例】

患者,女,64 岁,2010 年 3 月 8 日初诊:血糖升高 8 年,曾服多种降糖西药治疗,现服二甲双胍、糖适平(格列喹酮片),血糖控制不佳,空腹血糖(FPG)10mmol/L 左右,餐后两小时血糖(2hPG)20mmol/L 左右。刻下症见:口干,乏力,易汗出,时有胸闷心悸,视物模糊,双足凉,纳可,眠差,夜尿 3~5 次,大便可。当日 FPG:10mmol/L,2hPG:18mmol/L。舌胖大,质淡红,舌底瘀,苔白厚干,脉沉滑数。

西医诊断:2 型糖尿病。

中医诊断:消渴。

辨证:脾虚胃热,气阴亏虚。

治法:清上温下,调和中焦。

处方:干姜 9g,黄芩 30g,黄连 30g,西洋参 6g,天花粉 30g,鸡血藤 45g。水煎服,日 1 剂。

复诊(2010 年 3 月 22 日):服上方 14 付,西药未作调整。口干缓解 50%,乏力略有改善,汗止,胸闷心悸偶作,双足仍凉,视物模糊,夜尿日 3 ~ 4 次,当日 2hPG:13.1mmol/L,糖化血红蛋白(HbA1c):10.6%。舌胖,质淡,舌底瘀,苔白厚干,脉沉滑数。调整处方:干姜 9g,黄芩 30g,黄连 30g,西洋参 6g,天花粉 30g,鸡血藤 45g,金樱子 30g。

三诊(2010 年 4 月 19 日):服药 28 剂,西药未作调整。全身乏力明显改善,口干轻,夜尿日 1 ~ 2 次,足冷缓解,纳眠可,昨日 FPG:8mmol/L,2hPG:10.4mmol/L,HbA1c:8.3%。舌淡,舌底瘀,苔白,脉沉滑数。调整处方:干姜 9g,黄芩 30g,黄连 30g,西洋参 6g,天花粉 30g,鸡血藤 45g,金樱子 30g,知母 30g。其后患者持续服用上方,随访血糖控制较稳定。

笔者临床常将 2 型糖尿病病程分为"郁－热－虚－损"四个阶段,患者年事已高,病程长达 8 年之久,脾肾渐虚,中焦运化失司,纳食不化则中满生内热,热郁中焦,日久而致络瘀络损,出现脾虚胃热,虚实夹杂之证。故方用干姜黄芩黄连人参汤以清上温下,调和中焦,切合糖尿病发展进程中"虚"的阶段见寒热夹杂之象[3]。该方重用黄芩、黄连各 30g,笔者认为,中焦郁滞,气机不畅,导致的胃热壅盛是糖尿病发病的根本原因,而黄连、黄芩苦寒直折,可清泄中焦胃热,及诸脏之热,使中焦得化,源流得清,热退则消谷减,火退则消渴愈,势除则可防止热耗气阴,从而阻断糖尿病的进一步发展。同时,黄连、黄芩作为方中的靶药,既是降血糖指标的"标靶",又是清热燥湿、减轻热症的"症靶"。现代研究也证实了其具有良好的降血糖的效果。因此,针对该患者的病情,笔者重用黄芩、黄连至 30g,苦寒直折而降血糖。另方中用干姜温中暖脾,益气补虚,使中焦气机得畅,且防芩连苦寒伤胃,用西洋参气阴双补,配以天花粉、知母养阴清热,金樱子收敛摄溺,鸡血藤养血通脉。

筆者基于大量的临床经验,认为该方临床上治疗 2 型糖尿病证属脾虚胃热者有着很好的疗效,运用该方,干姜常用 9～15g,黄连常用 15～30g,黄芩常用 30～45g,临床热象明显者易人参为西洋参,常用 6～9g,脾胃虚寒较重者易人参为红参,常用 3～6g。笔者常重用苦寒之黄芩、黄连以求药专力宏。其用黄连,调理脾胃多用 1.5～6g;清热泻火解毒多用 15～30g,且短程应用;而降糖,15～30g 为常用量,糖尿病酮症最大用至 120g。且用黄连必配伍干姜,以防苦寒伤胃[4]。且用黄芩亦达到 30g 以苦寒清内热而降糖。

参考文献

[1]王桂利.浅析《伤寒论》中上热下寒证[D].长春中医药大学,2012:41-42.

[2]陈欣燕.仝小林教授运用干姜黄芩黄连人参汤治疗 2 型糖尿病验案举隅[A].第十二届全国中医糖尿病大会论文汇编[C],中华中医药学会,2010:2.

[3]金末淑.仝小林教授应用干姜黄芩黄连人参汤治疗 2 型糖尿病用药规律分析[J].世界中西医结合杂志,2012,7(6):461-463.

[4]武胜萍.黄连的临床应用及其用量探究[J].中国临床医生杂志,2015,43(2):92-94.

葛根芩连汤

葛根芩连汤出自张仲景《伤寒论》太阳病篇："太阳病,桂枝证,医反下之,利遂不止,脉促,表未解也。喘而汗出者,葛根芩连汤主之"。其组成为葛根半斤,甘草(炙)二两,黄芩三两,黄连三两,用于治疗太阳表邪内陷所致协热下利证,该方为治疗湿热痢的代表方。方中葛根辛甘而凉,入脾胃经,既能解表退热,又能升举脾胃清阳之气而治下利,故为君药。黄连、黄芩清热燥湿、厚肠止利,故为臣药;甘草甘缓和中,调和诸药,为佐使药。本方表里两解,清热止利,治外感表证未解,热邪入里,身热,下利臭秽,肛门有灼热感,心下痞,胸脘烦热,喘而汗出,口干而渴,苔黄脉数。方中葛根常用剂量为 15～45g,黄芩常用剂量为 9～15g,黄连常用剂量为 9～30g。后世医家在该方基础上加减发挥,现已广泛应用于临床各种常见病、多发病及疑难杂症,如急性肠炎、细菌性痢疾、胃肠型感冒、腹泻、肥胖、溃疡性结肠炎、糖尿病、肺心病心衰、三叉神经痛、萎缩性鼻炎等。

(一)葛根芩连汤治疗 2 型糖尿病[1]

【病案举例】

1. 重剂治疗"热"阶段

董某,男,37 岁,发现血糖升高 1 个月。患者 1 个月前因欲行肛周脓肿手术,检测空腹血糖(FPG):20mmol/L,糖化血红蛋白(HbA1c):12.2%,诊断为 2 型糖尿病。使用胰岛素早 14IU,晚 8IU 治疗一个月。刻下症见:口干多饮,怕热,运动出汗较多,余未见特殊不适。纳眠可,大便黏臭,日 2 次,小便黄,量多。自查空腹血糖:9mmol/L 左右,HbA1c:8.9%。

处方:葛根 120g,黄芩 30g,黄连 45g,苍术 15g,龙胆草 15g,生姜

5 大片。

二诊:服药 28 剂,仍有口干、多饮症状,纳眠可,二便调。自诉服药后胃部不适,恶心。上方减苍术、龙胆草、生姜,加炙甘草 30g,干姜 7.5g,竹叶 30g,黄芩调为 45g。嘱患者根据血糖控制水平逐渐减胰岛素用量。

三诊:服药 28 剂后,胃胀恶心基本消失,无明显不适。查 HbA1c:6.2%,血糖控制平稳。肝肾功、血脂正常。胰岛素减量为 4IU。上方减竹叶,加生牡蛎 120g 先煎。

四诊:服药 28 剂后,胰岛素停用,患者无不适症状,FPG 控制在 5～6mmol/L 左右,餐后 2 小时血糖(2hPG)控制在 6～9mmol/L 左右。

患者病程较短,见口干口苦,汗多,大便黏臭,乃一派中焦火盛之象,乃 2 型糖尿病发展至"热"阶段的典型表现。黄连、黄芩苦寒,能很好地针对一派热象,葛根升阳止泻。现代研究表明,黄连能够有效降低血糖,是笔者降糖的一线用药,黄芩、葛根对血糖也有着良好的调控作用,是临床降糖的二线用药。

通过大量的临床实践,笔者发现葛根芩连汤中整方的剂量与临床效果密切相关。此患者血糖居高不下,因此想要快速降糖,必先使用大剂量以直折其势。笔者曾承担的国家重点基础研究发展计划("973"计划),对葛根芩连汤的量效关系进行了深入研究,结果表明,大剂量(1 两 =15g 折算)和中剂量(一两 =9g 折算)葛根芩连汤,对血糖偏高的患者疗效明显。因此,在临证诊病之时,应根据病情病势,选择合理的用量。该案例中患者采用大剂量组方治疗,最终停用胰岛素,仅服中药治疗,血糖维持平稳。

2. 中等剂量治疗"虚"阶段

王某,男,47 岁,2010 年 4 月 21 日初诊。主诉:血糖升高 8 年。患者 8 年前体检检查空腹血糖 8mmol/L,诊断为 2 型糖尿病。2008 年查空腹血糖 14mmol/L,口服二甲双胍控制血糖至今。既往史:高血压史 4 年余,未用降压药。轻度脂肪肝 1 年余。吸烟、饮酒史 20 余年。母亲有高血压。刻下症见:多饮,体重 3 年内下降 6kg,头晕不痛,视物模糊,平卧时偶有心悸,纳眠可,大便调。尿频量多有泡沫,夜尿2~3次/日。血压:130/100mmHg。现查空腹血糖:8mmol/L。苔厚腐腻,有齿痕,脉弦。

西医诊断:2型糖尿病。

中医诊断:消渴。

辨证:湿热困脾,治以清热利湿。

处方:葛根72g,黄芩27g,黄连27g,炙甘草18g,干姜4.5g,清半夏30g。

二诊:患者服上方3周,停用二甲双胍。口干、乏力、视物模糊、头晕等诸症均有所减轻,纳眠可,夜尿1次/日,空腹血糖控制在6~7mmol/L,查空腹血糖:6.6mmol/L,甘油三酯:1.88mmol/L。上方加红曲6g,苍术15g,三七6g,继观。

该患者病程较长,且合并二甲双胍血糖仍控制不佳,疾病日久则耗伤正气,故病机由实逐渐转为虚。此患者正气虽已显露出不足之象,然体内余热尚存,故治疗时仍应以清热降糖为要,但不可再一味重剂攻伐,当注重固护正气。同时,临床大剂量用药时要极其重视药物配伍、煎服方法、病情、证型及机体对药物作用可能产生的各种反应,保证临床应用中的安全性。

3. 轻剂清热利湿

张某,男,57岁,2010年2月3日初诊,发现血糖升高4年余。患者于4年前体检发现血糖偏高,空腹血糖6.1mmol/L左右,给予饮食、运动控制,未服药。2009年8月份开始血糖升高明显,开始服格列吡嗪控制血糖至今。刻下症见:口干渴,多饮,时有胸闷不适,略有畏寒,体重无明显改变,眠差,早醒多梦,饮纳可,大便日3~4次,质黏,小便可。既往史:发现血压升高2月余,口服厄贝沙坦和酒石酸美托洛尔(倍他乐克)控制血压。查:HbA1c:7.2%,FPG:9.07mmol/L,ALT:45U/L,余正常。血压:135/85mmHg。

辨证:湿热内蕴。

治法:清利湿热。

处方:葛根24g,黄芩9g,黄连9g,炙甘草6g,干姜1.5g,炒枣仁

30g,生薏苡仁 30g。

二诊：服药 28 剂后，口干渴，心慌，大便略黏，视力下降，眠差，FPG：4.5mmol/L，2hPG：7mmol/L。上方减炒枣仁，加五味子 30g，苍术 9g。

三诊：服药 28 剂后，纳眠可，心慌消失，口干，双目干涩，视物模糊，大便日 3 次。口服糖耐量试验(OGTT)：0 小时血糖：6.2mmol/L，0.5 小时血糖：10.13mmol/L，1 小时血糖：12.41mmol/L，2hPG：9.09mol/L，HbA1c：6.1%。血压控制稳定，停用倍他乐克。

小剂量(1 两 =3g 折算)在临床上主要用于清热利湿,改善症状,目的不在于降糖。

综上所述,通常临床应用葛根芩连汤辨证治疗糖尿病时用量策略如下:在其重症期,如临床症状明显,血糖持续居高不下时,用量宜大,葛根 30～120g,黄连 30～45g,黄芩 15～45g,且剂型选择汤剂以荡涤病势;血糖控制稳定期用量宜小,葛根 15～30g,黄连 9～15g,黄芩 9～15g,甚至可做丸剂缓图。

另外,在应用本方降糖时,应注意以下几点:第一,剂量上,应采取中病即减的方法,根据患者症状的改善情况,辅助参考空腹、餐后血糖及糖化血红蛋白的变化。在大剂量峻急猛攻,直挫病势,截断、控制病情以后,待病势缓解(如血糖控制平稳时),适时调整用药剂量甚至改丸药以稳定病情。第二,组方配比关系的改变,治疗方向亦随之改变。一般来说,在一定范围内增加葛根的用量,口干、口渴及颈项僵痛等症状缓解明显,在一定范围内增加黄连的用量,血糖等实验室检查指标也会随之下降。第三,苦寒伤胃,临证时应佐以辛温之品,临床应用中因黄连、黄芩等苦寒药物的剂量较大,为避免苦寒伤胃,常佐以辛温药物,如干姜、生姜等,制其苦寒之性,防止苦寒败胃,而黄连、黄芩苦寒清热,干姜辛温,温中散寒,又为辛开苦降,平调寒热之法。

(二)重用黄芩、黄连治疗直肠炎[2]

【病案举例】

梁某,男性,19 岁。2009 年 9 月 11 日初诊。主诉:腹痛、腹泻 1

个月。现病史:患者 1 个月前无明显诱因出现腹痛腹泻,伴有脓血便。入院查便常规黏液(++++),便潜血(OB)(+),脓细胞(+),红细胞(++)。肠镜示:直肠出血、炎症。诊断为直肠炎,给予消炎药治疗(具体不详),服用 14 天,诸症未缓解,自行停药,四处求诊中医。笔者查看之前所服之方,以清热解毒之金银花、穿心莲、败酱草等为主,服用 10 剂,未缓解,今日求诊。刻下症见:腹痛欲便、腹泻,里急后重,大便 10 余次/天,脓血便,伴有大量黏液,腰骶部疼痛。纳食可,眠安。小便正常。苔黄厚腻,脉弦滑数。

西医诊断:直肠炎。

中医诊断:痢疾。

辨证:肠道湿热证。

处方:葛根 30g,黄芩 60g,黄连 60g,炙甘草 30g,炒白术 30g,白芍 60g,黄芪 30g,白头翁 30g,白矾 9g,生姜 3 片。14 剂,水煎服,每日 1 剂。

二诊(2009 年 9 月 25 日):服上方 14 剂,腹痛及脓血便消失,大便 3~4 次/天。处方:上方加木香 15g。水煎服,每日 1 剂。

三诊:患者继续服用 14 剂,来诊,腹痛、腹泻已愈,大便 1~2 次/天,便常规查均为阴性。纳眠正常,小便正常。

患者以"腹痛、腹泻、脓血便"为主诉来诊,诊断为"直肠炎",诊断及主症明确。湿热蕴结肠道,搏结气血,酿为脓血,而为脓血便;湿热阻滞肠道气机、灼炼肠道,则见腹痛、里急后重;舌苔黄腻、脉弦滑数等俱为湿热内蕴之象。治疗当清热燥湿,调和气血之法。葛根芩连汤本为《伤寒论》治疗协热下利而设,功能解表清里、清热燥湿,为肠道湿热证之主方。方中重用黄芩 60g,黄连 60g,白头翁 30g 以清利肠道湿热,燥湿止痢。炙甘草 30g,炒白术 30g 以益气健脾,增强脾胃运化湿热之功。葛根 30g 生津止渴以养阴液,防止重泻伤阴;又升阳举陷,防止气耗脱肛;又升发阳气,透邪于外。因患者病势急迫,病情较重,故使用芩、连各 60g,不可谓不重,但药证相应,患者不但没有诸般不适,反而迅速起效。二诊诸症好转,加木香行气导滞,又芳香醒脾,鼓舞脾气的运化,以恢复肠道功能。

（三）李斯文重剂治疗小结肠癌术后腹泻[3]

【病案举例】

患者,男,58 岁,2008 年 12 月 5 日初诊。1 年前因大便干、便中带血到某医院行肠镜及病理检查后诊断为结肠腺癌,即行手术切除及化疗(具体用药不详),此后出现大便频数,近来逐渐加重。刻下症见:大便 30~40 次／日,水泻,腹痛,便随尿出,里急后重,口干苦,口臭,汗出,神疲乏力,少气懒言,体重从 65kg 下降至 46kg,纳少,眠差,舌黯红,苔黄腻,脉细数。

中医诊断:肠积。

辨证:脾胃虚弱,湿热内蕴。

治法:益气健脾和胃、清热利湿止泻。

处方:葛根 40g,炒黄芩 40g,炒黄连 40g,厚朴 15g,炒枳实 20g,香附 15g,白芍 20g,延胡索 20g,白头翁 30g,虎杖 15g,炙瓜蒌皮 10g,半枝莲 10g,红藤 20g,鸡内金 15g,木香 10g,甘草 5g。每日 1 剂,水煎服,6 剂。并嘱患者避风寒,忌劳累,调畅情志;软食,饮食忌生冷、油腻,忌牛羊肉、辛辣香燥之品及发物。

二诊:服上方 7 剂,大便每日减为 20~30 次,水泻,腹痛、口干苦均有所减轻,仍便随尿出,里急后重,口臭,汗出,神疲乏力,少气懒言,纳少,眠差,舌黯红,苔黄腻,脉细数。上方去虎杖、炙瓜蒌皮,加芡实 20g,莲子 20g,薏苡仁 20g,罂粟壳 6g 以增强健脾止泻之功效,继服 6 剂。

三诊:服上方 6 剂,大便每日减为 10~20 次,腹痛、里急后重、口干苦减轻,口臭消失,汗出减轻,精神好转,纳食增加,睡眠改善,舌黯红,苔黄,脉细数。二诊方加马齿苋 30g 以增强清热利湿之功效,继服 6 剂。

四诊:服上方 6 剂,大便每日减为 10 余次,余症改善,仍神疲乏力,舌黯红,苔薄黄,脉细数。三诊方加生晒参 20g,糯稻根 30g,麻黄根 12g,生牡蛎 30g 以增强益气健脾止汗之功效,续服 7 剂。

五诊:服上方 7 剂,大便每日减为 7~8 次,无腹痛,里急后重减轻,口干苦不明显,口臭消失,汗出减少,精神好转,纳食增加,睡眠改善,舌黯红,苔薄黄,脉细。效不更方,继续随诊数次后,大便已减至每日 2～3 次,病情向愈,体重增加至 63kg,舌黯红,苔薄黄,脉细。续服 10 剂以善其后。

小结肠癌患者早期出现腹泻症状较为少见,但在接受手术及放化疗后往往易于并发腹泻症状。其原因多为手术切除大部分肠段后,造成肠道功能改变,肠黏膜损害,肠黏膜吸收面积减少。本方重用葛根 40g,黄芩 40g,黄连 40g,取此方之本意。

经笔者团队考证,使用葛根芩连汤治疗腹泻时,成人的有效使用剂量范围为:葛根 9～30g,黄芩 6～15g,黄连 3～10g,炙甘草 3～6g。儿童有效使用剂量范围:葛根 3～15g,黄芩 2～10g,黄连 3～10g,炙甘草 3～9g[4]。

(四)王小龙轻用葛根治疗萎缩性鼻炎[5]

【病案举例】

洪某,男,45 岁,企业经理。因鼻中流脓浊涕,反复发作半年余,于 2002 年 3 月 26 日至南昌某院耳鼻喉科诊治,医师诊断为萎缩性鼻炎,以青霉素治疗,但未见明显好转。一年后加重,经常鼻塞,不能辨别气味,自觉鼻中有臭味,头痛头昏,舌质红,苔薄黄,脉弦右寸浮。

辨证:风热壅滞阳明经脉,化腐为脓。

治法:清解阳明热邪,排腐利脓。

处方:葛根 10g,黄芩 10g,黄连 10g,生甘草 6g,白芷 6g,鱼腥草 10g,金荞麦 15g,六神曲 10g。

服 7 剂,头昏头痛减轻,鼻塞味臭亦见好转。继服 20 剂,鼻臭鼻塞、鼻中流脓水痊愈,诸症消失,随访 3 年,至今未发。

治疗本病,一般多用发散风热、升阳化浊之品,然此例患者正值壮年,体阳较盛,鼻翼又是足阳明经循行之处,葛根、黄芩、黄连各 10g,解阳明之热,经热得除则其痛自止。治疗头面五官清窍之疾,剂量不必过重,往往以轻剂葛根升阳生津利窍,少加芩、连以疏风清热,恐剂量太重,药过病所,反而无效。综上所述,葛根芩连汤适用的疾病不仅仅局限于腹泻,体现了因病制宜的特点,但在组方时,不同的疾病各药物的剂量相差甚多,体现了因人施量、因病施量、因病情轻重缓急施量的方药用量策略。

参考文献

[1]赵林华,连凤梅,姬航宇,等.仝小林教授运用不同剂量葛根芩连汤治疗2型糖尿病验案[J].中国实验方剂学杂志,2011,17(04):249-251.

[2]周强,逄冰,彭智平,等.仝小林教授应用大剂量葛根芩连汤治疗直肠炎经验[J].中国中医急症,2013,22(01):55-56.

[3]李艺,郭利华,李斯文.李斯文运用葛根芩连汤治疗肠癌术后腹泻[J].中国中医药信息杂志,2010,17(06):85-86.

[4]陈欣燕,连凤梅,郭允,等.葛根芩连汤治疗腹泻的临床用量分析[J].中医杂志,2013,54(04):332-335.

[5]王小龙,伍炳彩.葛根芩连汤治验3则[J].上海中医药杂志,2006,40(12):54-55.

栝蒌牡蛎散

栝蒌牡蛎散出自《金匮要略·百合狐惑阴阳毒病脉证治第三》，论曰："百合病，渴不解者，栝蒌牡蛎散主之。栝蒌牡蛎散方，栝蒌根，牡蛎（熬），等分。上为细末，饮服方寸匕，日三服"。本方适用于百合病阴虚内热，虚阳上浮，肺胃津伤而见口渴者。此方治疗百合病变渴证，制为散剂，每服6g，日服3次，以米汤送下；或为汤剂，水煎徐徐服之。现代常应用栝蒌牡蛎散治疗糖尿病伴口渴、糖尿病伴泌汗异常等。

栝蒌根甘寒清肺胃之热以生津止渴，配伍牡蛎，一者养阴以止渴，二者清热以止渴。牡蛎咸寒入肾。缪希雍谓牡蛎"咸属水，属阴而润下，善除一切火热为病，故又能止汗止渴"。刘元素曰："壮水之主以制阳光，则渴饮不思，故蛤蛎之类能止渴也。"可见其能养阴以止渴。牡蛎咸寒质重，寒能清热，重能导热下行，使热有出路。

栝蒌牡蛎散原方为散剂，散剂多用温开水、米汤冲服，药物全部进入人体，不存在汤剂在煎煮时部分有效成分在体外损失的可能性。因此，药物相对用量较少，栝蒌牡蛎散，每次只服用一方寸匕（6～9g）。所以栝蒌牡蛎散中，栝蒌根、牡蛎两药仅用3～4.5g，临证入汤剂时，应随着剂型变化相应增加用量。笔者临证曾用本方加减（生牡蛎改为煅牡蛎）治疗糖尿病泌汗异常，疗效同样显著。治疗汗证时，牡蛎用量常常在30～60g，甚可用至120g。

（一）重剂量栝蒌牡蛎散治疗盗汗[1]

【病案举例】

[案1]

翟某，女，58岁。主诉：夜间多汗5年。现病史：患者5年前出现多汗，夜间出汗为主，常晨起衣被皆湿。曾服用玉屏风颗粒及中药汤剂治疗,效不佳。刻下症见:夜间汗出,晨起衣被皆湿,心悸心烦,口渴、头晕、头部沉重,睡眠欠佳,舌红少苔,脉细数。

诊断:盗汗。

辨证:阴虚热盛。

方药:栝蒌牡蛎散加减。天花粉60g,煅牡蛎60g,煅龙骨60g,知母30g,黄柏15g,炒枣仁30g,制首乌30g,川芎9g,白芷9g。

服药14剂,多汗明显减轻(自诉减轻约50%),继服上方1个月,汗出正常,无其他不适。

[案2]

韩某,男,61岁。主诉:多汗7年。现病史:7年前出现多汗,夜间明显,伴失眠,曾多方求治,均无效。刻下症见:多汗,夜间明显,失眠,五心烦热、面红,舌红多裂纹,脉细弦。既往糖尿病9年,应用诺和灵30R(精蛋白生物合成人胰岛素注射液(预混30R))皮下注射治疗,目前血糖控制良好。

诊断:盗汗。

辨证:阴虚火旺。

方药:栝蒌牡蛎散加减。天花粉60g,煅牡蛎60g,黄连30g,黄柏30g,知母30g,炒枣仁30g,五味子12g。

服药1个月,汗证基本治愈,无其他不适。

验案一中患者多汗以夜间明显,为典型的盗汗证。心悸心烦、舌红少苔、脉细数均是阴虚热盛表现,加之患者久病,阴津外泄,更致阴阳失衡,虚热内盛。单用玉屏风等补气固表之剂难以收效,故以瓜蒌牡蛎散清热泄火,敛汗增液生津。煅牡蛎、煅龙骨乃收敛汗液之佳品,用于虚证汗出,有立竿见影之效。因伴头晕、头重,失眠,故合用枣仁、首乌养血安神,合都梁丸(川芎、白芷)活血通络,另又加知母、黄柏清阴虚内热。验案二中患者年老,糖尿病日久,燥热炽盛,耗伤阴津,致阴津亏损,燥热愈盛。五心烦热、面红、舌红多裂纹即是火热阴伤之表现。故应养阴敛汗,清热降火,以大剂量瓜蒌牡蛎散敛汗生津润燥,兼以清热降火。并合黄连、黄柏、知母加强泄虚火、清内热之力,加五味子酸敛止汗,加炒枣仁敛汗养心安神。

栝蒌根清润生津,能除肺胃燥热而濡筋脉。牡蛎咸寒引导热气下行,降上出之浮阳,使邪热不致上烁,津生热降,二味合用,既降浮阳,又增肺液,使阴阳调和,口渴自解。然牡蛎生者与煅者功效并不相同,生者去热生津之力更大,而煅者则收敛固涩功用更强。故原方中用生牡蛎,重在生津降火,在治疗汗证时常将瓜蒌牡蛎散中生牡蛎易为煅牡蛎,重在加强收敛止汗之功,汗出多者还常常合用煅龙骨。此两位患者均为久病久治无效,阴伤日久,因此需以中药汤剂投以重剂方能迅速敛汗止汗,生津润燥,以防止疾病传变而入下消。方中的天花粉和牡蛎用量初始均为 60g,临床疗效显著,且未见明显不良反应。

(二)重用牡蛎治疗糖尿病伴口渴[2]

【病案举例】

王某,女,60 岁,2009 年 2 月 25 日初诊。2 型糖尿病 8 年余。刻下症见:口干舌燥,多饮,乏力明显,入睡难,时有恶心不适。舌干红、苔少,脉弦滑数。

诊断:消渴。

辨证:热盛津伤。

治法:清热生津。

方药:栝蒌牡蛎散合白虎汤。天花粉 30g,牡蛎(先煎)120g,知母 45g,石膏 60g,黄连 30g,鸡血藤 30g,生姜 30g。3 剂。

二诊(2009 年 3 月 25 日):口干舌燥好转,眠可,易醒,双目干涩。加三七 9g,水蛭粉 3g(冲服)。

患者主症为口渴,口干舌燥,舌干红、苔少,脉弦滑数,《金匮要略》中栝蒌牡蛎散用治百合病变渴,证属内热盛而津液竭;《医宗金鉴》言:"栝蒌根苦寒,生津止渴,牡蛎咸寒,引热下行。"患者口渴舌干红说明阴虚内热严重,故非咸寒无以滋阴清热,非重剂无以起沉疴,因此方中重用牡蛎至 120g 以防止燥极阴竭,转入下消。另一方面,患者口渴,从现代医学角度而言,是由于血糖升高导致,因此,降糖是治疗的根本。

现代药理研究表明,天花粉主要成分包括葡萄糖、半乳糖、果糖、甘露糖、木糖等天花粉多糖,这些多糖在降糖的同时可明显减轻口干症状。知母中含有多种知母皂苷、知母多糖,具有明显的降糖作用,同时多糖类物质,也可进一步减轻口干症状,从现代药理学角度揭示了栝蒌牡蛎散的疗效之源。因此全方合用,可以快速降糖,改善症状,从而治疗糖尿病。

参考文献

[1]苏浩,甄仲.仝小林教授应用重剂栝蒌牡蛎散治疗盗汗举隅[J].中医药信息,2013,30(4):71-72.

[2]陈欣燕,刘文科,姬航宇,等.论对症选药治疗思路[J].中医杂志,2011,52(2):162-164.

栝蒌薤白半夏汤

栝蒌薤白半夏汤出自《金匮要略》，原文论述："胸痹，不得卧，心痛彻背者，栝蒌薤白半夏汤主之。瓜蒌实一枚(捣)，薤白三两，半夏半斤，白酒一斗，上四味同煎，取四升，温服一升，日三服"。方中白酒非现代之白酒，实为黄酒，或用醪糟代之亦可。全方行气解郁，通阳散结，祛痰宽胸，主治痰盛瘀阻胸痹证。栝蒌仁味甘性寒，功专荡热涤痰通痹，润燥开结，李时珍《本草纲目》载："张仲景治胸痹痛引肩背……皆用栝蒌实，乃取其甘寒不犯胃气，能降上焦之火，使痰气下降也。"薤白性辛温味苦，归肺、胃、大肠经。通阳散结，温通滑利，善治阴寒之凝结，行胸阳之壅结，为治疗寒痰阻滞，胸阳不振的胸痹要药，当为"病痰饮者，以温药和之"的具体体现；清半夏可燥湿化痰，消痞散结，《主治秘药》曰其"除胸中痰涎"，三药共奏豁痰宣通之功。

在半夏的使用上，笔者效法仲景，认为半夏小剂量 6～15g 和胃，中剂量 15～30g 止呕，大剂量 30～60g 安眠。即邪气盛、病势急、痰浊深重(辨证要点为舌苔厚腐腻)或治疗失眠时，需应用较大剂量(30～60g)，以直至病所，治病留人；当邪轻势缓，我们也应以小剂量调理，均以追求最佳疗效为目的，不可一味强调大剂量。在瓜蒌的使用上，笔者认为非大量不能尽其开散之力，常用在 60g 以上，郁热重者，量可加大。

(一)杨进常规剂量治疗慢性阻塞性肺病[1]

【病案举例】

顾某，男，62岁，2012年9月29日初诊，患者曾因慢性支气管炎反复发作致肺功能下降，在外院诊断为慢性阻塞性肺病，平素易感冒，受凉后易鼻塞咳嗽，活动后觉气短，偶有喉部痒感，胃纳正常，二便调，苔薄白腻，脉细弦。

诊断:肺胀。

辨证:痰阻肺络,肺气郁闭。

治法:化痰宣肺,祛风通络。方予栝蒌薤白半夏汤加减。

处方:全栝蒌 25g,薤白头 9g,法半夏 9g,炒枳实 9g,炙黄芪 18g,细辛 3g,炒苍耳子 10g,辛夷花 10g,炙百部 10g,蝉蜕 9g,白僵蚕 9g,生甘草 3g,7 剂。

二诊(2012 年 10 月 6 月):近来咳嗽、鼻塞症状稍减,舌脉如前,仍步前法。

处方:全栝蒌 25g,薤白头 9g,防风 8g,蝉蜕 8g,辛夷花 10g,炒白术 10g,炒苍耳子 12g,炙百部 10g,法半夏 9g,浙贝母 10g,当归 10g,炙甘草 3g,7 剂。

三诊(2012 年 10 月 13 日):药后无咳嗽、鼻塞,气短亦明显减轻,前法继进。上方加炙紫菀 10g,7 剂,嘱患者适寒温。

慢性阻塞性肺病当属中医学"肺胀"范畴,主要表现为胸膺部胀满,憋闷如塞,喘息上气,咳嗽痰多,烦躁,心悸,面色晦暗,或唇甲紫绀,脘腹胀满,肢体浮肿等。杨进以瓜蒌薤白半夏汤豁痰下气,宽胸散结,配合细辛温肺化饮,苍耳子、辛夷花宣通鼻窍,炙百部润肺止咳,蝉衣、僵蚕祛风,僵蚕兼有化痰散结,炙黄芪益卫固表,生甘草祛痰止咳,调和诸药。诸药合用使痰去风除,肺气得以宣发肃降,气机顺畅,水液运行恢复正常,诸证得愈。栝蒌薤白半夏汤通阳散结,温通滑利,善治阴寒之凝结,行胸阳之壅结,在治疗慢性阻塞性肺病时,方中瓜蒌常用剂量为 15~30g,薤白常用剂量为 9~15g,半夏常用剂量为 9~15g。

(二)重用半夏治疗冠心病合并便秘[2]

【病案举例】

王某,女,55 岁。2012 年 8 月初诊。便秘 10 年。患者 10 年前因生气、惊吓出现食谷不化,自觉饮食在胃中长时停留,不消化,无便意,需每日服泻药。当地医院诊断:浅表性胃炎、乙状结肠直肠炎、胃蠕动性差。既往有冠心病、不稳定心绞痛病史、高血压 2 级、高脂血症、胆囊增大。刻下症见:乏力,食谷不化,便干,无便意,大便 3 日一行。左胸前区及背部疼痛，左臂轻度麻木，寐差，眠浅，易醒，小便调。舌暗细颤、苔黄厚腐腻、底瘀，脉沉数。实验室检查：血压：160/110mmHg，总胆固醇（CHO）：6.59mmol/L，甘油三酯（TG）：2.27mmol/L，高密度脂蛋白（HDL）：1.44mmol/L，低密度脂蛋白（LDL）：4.51mmol/L。

诊断：胸痹；便秘。

辨证：胆胃不和，痰瘀互结。

治法：开郁清热，化痰逐瘀。方用栝蒌薤白半夏汤合大柴胡汤加减。

处方：柴胡 15g，黄芩 30g，生大黄 15g（后下），清半夏 60g，黄连 9g，瓜蒌仁 30g，干薤白 30g，丹参 30g，三七 15g，炒枣仁 60g，西洋参 9g，生姜 3 片（自备）。水煎服，日 1 剂。

复诊：服上方 1 月，自述食谷不化好转 50%，服药后即大便，日一次，质可，停药则无大便，仍有乏力，睡眠改善。血压：125/95mmHg，CHO：5.28mmol/L，TG：2.35mmol/L，HDL：1.22mmol/L，LDL：3.24mmol/L。

后以枳术汤合厚朴三物汤为主方继续调理。

患者便秘、失眠、冠心病、血压及血脂异常均因痰饮之故。膏浊郁久化热，而致大便秘结，蠕动力差；胃不和则卧不安，故眠浅易醒；痰浊痹阻则见胸前区及背部疼痛，痰浊上扰则致血压升高；血脂异常亦为膏浊蓄积脉络的表现。笔者以大柴胡汤内泻热结，小陷胸汤清热化痰，瓜蒌薤白半夏汤宽胸散结。柴胡疏肝解郁，黄芩擅清郁热，大黄泻热通腑，薤白开胸痹而降逆，除后重而升陷，取三首经方之主药，力专效宏。其中半夏用至 60g 顿起沉疴，消痰涎，去诸症之根源，故一个月之后效如桴鼓。

（三）重用薤白治疗糖尿病合并冠状动脉硬化性心脏病[3]

患者，女，66 岁。2012 年 10 月 24 日初诊。主诉：胸闷、胸痛、大汗 1 周。患者于 2011 年 10 月 17 日无明显诱因出现胸闷、胸痛，以急诊收入院，诊断为急性心肌梗死。心电图见：急性广泛前壁、下壁心肌梗死；心功能 IV 级。检查：肌酸激酶（CK）：736.0IU/L（↑）；肌酸激酶同工酶（CKMB）：46IU/L（↑）；乳酸脱氢酶（LDH）：770.0IU/L（↑）；

谷丙转氨酶（ALT）:58.0IU/L（↑）;谷草转氨酶（AST）:113.0IU/L（↑）;白蛋白:30g/L（↓）;白球比:0.86（↓）;总胆红素（TBIL）:30.0μmol/L（↑）;直接胆红素（TDBIL）:8.90μmol/L（↑）;间接胆红素（IDBIL）:21.10μmol/L（↑）;尿素氮（BUN）:11.1mmol/L（↑）;C-反应蛋白（CRP）:49.2mg/L（↑）;二氧化碳（CO_2）:17.7（↓）;空腹血糖（FPG）:9.5mmol/L（↑）。心脏超声见:左心室功能减低;超声所见符合前壁、心尖部心梗表现;左室心尖部室壁瘤形成。患者在院内行中西医结合治疗,病情稳定后出院,出院诊断:①冠心病,急性广泛前壁、下壁心肌梗死,心功能Ⅳ级（killip分级）;②2型糖尿病;③脑梗死后遗症;④肥胖症。刻下症见:胸闷、胸痛、出汗,纳眠可,二便调;舌胖大,紫黯,苔水滑、白腻,脉滑数。

西医诊断:2型糖尿病;心绞痛;心肌梗死;脑梗死;糖尿病肾病（Ⅴ期）。

中医诊断:消渴;胸痹;中风。

辨证:痰瘀交结,痹阻心阳。

治法:通阳泄浊,豁痰宣痹,活血化瘀。

处方:栝蒌仁30g,干薤白30g,清半夏30g,丹参30g,三七9g,西洋参9g,五味子9g,酒大黄3g。

笔者所组方药包含三个"功能团":一,以栝蒌薤白半夏汤作为治疗的基础方;二,以大剂量丹参、三七祛瘀止痛,兼有补虚养血之效;三,以西洋参、五味子取生脉散之意,大补气阴,敛汗生津。重用栝蒌涤痰通痹,润燥开结;薤白通阳散结,温通滑利,为治疗痰饮阻滞、胸阳不振的要药,为"病痰饮者,当以温药和之"的具体体现;半夏燥湿化痰,消痞散结。重用三药各30g,共奏豁痰宣通之功。现代药理研究表明,栝蒌薤白半夏汤具有扩张冠状动脉、增加心脏供血、抑制血小板聚集、抗动脉硬化等作用。两个月后随访,患者胸闷、胸痛等不适症状基本消失,病情稳定。

笔者总结痰瘀互阻之冠心病辨证要点为"胸闷痛,唇舌暗"。治疗要点:叹气需行气疏络,加降香、橘络;刺痛需化瘀通络,加三七粉、全蝎粉;便秘需通腑活血,加大黄、桃仁;痰多需健脾,加党参、云苓;

老年需补肾,加淫羊藿、枸杞子;胸阳式微加人参、附子。

参考文献

[1]武宜婷,杨进.杨进教授运用瓜蒌薤白半夏汤验案举隅[J].中医药学报,
2014,42(03):127-129.

[2]于晓彤,曹洋,逄冰.仝小林大剂量应用半夏临床治验4则[J].江苏中医药,
2015,47(02):50-52.

[3]逄冰,赵锡艳,彭智平,等.仝小林教授糖尿病合并冠状动脉粥样硬化性心
脏病诊治验案1则[J].环球中医药,2012,5(11):842-844.

桂枝茯苓丸

桂枝茯苓丸首见于《金匮要略·妇人妊娠病》："妇人宿有癥病，经断未及三月，而得漏下不止，胎动在脐上者，为癥痼害。妊娠六月动者，前三月经水利时，胎也。下血者，后断三月衃也。所以血不止者，其癥不去故也，当下其癥，桂枝茯苓丸主之。"桂枝茯苓丸由桂枝、茯苓、牡丹皮、桃仁、芍药各等分，炼蜜和丸。功能活血化瘀，缓消癥块，主治瘀阻胞宫证。症见腹痛拒按，或漏下不止，血色紫黑晦暗，或妊娠始动不安，或经闭腹痛，或恶露不尽而腹痛拒按者，见舌质紫黯或有瘀点，脉沉涩。

方中桃仁味苦甘平，活血化瘀，助桂枝以化瘀消癥；桂枝温通经脉而行瘀滞，茯苓消痰利水、渗湿健脾以助消癥之力；丹皮既能散血行瘀，又清退瘀久所化之热；芍药养血合营，使祛瘀而不伤新血。以白蜜为丸，缓诸药祛瘀破泄之力，诸药合用，共奏活血化瘀，缓消癥块之效。

桂枝茯苓丸在临床用治妇科病症者最多，凡辨证属血瘀或冲任胞宫瘀滞所引起的月经不调、崩漏、痛经、宫外孕、盆腔炎、卵巢囊肿、子宫肌瘤等均可应用。亦有文献报道桂枝茯苓丸可治类风湿关节炎、前列腺肥大、痤疮、慢性肾衰竭、坐骨神经痛等。原方为丸剂，每日服兔屎大一丸，用于缓下消癥，如入汤剂，则应相应调整各药的用量。随药物剂量的变化，用于治疗不同疾病。

(一)刘国香常规剂量治疗子宫肌瘤[1]

【病案举例】

唐某，38岁。患者胞中结块，怯寒肢冷，遇寒小腹疼痛，带下绵绵，色白质稀，月经趋后，量多色暗有块，舌质淡暗，苔薄白而滑，脉沉紧。1个月前B超示"子宫肌瘤"。

辨证:寒凝胞宫,冲任瘀阻。

治法:温宫散寒,消瘀散结。桂枝茯苓丸加减。

处方:桂枝9g,茯苓15g,桃仁8g,芍药10g,泽兰10g,当归12g,三棱10g,莪术10g,鹿角胶12g(烊化冲服),小茴香10g,茜草炭10g,山慈菇15g。

服5剂后诸恙减轻,继予乌鸡调经丸、人参归脾丸以善其后。连续治疗4个月经周期后,B超检查未见子宫肌瘤,瘀去癥消,诸症告愈。

本案例病机由"痛"而致,所治皆以"通"为法。"妇人以血为本",贵在气血流通,不通则留,留则生变,变则病瘀。瘀血证临床表现各异,须辨证与辨病结合,注意整体观念,动态观察病情变化,方可因人因病施量,当攻不畏,攻之不妄,药到疾瘳,奏效霍然。本病病势较缓,病程较长,冰冻三尺非一日之寒,治病祛邪亦不能一日收功,故投以常规剂量缓图,桂枝温通血脉而行瘀滞,茯苓渗湿利下以助瘀血下行,桃仁、丹皮化瘀活血,兼清瘀热,芍药养血和营,使祛瘀而不伤新血。共奏活血化瘀、缓消癥块之效。

(二)重用茯苓治疗多囊卵巢综合征

【病案举例】

徐某,女,34岁,2007年2月初诊。因月经不调15年就诊。患者15岁以后出现闭经,间断口服黄体酮维持月经周期。2003年月经量突然增加3倍,并有大量血块,最大者似鸡蛋大小,患者未重视。2007年初上症状再次发作,经血量大且淋漓不止,最终行清宫术方能止血,之后规律口服避孕药以维持月经周期。B超诊断为多囊卵巢综合征。刻下症见:乏力,困倦,气短,余无明显不适,舌淡,苔薄白,脉细弱。2006年12月诊断为2型糖尿病,查胰岛功能:胰岛素(0小时):341.4pmol/L,胰岛素(1小时):1246.9pmol/L,胰岛素(2小时):2050.1pmol/L;C肽(0小时):1.02nmol/L,C肽(1小时):2nmol/L,C肽(2小时):3.69nmol/L。甘油三酯(TG):3.01mmol/L。身高160cm,体重68kg,BMI=26.6kg/m^2。

西医诊断:多囊卵巢综合征。

中医诊断:癥积。

辨证:痰瘀阻滞,癥瘕结聚。

治法:活血祛瘀消癥,方用桂枝茯苓丸加减。

处方:茯苓 90g,川桂枝 15g,桃仁 12g,白芍 30g,莪术 30g,鸡血藤 30g,丹参 30g,黄连 30g,黄芩 30g,干姜 6g,生山楂 30g,红曲 15g。

患者服药 90 剂,气短消失,乏力、困倦减轻 90%。血糖控制理想,空腹血糖波动在 5~6mmol/L 左右,餐后 2 小时血糖波动在 6~7mmol/L 左右。TG:2.41mmol/L。胰岛素(0 小时):86.5pmol/L,胰岛素(1 小时):194.3pmol/L,胰岛素(2 小时):629.2pmol/L;C 肽(0 小时):0.85nmol/L,C 肽(1 小时):1.2nmol/L,C 肽(2 小时):1.67nmol/L。胰岛功能抵抗明显减轻。

患者自幼闭经,曾有两次崩漏史,可知体内瘀血深痼,积成癥瘕;其体型肥胖,素有痰湿内蕴,加之瘀血内阻,津液代谢障碍,则加重痰湿,影响脾之运化,故痰瘀为致病之本。本案重用茯苓至 90g 为君,一方面求健脾化痰利湿之力大功专,另一方面引领诸药抵于癥痼而攻之,使癥结去而新血无伤。桃仁 12g,莪术 30g,鸡血藤 30g,丹参 30g 加强活血化瘀,补血活血之力;黄连 30g,黄芩 30g,干姜 6g,生山楂 30g,红曲 15g 加强标靶治疗,改善患者血糖血脂水平。

参考文献

[1]刘国香,黄守正.桂枝茯苓丸在妇科临床应用举隅[J].中国医药学报,1999,14(4):57-58.

厚朴三物汤

厚朴三物汤出自《金匮要略·腹满寒疝宿食病脉证治》:"痛而闭者,厚朴三物汤主之。"由厚朴、大黄、枳实三味药组成,其中厚朴理气导滞,枳实破气消积,大黄通腑泄热,三药合用,共奏行气消积祛瘀之功。值得一提的是,本方与小承气汤、厚朴大黄汤的药物组成完全相同,区别全在剂量配比不同,厚朴三物汤重用厚朴为君,旨在行气;小承气汤以大黄为君,旨在消导积滞,尤在泾谓:"痛而闭,六腑之气不行矣,厚朴三物汤与小承气同。但承气意在荡实,故君大黄,三物意在行气,故君厚朴";厚朴大黄汤旨在荡涤中下焦痰饮。"凡仲景方,多一味,减一药,与分两之更重轻,则异其名,异其治"。乃量效关系理论中量变致新的绝佳注解。现代药理研究亦表明,厚朴三物汤理气效果较好,小承气汤泻下作用较强,厚朴大黄汤止咳化痰作用明显。

厚朴三物汤,是治疗腹部胀痛,大便秘结之良方。功效行气除满,去积通便。笔者运用厚朴三物汤的临床辨证要点为以腹胀为主症,或伴腹痛、恶心、呕吐,便秘甚则大便不通,苔厚或腻。其病机关键为肠道气滞,腑气不通兼有血瘀,故此方配伍上行气与消积合用,并配以活血化瘀之品,共奏理气通积、消瘀散结之功。笔者用此方,胃胀者,以枳实为君,小腹胀者,以厚朴为君,便秘者,以大黄为君(小承气)。方中枳实为胃动力药,厚朴为小肠动力药,大黄为大肠动力药。病情较重者,大肠动力药再加芒硝,小肠动力药再加槟榔片,胃动力药再加青皮。厚朴常用剂量为 9～30g,枳实 9～15g,大黄 3～15g。

(一)常规剂量配比治疗不完全性肠梗阻[1]

【病案举例】

郭某,男,56 岁,2010 年 8 月 4 日初诊。患者于半年前出现腹胀、腹痛,诊断为"肠系膜血栓"住院,经治疗后症状减轻,3 日后复查时因服钡剂,导致腹胀、腹痛加重,腹部时有肠管包块,西药输液及中药治疗至今,无明显改善。刻下症见:腹胀、腹痛,饭后较明显,时见腹部包块,现服汤药后,大便稀,日2次,不服汤药则大便不解,异常消瘦(仅25kg),腹部怕凉,时有肠鸣,舌黯,苔白腻,脉弱。2010年8月3日X线示:上腹大量肠管积气及梯状液平。B超示:肠道扩大伴大量内容物,肠梗阻,少量腹水,非物质性脂肪肝,胆囊增大,胆囊炎。生化:钾离子(K^+)3.63mmol/L,钠离子(Na^+)137.4mmol/L,氯离子(CL^-)96.9mmol/L。

西医诊断:不完全性肠梗阻。

中医诊断:腹胀。

辨证:肠道积滞,气滞。

处方:厚朴15g,枳实15g,大黄6g,三七9g,公丁香9g,广郁金12g,党参30g,桃仁9g,炙甘草15g,生姜(自备)3大片。14剂,水煎服,每日1剂,分早晚2次服。

二诊:服上方14剂,腹胀腹痛好转50%,时见腹部包块,服药后能纳食,周身丘疹,发痒,近2日脚肿,右脚甚,大便2～3次/日,成形,夜尿2～3次,舌红细颤,苔少,脉弱。上方去党参改西洋参15g,加五味子30g,苦参30g,白鲜皮30g,黄柏30g,早晨服,上方丁香改为6g,郁金改为9g,中午、晚上服。

三诊:服药20剂,腹胀腹痛明显好转,周身丘疹消失,有肠鸣音,双脚仍肿,全身乏力,脉偏数,余可。在首次处方的基础上厚朴改为30g,枳实改为30g,三七改为15g,桃仁改为15g,并加茯苓45g。患者在此基础上加减调治前后约4个月而愈,后经随访至今未再复发。

方中用厚朴行气消胀,处方一开始即用15g,投之即效,药已对证,然药力稍显不足,故继而增加至30g,《名医别录》言厚朴:"主温中,益气,消痰,下气,治霍乱及腹痛,胀满,胃中冷逆,胸中呕逆不止。泄痢,淋露,除惊,去留热,止烦满,厚肠胃"。故重用为君,效如桴鼓。

(二)赵广安重剂治疗胃肠疾病[2]

1.重用厚朴治疗完全性肠梗阻

【病案举例】

患者,男,57岁,1993年3月20日就诊。有胃痛史20余年,间歇性发作,伴烧心泛酸,有时大便呈黑色。4 天前突然发热恶寒、头身疼痛,2 天后寒热渐平,但腹痛胀满,呈阵发性加剧,呕吐频作,每因进食或饮水而诱发,呕吐物初为食物和黏液,后为黄绿色液体。服西药物效果不显,3 月 20 日至医院就诊,X 线发现肠腔内有大量气体和液平面。诊断:完全性单纯性肠梗阻。建议立即手术治疗,患者惧怕手术,遂选择中药治疗。刻下症见:烦躁不安,腹胀、疼痛,自觉有气体在腹内冲动,达右上腹时疼痛剧烈,大便 2 天未行,亦无矢气,小便量少色赤。切诊腹痛拒按,听诊肠蠕动音高亢。舌质略赤,苔黄燥,脉沉滑。

辨证:初为寒邪袭表,继而入里化热,燥屎内结,腑气不通。

治法:通腑下气,泻热导滞。

处方:厚朴三物汤。厚朴 100g,枳实 30g,大黄 15g(后入)。水煎分 2 次服。

1 剂后腹中矢气频频,随后泻下燥屎及黏液。3 剂后诸症消失,再予健脾和胃药 3 剂调理而愈。

本案患者为完全性肠梗阻,痛、胀、闭均见,而气滞尤为明显。故重用厚朴 100g 以促进小肠动力,根据病情施量,疗效显著。三物意在行气,故以厚朴为君,气行大便通畅后诸症均减。此处应注意,完全性肠梗阻当以理气导滞为先,不可急下,肠腑气机未通之时,急于攻下反而会加重病情,适得其反,故方中仅用大黄 15g,伺气机通畅之时因势利导,方得收效。本方仅用药三味,但势如千钧,乃药专力宏之故,治疗急危重症,理当集中力量,攻其主证,而不应兼顾左右,致使药力分散,难以速效。

2. 重剂治疗幽门梗阻术后诸症

【病案举例】

男,49 岁。幽门梗阻行胃大部切除术,术后 6 天出现腹胀满,进食、饮水均引起呕吐,左下腹扪及坚硬团块,压痛,体温 38.9℃,大便 9 日未行,亦无矢气,形羸神困,舌红苔黄燥,脉沉滑。X 线腹部平片示:横结肠和降结肠积存大量硫酸钡。选用胃肠减压、灌肠、抗痉挛等治疗,罔效。

诊断：钡剂填塞结肠。

辨证：宿热积结。

治法：通腑行气，泻热导滞。

处方：厚朴100g，枳实60g，大黄30g(后入)，玄明粉20g(冲服)。水煎服。

2剂后排出坚硬钡剂6枚及粪液约500ml，3剂后又排出钡剂如小枣大4枚及粪液约200ml，体温降至36.3℃，诸症消除。X线腹部透视未发现异常。

从药物组成看，此方以厚朴为主药，以行气除满为主，现常用以治疗腑气不通之急腹症。赵广安主张其用量要大，《金匮要略》原方厚朴用量为八两，按一两约等于现代13.9g计，约110g，所以用量为100g，乃遵循仲景经方本源剂量也。再者大黄一定要后入以增强泻下之力，配合厚朴、枳实行气。此方所治病证，多属急证、重证。因此辨证要准确，用药要谨慎，密切观察。此外，赵广安提出临证应注意厚朴、枳实、大黄三药皆有促进肠蠕动作用，肠道机械性梗阻、肠道化脓性病变应禁用或慎用。

(三)轻剂治疗十二指肠穿孔术后

【病案举例】

杨某，男，38岁，2009年6月3日初诊。患者2000年因十二指肠穿孔手术治疗，术后自觉刀口处发凉发紧，腰不能伸直两年余。刻下症见：右下腹坠胀，刀口凉、发紧感明显，食欲差，失眠，睾丸与阴囊有小包块、时发痒，小便少，口干，偶有腹痛。舌苔厚偏黄，脉偏沉。

西医诊断：十二指肠穿孔术后。

中医诊断：腹胀。

辨证：气滞血瘀，气机逆乱。

处方：厚朴30g，枳实15g，生大黄9g，公丁香6g，广郁金12g，三七12g，桃仁12g。14剂，配制水丸，每日2次，每次6g，用3个月。

二诊：患者服用水丸3个月，右下腹坠胀感减轻，刀口发凉发紧感减轻50%，食欲、睡眠明显改善，术后瘢痕有软化，阴部仍有小包块，基本不痒，口干，大便偏稀量少，双足踝服药2~3剂后出现疱疹、发痒。舌黯红、底瘀、体胖大,苔黄厚,脉沉弱。上方基础上加西洋参30g,三七增至30g,配制水丸,每日2次,每次6g,服用3个月。

三诊:3个月后复诊,已无坠胀感,刀口发凉已明显减轻,发紧感仅在抬腿时出现,其他次要症状亦基本消除,后在此基础上稍事加减,服用水丸而愈。

患者因十二指肠穿孔术后以"右下腹坠胀"为主要临床表现,是典型的术后腑气不畅,气机郁滞所致。腑气不畅,气机运行逆乱,从而出现食欲减退、失眠,气机郁滞,血液不能正常运行而濡润伤口,甚则瘀滞于此,表现为刀口发凉、发紧,睾丸与阴囊有小包块亦乃气滞血瘀所致,气滞血瘀致津液不能上承故而出现口干。治疗当首选厚朴三物汤以行气消胀。此患者因患病已久,已成痼疾,笔者常言,冰冻三尺非一日之寒,针对慢性疾病的治疗,宁可三月好,不求一日速,故开始即用丸剂,"丸者,缓也",以小剂量缓慢见功。

(四)史玉超轻剂治疗内科诸症[3]

1.神经性头痛

【病案举例】

李某,女,36岁,职工。左侧偏头痛2年,每遇夏热则剧,秋冬天凉自减,曾经多家医院检查,诊为"神经性头痛",屡服西药镇静、止痛剂治疗,未见显效。入夏以来,发作渐频,自觉左头部跳痛,甚则双目紧闭,不敢走动。心烦急躁,口干咽燥,大便干,2~3日一行,小便黄赤。月经色暗,期量尚可,舌红,脉数有力。

辨证:热阻气滞,清窍失养。

治法:行气通腑,导热下行。

处方:大黄10g(后下),厚朴15g,枳实12g,白芷10g。水煎,日3次服。

服药2剂,大便稀软,小便转清,头痛大减,原方续服3剂,诸症悉除,随访至今未发。

本案头痛乃阳明热甚,腑气不通,浊阴上扰清窍所致。方中大黄泻阳明邪热,厚朴、枳实通利腑气,白芷入阳明经而止痛,取标本兼顾之意。腑气得通,浊阴下降,清气复升,则头痛自愈。阳明热甚较重,腑气不通次之,故考虑厚朴用量时应随病施量,轻用助大黄泄热。

2. 胆汁反流性胃炎

王某,男,42 岁,干部,1991 年 10 月 4 日诊。素有嗜食辛辣及饮酒史多年。一年前因酒后呕吐,遂感胃脘不舒,日渐加重,胃镜检查示萎缩性胃炎伴胆汁反流,治疗经年未效。刻下症见:胃脘胀满热痛,嗳气频作,胃纳差,时有恶心,呕吐苦水,大便干,舌质红,苔中根部黄腻,脉滑。

辨证:胃胆蕴热,气机不畅。

治法:清胃利胆,理气降逆。

处方:大黄 10g,厚朴 15g,枳实 12g,陈皮 15g。水煎,日 3 次服。嘱服药期间忌辛辣及饮酒。

服药 3 剂,胀痛减,大便通畅,原方改大黄 5g,厚朴、枳实各 6g,陈皮 10g,每日 1 剂,服药月余,自觉症状消失,复查胃镜,胃黏膜基本正常。

胆汁反流性胃炎为临床常见疾病,史玉超认为,本病以实热为多,其基本病理变化,可概括为腑气不通。本案以厚朴三物汤清胃利胆,取效显著。药进湿热已减,腑气渐通,故减方中药量,意在缓治收功,且防大黄苦寒、久服败胃之弊。

参考文献

[1]彭智平,张琳琳,赵锡艳,等.仝小林应用厚朴三物汤验案举隅[J].辽宁中医杂志,2013,40(05):1014-1015.

[2]张宗圣.厚朴三物汤验案三例[J].山东中医杂志,1997,16(8):39.

[3]史玉超.厚朴三物汤治验录[J].河南中医,1992,12(06):261.

黄连阿胶汤

黄连阿胶汤是《伤寒论·辨少阴病脉证并治》方,由黄连四两,黄芩二两,芍药二两,鸡子黄二枚,阿胶三两组成。功效养阴泻火,益肾宁心。主治少阴病,得之二三日以上,心中烦,不得卧。《注解伤寒论》云:"阳有余,以苦除之,黄连、黄芩之苦以除热;阴不足,以甘补之,鸡子黄、阿胶之甘以补血;酸,收也,泄也,芍药之酸,收阴气而泄邪热也。"方中黄连为君药,配臣药黄芩和解清热,以除少阴之邪;芍药味兼苦酸,其苦也善降,其酸也善收,能收降浮越之阳,使之下归其宅,而性凉又能滋阴,兼能利便,故善滋补肾阴,更能引肾中外感之热自小便出也;阿胶性善滋阴,又善潜伏,能直入肾中以生肾水;鸡子黄中含有副肾髓质之分泌素,推以同气相求之理,更能直入肾中以益肾水,肾水充足。临床常用于治疗热所致失眠,也可用于治疗便血、崩漏、紫癜等。

《方剂学》教材[1]中记载黄连阿胶汤常用剂量为黄连12g,黄芩6g,芍药6g,鸡子黄2枚,阿胶9g。然而在临证中,常需随患者病情、体质等情况施量,如"心中烦不得卧"就是大剂量使用黄连的指征。后世在一些急性传染和感染性疾病的急性期,出现中毒性脑病、烦躁、昏迷时,常用此方并大剂量应用黄连。南京黄煌常重用黄连20g治疗细菌性痢疾,轻用黄连3g治疗先兆流产,常规剂量9~12g黄连治疗失眠。

(一)常规剂量治疗脑梗死后失眠[2]

【病案举例】

傅某,女,69岁,2009年9月23日初诊。主诉:脑梗死后失眠1年。2008年8月因头痛于当地医院检查:双侧基底节区脑梗,给予落地康、天麻银杏制剂等药物治疗,此后即出现失眠,偶有右手无名指、小指麻木,2个月前舌中出现菱形紫色斑块,继而舌底紫黯,口齿不利。刻下症见:失眠,入睡困难且易醒,醒后难入睡,每晚总共睡眠时间为3~4小时,心烦,易惊恐,易疲劳,口腔易起疱。全舌底紫黯,时舌肿、口齿不利,舌紫时手掌绯红。纳可,大便日1次,夜尿2次。舌红少苔,底瘀至闭,脉沉弦细数。既往高血压20年,高脂血、糖尿病5年,即刻血压:100/65mmHg。

西医诊断:脑梗死,失眠。

中医诊断:失眠。

辨证:阴虚火旺,心神失养伴有血瘀。

处方:黄连9g,阿胶珠12g,鸡子黄1枚(冲),赤芍30g,黄芩30g,地龙30g,炒酸枣仁30g,五味子15g。水煎服,每日1剂,分晚饭后、睡前2次服。

二诊:患者服用上方21剂后,睡眠明显改善,现每晚能睡6~7小时,惊恐现象缓解,舌肿减轻,即已见效。效不更方,在原方基础上再加黄芪30g,当归15g,28剂。煎服法同前。

三诊:已能正常睡眠,其余诸症亦明显减轻,嘱停药。后经随访半年未复发。

长期患有高血压且年岁已高的人群,多表现为阴虚火旺,其脑梗亦是阴虚阳亢,阳亢化风,冲逆犯脑所致。此患者总的病机可概括为阴虚火旺、心神失养伴有血瘀。黄连阿胶汤本就为少阴病阴虚火旺不寐证而设,且笔者亦认为,心烦、失眠乃是运用黄连阿胶汤的主症。与此患者证症相合,故而常规剂量即能迅速起效。因患者伴有血瘀,故方中芍药选用赤芍以增强活血化瘀之力,赤芍配地龙又有助于化瘀通络,且现代药理研究表明地龙具有溶栓、抗凝、降压的作用。炒酸枣仁与五味子合用能滋阴养血安神,大剂量酸枣仁一味药又是治疗失眠病症的专药。要求患者晚饭后、睡前各服一次,乃加强患者夜间血药浓度、以强化疗效的良策。笔者治疗失眠,均令患者依此法服药,收效良好。

笔者总结应用要点为劳心所致之心中烦、失眠,切勿被阴虚障眼。并且认为黄连阿胶汤的煎服法对于疗效有至关重要的作用。首先是服药时间,每剂药分两次服,晚饭后、睡前各 1 次。其次,生鸡子黄搅冲,比较难喝,有些患者难接受,可去鸡子黄,服前先喝半杯牛奶。再次,阿胶烊冲较麻烦,可用阿胶珠,共煎即可。

(二)黄煌用治内科诸证

1. 常规剂量治疗失眠

【病案举例】

患者,女,52 岁,2013 年 8 月初诊。患者因情志不遂于 7 年前绝经,始感入睡困难,易醒,醒后再难复睡,需服安眠药入睡,有干燥综合征病史。刻下症见:纳呆,口干口苦,性情易急易怒,大便干结,2 ~ 3 日 1 行,小便可,形体中等,面色萎黄,舌紫黯,舌苔薄黄,脉弦滑。

西医诊断:失眠,干燥综合征。

中医诊断:失眠,心肾不交证。

治法:养阴泻火,交通心肾。

处方:黄连阿胶汤。黄连 10g,黄芩 9g,白芍 15g,阿胶 15g,鸡子黄 2 个。以水 1100ml,煮沸后调文火再煮 40 分钟,去药渣,化入阿胶,稍冷,入鸡蛋黄二个,搅和,取汤液 300ml,日 1 剂。

服用 7 剂后症状明显好转,继续服用 1 个月,症状体征消失,面色红润,睡眠好转,心情愉悦,小腿皮肤较前光滑。

本例患者性情急躁易怒,口干口苦,大便干结,舌苔薄黄,脉弦滑等,是典型的心肾不交证。由于邪热入少阴,真阴被灼,不能上济于心,以致肾水亏于下,心火亢于上,心肾不交,水火不济,是本方的适应证所在。方中黄连苦寒,能用来除烦,直折心火,此方用于失眠时,黄连除烦用量宜中等,一般用 9 ~ 12g 即可显效。阿胶甘平,性善滋阴,又善潜伏,能直入肾中以生肾水,与黄连相伍,滋阴补肾,清心降火,常用 6 ~ 12g;配黄芩和解清热,以除少阴之邪,加以芍药滋补肾阴,共奏交通心肾之效。

2. 重用黄连治疗细菌性痢疾

【病案举例】

患者,男,60 岁,2010 年 8 月初诊:腹泻 3 天。患者诉腹泻 3 天,发热,腹痛,腹泻每天数十次,以稀便为主,伴有少量未消化食物,里急后重,便黏液脓血,左下腹有压痛,畏寒,口干口苦,乏力,脾气急躁易怒,烦躁不安,眠差,入睡困难,焦虑烦躁,小便正常,夜尿 1 次。既往有高血压病史 10 年;高脂血症 10 年余。身高 176cm,体重 80kg。血常规示:白细胞、中性粒细胞增高。粪便常规:黏液脓血便。镜检有大量白细胞与红细胞;粪便细菌培养可分离到痢疾杆菌;粪便免疫检测示痢疾杆菌抗原阳性。西医予抗生素等静滴。舌暗苔黄,舌底瘀滞,脉弦滑。

西医诊断:细菌性痢疾。

中医诊断:痢疾。

辨证:肝胆火旺,胃肠郁热。

处方:黄连 20g,黄芩 15g,白芍 15g,阿胶 15g,鸡子黄 2 个。以水 1100ml,煮沸后调文火再煮 40 分钟,去药渣,化入阿胶,稍冷,入鸡蛋黄二个,搅和,取汤液 300ml,日 1 剂。

二诊:患者服上方 7 剂后,腹痛腹泻等症状明显缓解,热退,睡眠好转。予原方续服。服药 1 个月后,诸证悉平。

处方取黄连阿胶汤泻热除烦为用,案例中患者出现烦躁不安,入睡困难,有黏液脓血便,此时治疗细菌性痢疾等急骤的疾病时黄连用量宜大。黄连是原始的植物根茎,有清热燥湿、泻火解毒的作用。现代药理研究证实,黄连对痢疾杆菌有较强的抑制作用。黄连既能消除耐药菌株的耐药性质粒,阻止耐药性菌的产生,还可消炎镇痛、抗溃疡、抗腹泻,对肠道免疫起重要作用。常用于肠炎、痢疾。此案例中黄芩量也较大,用 15g 以和解清热。

3. 轻用黄连治疗先兆流产

【病案举例】

患者,女,30 岁,2010 年 7 月 18 日就诊。患者诉已经连续流产 2 次。现怀第 3 胎又出现阴道出血,黄体酮偏低。其人面红唇红,呕吐频频,入夜难寐,脉数滑。舌红,苔薄白,脉数。

西医诊断:先兆流产。

中医诊断:胎动不安。

辨证:肾虚冲任不固,胎失所系。

处方：黄连 3g，黄芩 6g，白芍 15g，阿胶 15g，鸡子黄 2 个。以水 1100ml，煮沸后调文火再煮 40 分钟，去药渣，化入阿胶，稍冷，入鸡蛋黄二个，搅和，取汤液 300ml，日 1 剂。

药后出血即止，5 天后，改为每剂服 2 天。服 10 天后停服。10 天后分泌物有些褐色，诉说手足心发热，嘱咐续服原方，从此稳定，后产健康女孩。

黄煌认为，由于黄连性大苦大寒，量大易伤脾胃，清心泻热作用太强，故治疗先兆流产黄连用量宜轻，3～5g 足以收效。轻用黄连治疗先兆流产，主要通过凉血止血以安胎，《丹溪心法·产前九十一》曰："产前当清热养血……产前安胎，白术，黄芩为妙药也"，朱丹溪所提倡的"清热养血安胎"对后世影响较大。胎漏下血偏于实热者，可轻用黄连，药简效佳，为安胎之机变。

黄连阿胶汤中黄连、阿胶配伍，黄连苦寒，清心泻热燥湿；阿胶甘平，滋阴补血止血，清补并举，尤宜于妊娠后肝肾不足，阴虚火旺之胎漏、胎动不安者，且伴有心烦不安、腰酸腹坠者效更佳。另本方可治疗多种热性妇科疾病，如经间期出血、月经过多、黄体功能不全的漏下、先兆流产等。此类患者大多数表现为皮肤细腻白净而且嘴唇鲜红，舌质也红。从经方医学的角度看，只要方证相应，黄连阿胶汤也是一张安胎好方。

参考文献

［1］谢鸣. 方剂学［M］. 中国中医药出版社，2009.

［2］彭智平，赵锡艳，逄冰，等. 仝小林教授辨治失眠经验［J］. 吉林中医药，2013，33（3）：223-225.

黄芪桂枝五物汤

黄芪桂枝五物汤出自《金匮要略·血痹虚劳病脉证并治》,功能养血活血通络,是治疗血痹虚劳之代表方。方用黄芪、芍药、桂枝各三两,倍用生姜六两,大枣十二枚而成。黄芪"浚三焦之根,利营卫之气,故凡营卫间阻滞,无不尽通";桂枝辛温,辛能发散,温通卫阳,温筋通脉;芍药酸寒,酸能收敛,寒走营阴,固腠理,和血脉,收阴气,配桂枝则一阴一阳,一收一散,共奏调和营卫、解肌通脉之功;生姜倍用,取其辛温宣散、增强温煦宣发之力。现代临床常用此方治疗糖尿病周围神经病变、血栓闭塞性脉管炎、末梢神经炎、糖尿病足、类风湿关节炎等疾病。《方剂学》教材中记载其常用剂量为黄芪 15g,桂枝 12g,芍药 12g,生姜 25g,大枣 4 枚。笔者认为,本方是治疗糖尿病周围神经病变的靶方,全方温补经络以治疗络脉之虚、瘀,常用剂量:黄芪 30~60g,用之通痹,可达 60g;桂枝 15~30g;白芍 15~45g;炙甘草 9~15g。其功效非轻剂可比。

(一)常规剂量配比治疗糖尿病周围神经病变[1]

【病案举例】

患者,男,50 岁,2011 年 5 月 30 日因双下肢发麻、发凉、疼痛就诊。患者于 16 年前因口渴于当地医院检查发现血糖升高,口服二甲双胍治疗,2006 年开始注射胰岛素治疗,2010 年 10 月因双下肢麻木、发凉、疼痛住院治疗,效不佳,故来诊。刻下症见:双下肢发麻、发凉、疼痛,全身乏力,下肢痒甚、活动不利,手指发麻、手面发红,纳眠可,大便成形,每天 2 次,小便正常。舌有裂纹、苔黄厚腐腻,脉数。既往有高血压病史,母亲患有糖尿病。

西医诊断:2 型糖尿病;糖尿病周围神经病变。

中医诊断:血痹。

治法：温阳益气，散寒通痹。处方：黄芪桂枝五物汤加减。黄芪45g，桂枝30g，白芍30g，鸡血藤30g，制川乌30g（先煎2小时），黄连30g，生姜5大片，三七6g。

此方以黄芪桂枝五物汤加乌头、鸡血藤而成，针对经络寒而致的神经功能障碍，而以黄连配生姜，取其降糖之用。

二诊：患者精神状态较前好转，双下肢发麻、发凉、疼痛均较前改善，走路时间久则头晕，有脚踩棉花感，纳眠可，二便调。舌偏红、苔黄厚腐腻，脉偏数、尺弱。双下肢血管超声提示：双下肢动脉内中膜增厚，伴多发斑块形成。

处方：黄芪30g，桂枝30g，制川乌30g（先煎2小时），鸡血藤30g，葛根30g，黄芩30g，黄连30g，天花粉30g，三七9g。

此方用黄芪桂枝五物汤加乌头温通经络之寒，黄连、黄芩、天花粉以清脏腑热。因双下肢动脉内中膜增厚，伴多发斑块形成，故加三七、鸡血藤以化脉中之血瘀斑块。

三诊：双下肢疼痛、发凉麻木减大半，食指麻木已基本消失，脚踩棉花感减轻，现仍有凉感，视物模糊，纳眠可，二便调。上方加荷叶30g，滑石30g，甘草15g以加强利湿清热之力。

四诊：双下肢痛、麻、木、凉感较前次又有缓解，乏力，髋部潮湿感，视物模糊，耳鸣，纳眠可，二便调。肌电图示：右侧腓总运动神经传导速度轻度减慢。右侧下肢局限轻度周围神经病变。

处方：黄芪30g，桂枝30g，白芍45g，鸡血藤45g，黄连30g，法半夏30g，知母45g，瓜蒌仁30g，生姜5片。

"皮肤不营，故为不仁"，是笔者治疗糖尿病皮肤磕痕和末梢神经病变的指导思想，《金匮要略》称为血痹，黄芪桂枝五物汤是其主方。该病例由于病久入络，脾虚胃热，痰、湿、浊互结日久，导致脉络和络脉同时受损，相当于西医血管和神经的双重病变。考虑患者疼痛、舌苔黄厚腐腻，治疗给予黄芪桂枝五物汤温阳益气，加鸡血藤活血通络，黄连、生姜配伍取辛开苦降法治疗脾虚胃热。

针对此类病证，笔者提出"脏腑热、经络寒"的理论。经络寒即四肢凉麻木痛，脏腑热即急躁易怒、口干口苦、便秘、舌苔黄厚腐腻等肝胃热肠热之象。糖尿病周围神经病变的患者,常见脏腑热经络寒,治疗上需寒热同调。黄芪桂枝五物汤合鸡血藤、首乌藤能温通经络,黄芩、大黄、黄连、半夏、瓜蒌仁等能清泻脏腑。寒温并用,各走一经,分而治之,效佳。

患者为中年男性,糖尿病病程较长,除了选方以外,因人、因病情施量的方药用量策略也贯穿始终。黄芪、桂枝、白芍三味药的剂量配比精当,本例患者以双下肢麻木为主要表现,麻木不仁者,经络之气不足之故也。黄芪,尤擅补经络,其补经络之力远胜人参,堪称经络补气之圣药。笔者临证时重用黄芪养经络以治疗络脉之虚、瘀。用药剂量上,黄芪为 30~45g,用之通痹,可达 60g,桂枝为 15~30g,白芍为 15~45g。

(二)常规剂量配比治疗强直性脊柱炎[2]

【病案举例】

周某,女,25 岁,2012 年 6 月 4 日初诊。强直性脊柱炎 8 年。2004 年因晨起僵硬、腰痛,在当地医院确诊为强直性脊柱炎,一直服用柳氮磺胺吡啶片,多次检查发现服用此药后易引起白细胞下降,且自 2 年前开始,腰痛范围加大,晨僵加重。刻下症见:腰骶、双髋关节疼痛明显伴有麻木,晨僵明显,肌肉酸痛。夜寐多梦,多噩梦,性急,易怒,易疲劳,不欲多言,皮肤易瘀斑。关节怕风,汗出多。有家族史,其姐亦有强直性脊柱炎。舌苔厚微腻底瘀,脉沉细弱,右尺偏弱。

处方 1(煎服):生黄芪 30g,川桂枝 9g,白芍 15g,鸡血藤 30g,狗脊 30g,炒杜仲 30g,骨碎补 30g,补骨脂 30g,阿胶珠 9g(烊化),龟甲胶 9g(烊化),鹿角胶 9g(烊化),黄柏 15g。28 剂。水煎服,每日 1 剂,分早晚两次服。

处方 2(入汤剂冲服):生麻黄 0.2g,制川乌 0.3g,制乳香、制没药各 0.2g,制马钱子 0.1g。28 剂。上药打为散,用处方一汤剂送服,每次 1g,每日 3 次。嘱下次来诊时查抗链球菌溶血素"O"及血常规。

二诊:患者服药 1 个月后,睡眠明显好转,夜寐已不做噩梦,腰骶、髋关节疼痛减轻、麻木消失,体力改善,苔薄白底瘀,脉细弦数。处方一基础上加独活 30g,淫羊藿 15g,处方二不变,继服 1 个月。

三诊：服药一个月，腰骶疼痛、肌肉酸痛皆明显减轻，晨僵减轻几近一半，脉数偏弱。综合处方一、处方二制水丸，每次9g，每日3次，电话随访至今控制平稳。

本病是一种自身免疫性疾病，西医对其发病机制不明，临床以中轴关节慢性炎症为主要病变，主要侵袭骶髂关节、脊柱和下肢大关节，表现为腰骶、颈项、肩背、脊背等处的疼痛，治疗主要以非甾类抗炎药、肾上腺皮质激素、肿瘤坏死因子拮抗剂等药，疗效一般且不良反应较大，而中医对此病却有独特的优势。

本方以黄芪桂枝五物汤加减，方中黄芪大补元气，尤补经络之气，患者汗出怕风，乃营卫不和之象，小剂量桂枝配伍白芍调和营卫，通经除痹，为随病施量的用量策略。另以九分散活血止痛，九分散出自清代费山寿《急救应验良方》。取马钱子20g（去皮、毛），麻黄120g（去节），乳香120g（去油），没药120g（去油）。上药各研，再合研极细末，瓷瓶收贮，勿令泄气。每服2.7g，黄酒调下。服后若觉心中不安、周身发麻，此是药力所为。本例患者用量虽仅1g，然笔者临床经验，用其治疗痹痛，疗效绝佳。

（三）重用白芍治疗糖尿病合并不安腿综合征[3]

【病案举例】

安某，女，61岁。主诉：血糖升高14年，双下肢不适，抽搐不安1年余。14年前因消瘦、乏力至医院检查：空腹血糖9.4mmol/L，尿糖++++，诊断为2型糖尿病。于6年前开始胰岛素治疗，现以诺和灵50R早10IU、晚8IU皮下注射以控制血糖。刻下症见：双下肢不适感，抽搐，夜晚尤甚，天亮前腿部肌肉抽搐成团状，疼痛至哭，持续时间约30分，活动或按揉后减轻，四肢凉，此症状已持续1年余。双下肢发软，行动无力，头发易脱落。大便偏干，2日~3日一行，小便可，夜尿1~2次，眠佳。脉偏沉细数，舌苔白厚腐底瘀。吸烟30年，不饮酒。空腹血糖9.9mmol/L。

西医诊断：糖尿病合并不安腿综合征。

中医诊断：消渴病；痹证。

辨证：血虚寒凝，经络痹阻。

处方：黄芪桂枝五物汤合芍药甘草汤、大乌头汤加减。白芍30g，炙甘草15g，制川草乌各15g(先煎4小时)，黄芪30g，川桂枝30g，鸡血藤60g，三七9g，酒大黄9g(单包)。

二诊：服药1个月后未再出现腿部肌肉抽搐，足趾可活动，四肢末端发凉明显改善，效不更方。加黄连30g，干姜6g，三七15g，白芍、制川草乌、黄芪剂量调整为白芍45g，制川乌、制草乌各30g，黄芪60g。余药不变，守方继服1个月。

随访2个月，未出现腿部肌肉抽搐症状，继服中药控制血糖。

患者年逾六旬加之久病，肝肾虚衰，气血不足，又逢风寒湿邪客于经脉，阻滞经络，阳气不得布达通行，筋肉失养，而见四肢凉、双下肢发软、乏力。寒主收引，寒邪侵犯筋肉则筋肉挛急、疼痛。鸡血藤行血养血、舒筋活络，常用剂量为15～30g，根据病情可重用至60g，甚至120g，只要病情需要，不必拘泥。白芍甘、酸、微寒，能养血柔肝；甘草甘平，能缓急止痛。笔者在临床广泛用之于治疗各种拘挛、疼痛，白芍用量常达30～120g，尤其对糖尿病引起的不安腿综合征，使用大剂量白芍配伍甘草，屡获良效。

参考文献

[1]赵锡艳,余秋平,刘阳,等.仝小林辨治糖尿病周围神经病变经验[J].中医杂志,2013,54(10):882-883.

[2]彭智平,周强.仝小林辨治强直性脊柱炎经验[J].河南中医,2013,33(7):1040-1041.

[3]赵林华,刘文科,王强,等.仝小林辨治糖尿病合并不安腿综合征验案两则[J].中国中医基础医学杂志,2010,16(4):340-341.

苓桂术甘汤

苓桂术甘汤全名乃茯苓桂枝白术甘草汤,见于《伤寒论·辨太阳病脉证并治中》:"伤寒,若吐、若下后,心下逆满,气上冲胸,起则头眩,脉沉紧,发汗则动经,身为振振摇者,茯苓桂枝白术甘草汤主之。"又见于《金匮要略·痰饮咳嗽病脉证并治》:"病痰饮者,当以温药和之。心下有痰饮,胸胁支满,目眩,苓桂术甘汤主之。……夫短气有微饮,当从小便去之,苓桂术甘汤主之。"原方用于治疗伤寒失治误吐误下后,心脾阳虚,水气上逆之证。全方由茯苓四两、桂枝三两、白术二两、炙甘草二两组成,有温阳健脾、利水降冲之功用,为治疗痰饮病的基础方剂。现代主治范围已远远不拘于仲景所述,而是广泛应用于各系统疾病如慢性心功能衰竭、扩张性心肌病、梅尼埃病、心血管疾病、慢性支气管炎、哮喘病、胸膜炎、高血压病、慢性胃炎、消化性溃疡、尿路结石、尿潴留、胸水、妊娠恶阻、顽固性带下病等[1]。

方中茯苓为君,淡能利窍,甘能助阳,为除湿之圣药,《药典》(2015年版)规定其用量为10~15g,然而临床中实际用量远远大于规定剂量。有研究证明,茯苓剂量在25g以下时,利尿作用不显,欲收利尿之功须在30g以上[2]。桂枝为臣药,功能温阳化气、平冲降逆。苓桂相合可温阳化气,利水平冲。白术健脾燥湿,助茯苓利水为佐,《药典》规定其用量为9~12g,然临床多数医家常重用至40~100g,甚至100g以上以奏奇效。

(一)大剂量苓桂术甘汤治疗难治性心衰[3]

【病案举例】

患者,男,45岁,2010年2月15日初诊。主诉:发现血糖升高15年,不能平躺伴咳嗽1个月余。其18岁时因肥胖入院检查,诊断为2型糖尿病,并且于2004年诊断为糖尿病肾病(DKD)。2009年

12月因咳嗽、胸闷、不能平躺入院，被诊断为心包、胸腔积液，心功能不全。好转出院后，2010年1月病情复发再次入院，仍诊断为心功能不全。刻下症见：咳嗽，少量白色痰，现可平躺，但平躺时间过长则咳嗽；性功能下降，阳痿严重；下肢肌肉僵硬，眠差，入睡困难，纳食可，白天汗多，夜尿3～4次，大便成形，日1次。舌细颤、淡，苔略腐腻，底滞，脉沉弦。查空腹血糖（FPG）8.36mmol/L，糖化血红蛋白（HbA1c）8.8%。

西医诊断：心功能不全。

中医诊断：胸痹。

辨证：阳虚水泛。

治法：温阳利水。

处方：苓桂术甘汤加减。酒大黄3g，附子30g（先煎6小时），云苓120g，白术30g，川桂枝30g，炙甘草15g，红参15g，山萸肉30g，葶苈子30g，威灵仙30g，五味子15g。

二诊：服上方1周，现平躺时咳嗽，较前有缓解；睡眠有改善，时夜间因咳嗽而醒，纳食可，大便一日3～4次，成形，夜尿每晚2～3次。舌有裂痕，细颤，苔厚腐腻，脉偏数、沉弱。FPG 8.36mmol/L，餐后两小时血糖（2hPG）4.9mmol/L。

处方：云苓120g，川桂枝30g，生白术120g，炙甘草15g，酒大黄3g，附子30g（先煎6小时），红参15g，黄连30g，生姜5大片（自备）。

三诊：平躺时咳嗽、气短、胸闷疼痛有所减轻，背痛，行走时间长后下肢酸疼；大便一日3～4次，成形；夜尿每晚1～2次。舌红，苔黄厚腐腻。FPG 5.3mmol/L，2hPG 8.7mmol/L。

处方：云苓120g，川桂枝30g，生白术120g，炙甘草15g，酒大黄3g，附子30g（先煎2小时），红参15g，葶苈子30g，杏仁15g（后下），生姜5大片（自备）。

此后患者每月看诊一次，以此方加减，随访半年，病情稳定，收效良好。

此患者糖尿病15年，未系统正规治疗，病情发展至络损阶段，出现络脉瘀滞，血行不畅，先后累及肾脏及双目；后脉络受损，大血管损害愈发明显,累及心脏,很快发展为心衰。患者咳嗽、咳白痰,不能平躺,性功能障碍,阳痿,夜尿次数多,舌细颤而淡,苔略腐腻,舌底瘀滞,均属于心脾肾阳气不足,气化不利,水湿内停,积聚于胸中生痰化饮,凌心迫肺。

笔者在治疗难治性心衰时,认为其病机主要是虚实夹杂,以虚为主;本虚标实,以心、脾、肾阳虚为本,水湿痰瘀为标。所谓"急则治其标,缓则治其本",笔者根据其缓急,先以温阳治其本,振奋人体脏腑阳气,促进气化功能;再用大剂量温阳化饮之药祛痰饮以治其标,故选用苓桂术甘汤加附子温补心肾,培元阳而利水饮。其用重剂茯苓、白术各120g加强燥湿利尿之功,以导水而下气随之,挟葶苈子和杏仁,使咳嗽平而胸痛消;并配以桂枝、甘草通阳,治一切阳不化阴之证。同时亦有现代药理研究证明,苓桂术甘汤具有较强的抗心肌缺血及抗心律失常作用,并有较强的抗血小板聚集的作用[4],但该方的剂量配伍才是决定其起效或无效的核心,若欲速效,必须药宏力专,才能起沉疴于腐朽。

(二)李泉云常规剂量配比治疗梅尼埃病[5]

【病案举例】

患者,女,55岁,工人,2008年5月21日初诊。患者素体肥胖,近因劳累过度,突感头昏目眩,转动头部眩晕加重,伴恶心呕吐、耳鸣频作来诊。刻下症见:旋转性眩晕,视物即旋,恶心欲吐,闭目而卧,耳鸣,舌质淡,苔白,脉沉细。血压120/70mmHg,血常规正常。

西医诊断:梅尼埃病。

中医诊断:眩晕。

辨证:痰饮停积脑窍,清阳失宣。

治法:温化痰饮,利水通窍。

处方:苓桂术甘汤加减。茯苓15g,桂枝10g,白术10g,甘草5g,车前子15g,泽泻15g,陈皮5g,半夏10g,天麻15g。日一剂,水煎服。

3剂后眩晕减轻,呕吐已止,效不更方,续服6剂,以巩固疗效。半年后随访,未见复发。

《丹溪心法·头眩》云:"无痰则不作眩。"患者年过半百,素体肥胖,又喜嗜肥甘,导致痰湿自盛,脾阳不振,水饮停积脑窍,清阳不升,浊气不降,发为眩晕。故投予苓桂术甘汤以温药和之,助阳而胜湿,中阳得以运化,则痰饮自化。现代医学认为,梅尼埃病与迷走神经水肿有关。李泉云认为,临床上使用苓桂术甘汤时,若无特殊指征,常规剂量即可收效,一般茯苓 10～15g,桂枝 10～15g,白术 10～15g,甘草 3～10g。

(三)张志远重用苓桂术甘汤治疗寒湿腰痛[6]

白术自古以来便为治疗寒湿腰痛的要药,各医家均有论述。如《汤液本草》中:"近多用白术治皮间风,止汗消痞,补胃和中,利腰脐间血,通水道,上而皮毛,中而心胃,下而腰脐,在气主气,在血主血。"又如《本草求真》:"白术专补脾阳,生则较熟性更鲜,补不腻滞,能治风寒湿痹,及散腰脐间血,并冲脉为病,逆气里急之功。"

国医大师张志远临床善重用苓桂术甘汤治疗寒湿腰痛,症见腰下冷痛,如坐水中,阴雨天加重。张志远认为此病病机属脾阳不振,肾气不利,方用苓桂术甘汤加减。处方:生白术 80g,茯苓 70g,薏苡仁 70g,桂枝 9g,车前子 9g(包煎)。

方中白术擅利腰脐之气、散腰脐死血,故重用白术 80g 以畅腰间气机;茯苓甘淡性平,《药品化义》曰:"白茯苓,味独甘淡,甘则能补,淡则能渗……淡渗则膀胱得养,肾气既旺,则腰脐间血自利"。故其重用茯苓 70g 以养肾气而利脐血;配伍大剂量薏苡仁以利膀胱之水,同时增强白术、茯苓利腰脐气血之力,使寒湿之邪从小便而出,散寒除湿通痹;又佐以桂枝助阳化气,少许车前子以利水,可引肾气外达。在白术的应用上,张志远认为,白术虽可利腰脐之气,但在临床应用时仍需注意两点,一乃利气散血必须生用,二须大剂量投用方能起效。

参考文献

[1]向宗兴.苓桂术甘汤应用述要[J].河南中医,2011,31(7):716-719.

[2]康爱秋.重用云苓治疗55例心源性水肿临床观察[J].天津中医,1989(1):14.

［3］仝小林.仝小林经方新用十六讲［M］.上海:上海科学技术出版社,2015:216.

［4］宋宗华.苓桂术甘汤药效物质基础研究［D］.沈阳:沈阳药科大学,2002:2.

［5］杨阿妮.李泉云老师运用苓桂术甘汤经验［J］.甘肃中医,2009,22(9):16-17.

［6］岳娜.张志远先生应用大剂量白术经验［J］.山东中医杂志,2015,34(11):877-878.

六 一 散

六一散是金元四大家之一的刘河间创制的一首具有清暑利湿作用的名方,载于《伤寒直格》一书,原名益元散,亦名天水散、太白散。该方为祛暑利湿的代表方。方由滑石六两、甘草一两以6∶1的比例共研细末而成,故后世通称"六一散"。六一散虽然药仅两味,组成简单,却极具巧思,清热而不留湿、不伤正,有利水、分阴阳之效。原方用于治疗暑湿证,症见身热烦渴,小便不利,或泄泻,苔黄腻,其功效为清暑利湿。据现代药理研究,本方药具有利尿、止泻、抑菌的作用,因此现代临床多用六一散治疗中暑、膀胱炎、尿道炎和急性肾盂肾炎等属暑湿或湿热下注者[1]。

《方剂学》载六一散可以直接冲服,也可以包煎或外用。冲服时每次6~9g,每日2~3次,温开水调下;包煎可用9~18g,煎汤服,每日2~3次(亦可加入其他方药中煎服)[2];外敷时,根据病情酌情使用。六一散的变通方有若干种,如益元散、碧玉散、鸡苏散等。后世所传益元散,则是在六一散的基础上加入镇心安神的朱砂(辰砂)一味,因此亦称"辰砂六一散"。用治暑湿证兼见心悸不安、失眠多梦者。碧玉散是在原方中加入清热解毒的青黛一味,用治暑湿兼见肝火,或因有热而兼见口舌生疮之症。鸡苏散则是原方加入发散风热的薄荷一味,用治暑湿兼见微恶风寒、头痛头胀、咳嗽不爽等症状者。

以上诸方的适用范围,不仅限于暑热季节的暑湿证,其他季节的外感热病早期,只要是热而兼湿者,也常可以应用。

计晓丽常规剂量配比(6∶1)外敷治疗肛周湿疹[3]

【病案举例】

患者,女,87岁,胸椎手术后并发肺部感染、呼吸衰竭。患者体胖,意识清楚,长期卧床,全身严重水肿,大小便失禁,肛周皮肤长时间因大小便刺激出现湿疹,局部皮肤破损且有渗出。给予定时翻身,及时用湿纸巾擦去大小便,并以爽身粉外敷,但效果不佳。后改用六一散贴敷,每次翻身及便后以六一散贴敷肛周皮肤,24 小时后渗液减少,2~3 天后伤口干燥,湿疹明显好转,5~7 天基本愈合。

肛周发红、湿疹原因是肛周皮肤长期受肠液、尿液碱性刺激或并发真菌感染引起。计氏认为,风湿热邪流注肌肤,此症初如粟米,而痒兼痛,破流黄水,浸淫成片,随处可生。由脾胃湿热、外受风邪,相搏而成。可见此症主要是外感风湿热邪,内因食积虫扰,脾失健运,终致湿热壅阻肌肤而发。故应清热、祛湿、祛风、止痒治疗,符合六一散之证治,以滑石、甘草两味药以 6∶1 配制外敷使用。甘草甘平偏凉,能清热泻火,益气和中。此外,甘草还有抗炎、抑菌、解毒、生肌、止痒等功效。而滑石甘淡性寒,体滑质重,既可清解湿热,又可通利水道。两者合用,药性平和,清暑利湿,具有干燥、消炎、止痒、收敛伤口的作用。方证相对,故能迅速起效。

罗星辉重用滑石(10∶1)治疗泌尿系结石[4]

【病案举例】

患者王某,男,26 岁,1974 年 4 月 15 日就诊。左侧肾区疼痛,向左下腹放射,尿常规检查:红细胞 ++,草酸钙结晶 ++,腹部 X 线平片确诊为:左侧输尿管结石。用六一散加蝼蛄 5 只,金钱草 30g,海金沙 30g,服药 6 剂后,疼痛缓解,服 30 剂后连续排出结石 12 粒,大的如黄豆,小的如绿豆,症状消失,尿常规正常,随访 5 年未复发。

方中六一散用量改比例为 10∶1,重用滑石 30g,甘草 3g。罗星辉认为六一散可治小便赤涩,癃闭淋痛,用于沙淋、石淋,本方加重滑石分量,是取其重能清降,滑能利窍之效。

崔崎轻剂外洗治疗包皮环切术后包皮水肿[5]

【病案举例】

李某,男,29 岁,教师。主诉包茎,包皮与龟头粘连,不能暴露冠状沟,有局部反复感染病史。于 2005 年 2 月在外院行包皮环切手术,术后包皮水肿,虽经热敷治疗但经久不退,影响夫妻生活,思想负担沉重。1 周后前来我科就诊。予以中医药治疗:方选六一散加艾叶外用:滑石 36g(包煎),甘草 6g,艾叶 50g,加水 500ml 煎煮 20 分钟,去渣取汁。倒入盆内,待温热后将阴茎放入浸洗 10 分钟,每日 3 次。热度以患者舒适为度。患者 2 天后水肿明显减轻,8 天后症状完全消失。

包皮水肿是包皮环切术后最常见的并发症之一,手术创伤是造成本病最直接的因素。目前认为水肿原因是手术损伤后,血液、淋巴回流障碍所致。西医大多采用理疗、热敷等方法,而疗程一般较长。中医认为局部气血水液代谢失常,湿热闭阻肌表所致是本病的病机所在。根据"实则清利"的治疗法则,治疗时宜用清热利湿、利水消肿的治法。本方选取六一散:石膏、甘草加艾叶水煎外用治疗。《成方便读》中说:"……滑石气清能解肌,质重能清降,寒能胜热,滑能通窍,淡能利水……"六一散配伍极妙,此方有清热而不留湿、利水而不伤正之功效。艾叶具有抗菌、消炎的药理作用。上述药物使用后局部水肿消退,且中药外洗对患者无肝肾功能损害。此外洗方组方精练,药量小而收效显,因包皮术后水肿病位较浅、病情较轻,又考虑外洗之法非内服中药需要保证血药浓度,故轻量实用即可,节约方便,疗效明确。

参考文献

[1]张保国,丛悦,刘庆芳.六一散现代临床运用[J].中成药,2010,32(3):467-470.

[2]谢鸣.方剂学[M].中国中医药出版社,2009.

[3]计晓丽.六一散用于肛周湿疹的疗效观察[J].护理研究,2007,21(3):723.

[4]罗星辉.蝼蛄合六一散治疗泌尿系结石[J].中医杂志,1979(7):34.

[5]崔崎,郭小鹏,马超.六一散加艾叶治疗包皮环切术后包皮水肿 40 例[J].新疆中医药,2006,24(5):49-50.

三 仁 汤

三仁汤出自《温病条辨》，原方由杏仁五钱，飞滑石六钱，白通草二钱，白蔻仁二钱，竹叶二钱，厚朴二钱，生薏苡仁六钱，半夏五钱组成。用于湿温初起之头痛恶寒，身重疼痛，面色淡黄，胸闷不饥，午后身热，苔白不渴，脉弦细而濡等症，有宣畅气机、清热利湿之功。本方治疗湿温初起，卫气同病，湿气留恋三焦，湿重于热者。

方中杏仁宣肺气，白蔻仁调中气，生薏苡仁利下湿，以"三仁"为主药，通利三焦湿热，故称"三仁汤"。配伍滑石之甘淡性寒，利湿清热而解暑；通草、竹叶甘寒淡渗，以助清利湿热之力；半夏、厚朴辛苦性温，行气化湿，散结除痞，既助行气化湿之功，又使诸药寒凉而不碍湿。诸药合用，既可轻宣上焦肺气，又可畅通中焦气机，还可渗利下焦湿热，宣上畅中渗下，使湿热之邪从三焦分消，则诸症自解。

本方辨证要点为湿热郁于气分，湿重而热轻，临床以低热、食欲不振、四肢困重、苔白腻、脉濡[1]。现代临床被广泛地运用于治疗各种疾病，如支气管炎、流行性感冒、肺炎、消化不良、胃溃疡、慢性胃炎，以及西医诊断不明的发热等。根据《药典》(2015 年版)记载，三仁汤中主要药物用量范围为：杏仁 5～10g，白蔻仁 3～6g，薏苡仁 9～30g，滑石 10～20g，通草 3～5g。然而湿性重着，湿浊之为病，常需重剂方能祛邪。尤其是薏苡仁，本为药食同源之品，重剂无妨。

(一)常规剂量治疗肠梗阻术后肠粘连致重度呕吐[2]

【病案举例】

患者，女，55 岁。2006 年 10 月 12 日初诊。患者于 2006 年行肠梗阻部分肠管切除术及断端吻合术，术后出现呕吐，并随时间的推移症状加重，体重明显减轻，近 2 日食入即吐，神疲乏力，嗜卧，不伴腹痛，大便量少，数日一行，小便可，复查无再梗阻，舌胖大齿痕，苔薄白,脉沉细。

西医诊断:肠梗阻术后肠粘连。

中医诊断:呕吐。

辨证:腑气不通,胃气上逆。

处方:杏仁 9g,白豆蔻 9g,生薏苡仁 30g,清半夏 6g,厚朴 9g,生大黄 6g,槟榔片 9g,二丑(黑牵牛子、白牵牛子)各 6g,公丁香 6g,川楝子 12g。14 剂,日 1 剂,分次频饮。

二诊(2006 年 11 月 2 日):病情明显缓解,呕吐次数减少,能少量进食,舌质淡,舌苔根部白厚,脉沉细。遂调整处方,并改剂型为水丸,缓图以健脾固本,兼顾化瘀以通络,加速肠粘连的松解。

之后随访,呕吐已止,饮食基本正常,体重增加,未再有不适。

腹腔手术后一旦形成肠粘连,往往容易造成反复梗阻,需多次手术,十分痛苦。本例患者虽无再梗阻发生,但由于术中伤气伤血,气血郁结,腑气不通,胃气上逆,造成呕吐,其治疗急则治标,缓则治本。治疗以和胃降逆、化湿行气、降气通腑为要。方用三仁汤化湿和胃,其中用薏苡仁 30g,利湿排脓祛腐作用显著;生大黄、槟榔、二丑降气通腑;丁香、川楝子辛香走窜通结。

笔者一贯提倡因病施量、因势施量,该例患者首次来诊,病势急剧,故需用汤药以臻速效,汤者荡也,其后患者病势缓解,需长期调补,故轻用丸剂以收全功,丸者缓也。临证之时,不可不察。

(二)郑启仲用三仁汤治疗儿科诸症[3]

1.常规剂量治疗慢性腹泻

【病案举例】

患儿,男,8 岁,2012 年 10 月 27 日初诊。主诉:反复腹泻 4 个月。患者 4 个月前恣食生冷后出现腹泻,日 7~8 次,经西医菌制剂、保护肠黏膜等治疗,腹泻稍减轻至 3~4 次,并多次求治于中医,以理中散、参苓白术散、五苓散、葛根芩连汤等多方治疗均无效。4 个月来患儿体重下降 5kg 余。刻下症见:精神倦怠乏力,语声低微,面色萎黄,纳呆呕恶,脘腹胀满,汗多黏腻,腹泻,日 3~4 次,质稀,黏滞不爽,小便短赤,舌稍红,苔厚腻,脉略数无力。

西医诊断：慢性腹泻。

中医诊断：腹泻。

辨证：湿热泻。

处方：三仁汤加减。杏仁10g,炒薏苡仁10g,白蔻仁6g,淡竹叶10g,厚朴6g,木通10g,滑石10g,清半夏6g,黄连3g,藿香9g,防风6g,甘草6g,3剂,水煎服,日一剂。

服药1剂后患儿汗出明显增多,腹泻反增多,日7~8次,尿色赤。后2日腹泻次数锐减至每日1~2次,仍偏稀,胃纳大增。

二诊(10月30日)：腹泻好转,大便略稀,日1~2次,胃纳开,言语有力,活动过多时仍有乏力、汗多等,尿色不赤。舌淡红,苔白略厚,脉缓数,深按无力。党参10g,炒白术10g,砂仁6g(后下),桔梗6g,滑石12g,甘草6g。3剂,水煎服,日一剂。后以健脾利湿之方收效。

常言"无湿不成泄",泄泻与湿邪关系密切,治疗泄泻时常不离利湿之法。小儿脾常不足,加之该患儿过饮寒凉,伤及脾胃,不能运化水湿而湿阻肠道,阳常有余则易化热,湿热互结则大肠传化物失司,故泄泻不止。肺与大肠相表里,治大肠不治肺则不能协同气机出入,故以三仁汤宣畅气机,交通肺肠,上下气机得畅,湿邪祛除,故泻止而安。其首日泄泻反多当为邪有出路之故。此病为湿热作祟,湿重于热,与三仁汤病机吻合,得宣上畅中渗下之意。本方诸药用量不大,一则因为患者为8岁小儿,二则本病乃寻常疾病,药证相符即有显效。

2. 小剂量治疗治慢性肺炎

【病案举例】

患儿,男,15月龄,2009年11月7日就诊。主诉:反复咳嗽、喘息4个月。现病史:患儿4个月前出现咳喘,当地诊为"肺炎",予以抗感染及平喘化痰等治疗,症状时轻时重,曾在数家医院住院就诊,查痰培养提示耐药菌感染。中医予以小青龙汤、定喘汤、麻杏石甘汤、射干麻黄汤等及针灸、贴敷均如石投渊。刻下症见:精神差,面色萎黄,喉中痰鸣,晨起喘息,大便黏腻不爽,纳差,尿色微黄,舌稍红,苔白,指纹滞。听诊双肺呼吸音粗,可闻及中粗湿啰音及少量喘鸣音。

西医诊断:迁延性肺炎。

中医诊断:肺炎喘嗽。

辨证:湿热阻滞,肺气郁闭。

处方:三仁汤加减。杏仁 6g,炒薏苡仁 10g,白蔻仁 3g,熟大黄 2g(后下),淡竹叶 6g,厚朴 6g,木通 10g,滑石 10g,清半夏 6g,甘草 3g,3 剂,水煎服,日一剂。

患儿服用 1 剂后排出大量黏液便,矢气频频,纳转佳,喉间痰鸣减半,晨起仍有喘息,较前明显好转。

二诊(11 月 10 日):晨起喘息、喉间痰鸣均较前好转,大便偏稀,尿色转清,纳好转,听诊双肺呼吸音粗,可闻及少量中粗湿啰音,偶可闻及少量喘鸣音。舌淡红,苔白略腻,指纹淡紫。继用六君子汤合苓桂术甘汤加减。后以健脾化痰、补肺纳气治疗而愈。

该患儿肺炎缠绵难愈,套用开肺化痰、平喘止咳类药无效,郑氏辨证为湿热停留,肺气郁闭。肺喜润恶燥,但水湿过度也致使肺失肃降,小儿阳常有余,故呈湿热之象。三仁汤中宣肺行气,清热利湿,湿去则热无所依,热清则湿无所留,故肺气宣降如常,行方有据,宣清得效。后期予以培土生金、健脾化痰、利湿行水而愈。治疗小儿呼吸系统疾病,方药用量宜轻,小儿脏腑娇嫩,肺更为娇脏,治疗慢性疾病,用药太重恐力过病所,故而轻用,亦可四两拨千斤。

参考文献

[1]谢鸣.方剂学[M].中国中医药出版社,2009.

[2]张蓉芳,仝小林.仝小林教授治疗疑难病验案[J].中国民间疗法,2014,22 (12):7-8,3.

[3]冯刚,郑宏,郑启仲.郑启仲教授应用三仁汤经验[J].中华中医药杂志, 2015,30(07):2400-2402.

芍药甘草汤

芍药甘草汤见于《伤寒论·辨太阳病脉证并治上》,为治疗"足挛急,不得伸"的名方。白芍与炙甘草配伍,既善化阴,舒挛急,又能和营通络,缓急止痛。《医学心悟》曰:"芍药甘草汤止腹痛如神。"笔者认为,芍药甘草汤是缓急止痛之专方、效方,任何平滑肌和骨骼肌痉挛引起的痛症皆可用之,但治疗炎症之痛疗效便较差。用其配葛根、松节治疗肩凝症,合葛根汤之意;配桂枝、鸡血藤治疗不安腿综合征,合黄芪桂枝五物汤之意;配川乌、乳没治疗关节痛;配吴茱萸、黄芪治疗虚寒性胃痛(胃痉挛剧痛),合黄芪建中汤之意;配川楝子、青皮治疗胁肋胀痛。用量:治脏腑痛,白芍 30~45g,甘草 15g;治经络痛,白芍 30~120g,甘草 15~30g。痛剧可以倍量。

(一)重用芍药治疗糖尿病不安腿综合征[1]

【病案举例】

尹某,男,37 岁。主诉:血糖升高 4 个月,左下肢静息痛半年余。患者 4 个月前因有典型"三多一少"症状去医院检查,发现血糖升高,自测餐后血糖 20.13mmol/L,尿糖 +++,诊为 2 型糖尿病,服用二甲双胍肠溶片、阿卡波糖胶囊及中药治疗,目前血糖控制平稳。既往有脂肪肝病史。刻下症见:左下肢酸痛,左侧臀部酸痛,静息痛,行走时缓解,眠不实。大便干,2 日一行。夜尿 2~3 次,夜间多汗。纳可,乏力,口周生小疮。血糖控制平稳。脉沉略弦,舌质暗苔少,舌略胖。

西医诊断:糖尿病合并不安腿综合征。

中医诊断:消渴;痹证。

辨证:肝肾不足,血虚络痹,筋脉失养。

处方:芍药甘草汤合黄芪桂枝五物汤加减。白芍 30g,炙甘草 15g,黄芪 30g,川桂枝 30g,鸡血藤 60g,当归 30g,黄连 30g,生姜 3

大片。

二诊:服药 1 个月后,左下肢疼痛、静息痛较前略有好转,乏力消失,自觉肌肉松弛。空腹血糖(FPG)5.87mmol/L,餐后 2 小时血糖(2hPG)6.4mmol/L。

处方:白芍 45g,炙甘草 15g,黄芪 30g,当归 12g,知母 15g,煅龙骨、煅牡蛎各 30g(先煎),炒酸枣仁 90g,肉桂 30g,山萸肉 15g。

三诊:左下肢痛消失,睡眠好转 50%~60%,双下肢皮肤瘙痒、多汗消失。FPG 5.9mmol/L,2hPG 6.4mmol/L。予上方重用炒枣仁 120g,去煅龙骨、煅牡蛎、肉桂、山萸肉、知母,加白鲜皮 30g,地肤子 30g,黄柏 30g,生姜 5 大片。

四诊:腿痛略有反复,眠佳,皮肤瘙痒基本消失,余无明显不适。FPG 6.7mmol/L。

处方:白芍 45g,炙甘草 15g,当归 15g,黄芪 20g,黄连 15g,黄芩 30g,山萸肉 15g,肉桂 9g,生姜 3 片。

14 剂后,腿痛消失,无明显不适。开始服水丸巩固疗效,随访 3 个月腿症未犯。

糖尿病合并不安腿综合征,临床主要特点为"抽搐挛急""疼痛""麻木感"及小腿发凉等为主,常以芍药甘草汤为基础方,加减论治。白芍养血敛阴,柔肝止痛,平抑肝阳;炙甘草补中益气,泻火解毒,缓急止痛,缓和药性。白芍味酸,得木之气最纯;炙甘草味甘,得土之气最厚。二药配伍,有酸甘化阴之妙,共奏敛阴养血、缓急止痛之效。笔者认为,大剂量白芍是治疗不安腿综合征的靶药,对于缓解肌肉抽搐挛急有良好的作用。

临床治疗本病,以小腿肌肉抽搐挛急为主症时,重用芍药、炙甘草,并加鸡血藤等药活血通络解痉;以疼痛为主症时,多从血瘀论治,治疗时配以活络效灵丹,以制乳香、制没药活血祛瘀、消肿定痛;以麻木感为主症时,多从气血不足着手,配以当归补血汤合黄芪桂枝五物汤治疗;以下肢或小腿发凉为主症时,配以大乌头汤加减化裁;而对于下肢血管斑块、瘀浊阻于经脉形成的不安腿,多配以大黄䗪虫丸,祛瘀化浊通络。遣药组方应谨守病机,或补、或温、或清,药证合拍,方能获效。

现代药理学研究表明,芍药甘草汤对横纹肌、平滑肌的挛急,无论是中枢的还是末梢的均有镇静作用。笔者在临床广泛用之于治疗各种拘挛、疼痛,白芍用量常达 30~120g,疗效显著,尤其对糖尿病引起的不安腿综合征,屡获良效。

(二)孙洪涛常规剂量配比治疗急性胃脘痛[2]

【病案举例】

田某,女性,45 岁,2013 年 10 月 16 日初诊。主诉:胃脘痛 3 小时。患者有胃病史 10 余年,时感胃脘部疼痛不适,常伴有嗳气、吞酸。2 年前行上消化道造影显示胃下垂及胃炎。曾间断服用补中益气丸及奥美拉唑、胃炎颗粒等中西药物,症状略有好转。3 小时前患者进食米饭后脘痛又作,疼痛较剧,胀闷不适。观其形瘦,舌淡苔薄白,脉细弱无力。

中医诊断:胃脘痛。

辨证:脾虚,胃阴不足。

治法:缓急止痛,健运脾胃。

处方:芍药 30g,甘草 10g,延胡索 15g,香附 12g,党参 12g,木香 6g,砂仁 6g。4 剂,水煎服,每日 1 剂。

二诊:患者取药后即服 1 剂,用药 30 分钟后胃脘痛明显减轻,4 剂服尽,脘腹疼痛消失,仍时有腹胀,前方加枳壳 15g 调理脾胃气机,继服 5 剂。

药后脘腹胀痛基本消失,胃纳增加,随访 1 年未复发。

急性胃脘痛多为急、慢性胃炎,胃十二指肠溃疡所致的胃平滑肌痉挛性疼痛。芍药甘草汤为治疗平滑肌及骨骼肌痉挛的专方,经及时用药后,疼痛可明显减轻。现代药理研究证实,对于急性胃脘疼痛,芍药甘草汤中芍药与甘草 3:1 镇痛效果最佳,故 1 剂投之,效如桴鼓,4 剂后症状消失。

(三)马伟军重剂治疗腓肠肌痉挛[3]

【病案举例】

王某,男,52 岁,干部。2003 年 9 月 25 日初诊。患者右小腿后方肌肉阵发性抽掣样疼痛 3 个月余,痉挛时疼痛剧烈,不能站立,活动受限,经多方治疗不效,极为痛苦。查右侧腓肠肌处轻度静脉曲张,发作时局部肌肉紧张、拒按,舌淡、苔薄白,脉沉弦。详问病情得知该证是由初夏井水冲腿遇冷所致。

辨证:寒滞经脉。

治法:缓急止痛,温经散寒,活血通络。

处方:酒白芍 100g,甘草 30g,制川乌 10g,制附片 10g,桂枝 20g,木瓜 15g,丹参 20g,川芎 20g,路路通 15g,川牛膝 60g。3 剂,水煎服,每日 1 剂。

3 剂服完后,诸症明显好转,为巩固疗效,在原方的基础上加黄芪 40g,当归 15g,继服 6 剂善后,随访多年未再复发。

方中白芍和炙甘草相须为用,不仅可酸甘化阴,缓急止痛,且益气补血,起到了标本兼治的作用。《素问·痿论》说"肝主身之筋膜",此方中重用白芍为君,大量使用以养血柔肝、缓急止痛,同时酒制使其药性能很好地归入肝、脾二经。甘草的大量使用令缓急止痛效果更明显,且能调和方中余药。病因为寒、瘀所致,临床表现为阵发性肌肉痉挛疼痛,按照"急则治其标,缓则治其本"的原则,在重剂芍药甘草汤缓解疼痛的基础上加入治本之药,标本兼顾,故获佳效。

(四)王文清重用芍药治疗大趾外翻[4]

【病案举例】

张某,女,60 岁。2008 年 10 月 8 日初诊。主诉:双侧足趾变形伴疼痛 3 个月余。患者 3 个月前无明显诱因出现双侧足大踇趾逐渐向外侧歪斜,压迫余趾,曾多处求治,屡用止痛药、外涂药、针灸等治疗(具体不详),病情未见好转。近日疼痛日益加重,走路困难。刻下症见:双足大踇趾外翻(约 15°),压迫余趾,次趾、中趾受压最重,向外斜歪;大踇趾根部内侧有瘤状鼓起,直径约 2cm,皮色正常,质地坚硬,按压疼痛。步行时足大踇趾疼痛,步态不稳;双目干涩;舌红有裂纹、红点,无苔,脉微细数。

辨证:肝肾阴虚,阴血不足,筋脉失养。

治法:滋补肝肾阴血,舒筋活络。

处方:白芍 50g,甘草 15g,赤芍 20g,威灵仙 30g,川牛膝 30g,当归 30g,代赭石 20g。每日 1 剂,水煎,早、中、晚饭前分服。

二诊:服药 5 剂,大踇趾外翻程度减小(约 10°),余趾松解,目干涩;舌红有裂纹红点、无苔,脉细数。上方加何首乌 30g,桑椹 20g,女贞子 30g。

三诊:服药 8 剂,双足大踇趾复位,余趾伸展已近正常,步行时无痛,目干涩大减;舌红、裂纹不显、红点少见,无苔,脉细略数。效不更方。患者再服上方 6 剂后,诸症消失,病告痊愈。

本例患者病机属肝肾阴虚,上不润目,下不濡筋;筋缩而趾歪,乃肝血虚、经筋失养故也。芍药甘草汤"用补阴血",重用芍药 50g 舒筋活络,濡养筋脉。加当归、丹参养血活血,威灵仙、牛膝通经活络舒筋,代赭石重镇走下,牛膝亦能引药下行,使药力直抵足趾。王文清认为,病在下,应饭前服药;病在上,应饭后服药。患者服药后,肝肾阴血充足,目润筋濡,筋得舒展则大踇趾复位。

(五)孙定隆重用甘草治疗反复呃逆[5]

【病案举例】

沈某,男,72 岁。2004 年 09 月 25 日初诊。呃逆反复发作 7 年,加重 2 周。刻下症见:患者形体偏胖,行动迟缓,步态不稳,需人搀扶,面色萎黄,呃逆频作,食少脘腹痞闷,小便尚可,大便不调。舌红,苔薄白,脉沉缓。

中医诊断:呃逆。

辨证:脾虚木贼。

治法:柔肝降逆止呃。

处方:白芍 30g,甘草 30g,公丁香 3g,柿蒂 15g,红参 10g,干姜 10g,代赭石 15g(先煎),槟榔 10g,旋覆花 10g(包煎)。5 剂,每日 1 剂,水煎服 3 次。

二诊:药后势缓,夜能入睡。再进 4 剂后呃逆几愈,仅食干时偶作,胸腹痛隐、满闷。原方去槟榔,加枳壳 10g,川芎 10g,继服 5 剂。药后呃止。继守 7 剂以固疗效。随访 6 个月未复发。

本病其本在于年老脾虚,其标在于木旺恶土,故以芍药甘草汤调和肝脾。白芍 30g 柔肝缓急,解除膈肌痉挛而治其标;重用甘草 30g 扶脾,使芍药与甘草达到 1∶1 配伍,并以红参佐之,大补元气,而治其本;干姜、丁香温胃阳,旋覆花、代赭石、槟榔、柿蒂以降逆,诸药合用,共奏止呃之效。方中芍药与甘草相须为用,为配伍增效的典范,现代研究证明,白芍之主要成分为芍药苷,能有效抑制胃、肠、子宫等平滑肌痉挛而致的疼痛,而甘草所含之甘草皂苷可明显增强神经肌肉接头的阻断作用。

参考文献

[1]赵林华,刘文科,王强,等.仝小林辨治糖尿病合并不安腿综合征验案两则[J].中国中医基础医学杂志,2010,16(04):340-341.

[2]孙洪涛.经方辨治急症验案举隅[J].中国中医急症,2015,124(10):1871-1872.

[3]马伟军,李培科.芍药甘草汤加味治疗腓肠肌痉挛验案1则[J].江苏中医药,2011,43(08):58-59.

[4]王文清,陶枫,王金胜.加味芍药甘草汤治疗怪病3例[J].上海中医药杂志,2012,46(09):64-65.

[5]王炜.孙定隆运用芍药甘草汤治疗顽固性呃逆经验[J].河北中医,2005,27(8):631.

射干麻黄汤

射干麻黄汤出自《金匮要略·肺痿肺痈咳嗽上气病脉证治》:"咳而上气,喉中水鸡声,射干麻黄汤主之。"胡希恕注:"表不解则气不得旁通,壅逆于肺,故咳而上气,若复有痰饮,则与气相击,故喉中声嘶如蛙鸣也,本方主之。"本方具有宣肺祛痰,下气止咳之功,主治痰饮郁结、肺气上逆,"咳而上气,喉中水鸡声"的寒痰阻肺证。咳嗽气逆喘促,喉中痰鸣有声是本方证的特征性症状。

射干麻黄汤由射干三两,麻黄、生姜各四两,细辛、紫菀、款冬花各三两,半夏、五味子各半升,大枣七枚组成,诸药相伍,散中有收、开中有合,使寒解痰除,肺气复舒,宣降有权,奏止咳化痰、平喘散寒之功。现代研究证实,射干麻黄汤具有镇咳、祛痰、平喘作用,广泛运用于支气管哮喘,急、慢性支气管炎、小儿肺炎、肺气肿、肺源性心脏病等呼吸道疾病证属内饮外寒者。本方在小儿呼吸系统疾病中使用较多,故应注意因人施量、因病势施量的用量策略,不可拘泥。

临证时当区别射干麻黄汤与小青龙汤之不同,二者均为解表化饮之剂,但射干麻黄汤是内饮兼感寒邪,表证轻;小青龙汤则外寒表实之证重,故在药物组成中,小青龙汤麻、桂并用,以加重发汗解表之力。射干麻黄汤则不用桂枝,而加射干、紫菀、款冬花,以增强化痰止咳之功。

(一)常规剂量治疗咳嗽变异性哮喘[1]

【病案举例】

张某,女,45岁。2009年10月21日初诊。主诉:咳嗽、胸闷11年,加重2个月。现病史:1998年春天因劳累出现持续性咳嗽、胸闷2个月,西医诊断为"支气管哮喘",经系统治疗后好转。其后每年间断发作4~5次,2个月前行"子宫肌瘤切除术"后出现阵发性咳嗽,伴胸闷气短,每天发作 1～2 次,发作时予硫酸沙丁胺醇气雾剂喷入,不适症状可有效缓解。刻下症见:阵发性咳嗽,咳吐少量白色黏痰;伴气短、胸闷,遇冷空气加重。平日畏寒,但烘热汗出阵作,乏力,心烦易怒。纳食可,眠差,常半夜憋醒,大小便正常。既往史:高血压病 1 年余,服硝苯地平血压控制在 120/80mmHg;甲状腺多发结节 3 年;子宫肌瘤切除术后 2 个月。舌淡,苔黄白相间,脉浮数。家族史:母亲、姐姐均患支气管哮喘多年。

西医诊断:咳嗽变异性哮喘。

中医诊断:哮证。

辨证:痰饮郁结,内饮外寒。

治法:宣肺祛痰,散寒祛邪,下气止咳。

处方:射干 15g,炙麻黄 12g,紫菀 30g,款冬花 30g,五味子 15g,细辛 3g,清半夏 30g,苏子 9g,葶苈子 30g,前胡 30g,大枣 5 枚,生姜 3 片。14 剂,水煎服,日 1 剂。

服上方 3 剂而咳止,胸闷气短得以解除。现遇冷空气偶有咳嗽发作,烘热汗出未作,睡眠欠安易醒,余无不适,予葶苈大枣泻肺汤善后。

咳嗽变异性哮喘是一种特殊类型的哮喘,以咳而不喘为其特点,持续时间较长,按普通咳嗽或细菌感染治疗,久治无效。笔者认为,射干麻黄汤是治疗咳嗽变异性哮喘的靶方。笔者治疗此病,常在射干麻黄汤基础上,加葶苈子 30g,苏子 9g。方中常用量为:射干 10～15g,炙麻黄 5～12g,姜半夏 10～20g,五味子 15～20g,细辛 6～9g,炙紫菀、炙款冬花各 10～20g。一般 3 付左右咳大减,1 周左右治愈。

患者以“咳嗽、胸闷”为主症,兼有畏寒、白痰等阳气不足之症;但同时亦有烘热汗出、心烦易怒等肝气不疏、阴阳不调之不适。又考虑患者属家族过敏体质,又为情志敏感之人(因有甲状腺结节、子宫肌瘤病史);且病情遇冷空气而加重,均为哮喘发生的内外因素,故此患者当从哮证辨治无疑,又病属发作期,当以祛邪实为主。方中麻黄、细辛、苏子、半夏、生姜、款冬花之辛散宣肺达邪,主肺之宣发;以射干、紫菀、葶苈子、前胡之苦开痰而利咽喉,主肺之肃降,宣降同施以复肺力;五味子酸敛肺气,以防麻黄、细辛、前胡、苏子等辛散药之发散太过,辛与酸一散一收,正适肺性,以防耗散肺气之弊;加大枣健脾安中,与生姜相配,以调营卫。

(二)常规剂量治疗支气管哮喘[2]

【病案举例】

张某,女,48岁,2010年5月10日初诊。主诉:持续性咳嗽伴喘憋10余年,加重1个月。患者10年前出现持续咳喘2个月余,西医诊断为支气管哮喘,经治疗后好转,然每年仍间断发作3~4次。2009年输液后出现"药物性肝炎",肝区疼痛,经1个月保肝治疗,现肝功基本正常。刻下症见:气短咳嗽,遇冷空气加重,时有肝区不适及头晕,阵发性烘热汗出,心烦心悸,乏力,眠差,二便调,脉浮偏数,苔黄稍厚。

处方:射干15g,炙麻黄12g,炙紫菀30g,炙款冬花30g,五味子15g,苏子9g,葶苈子30g,前胡30g。

二诊:服上方28剂,咳嗽基本消失。仍头晕,阵发性烘热汗出。偶有肝区不适,乏力,心烦心悸。心电图显示偶发室早。舌底瘀,脉弦弱。

调整处方:葶苈子30g,五味子15g,苦参15g,三七9g,大枣5枚。

服用28剂后随访,心悸消失,烘热汗出稍好转,后以当归六黄汤善后。随访两年,咳喘未发作。

患者以"持续性咳嗽伴喘憋"为主诉,因病程日久,正虚邪实,外寒内饮,肺气不利所致。正气不足,外寒引邪,寒邪犯肺,引触"伏痰",痰随气升,气因痰阻,相互搏结,壅塞气道,肺管狭窄,通畅不利,肺气宣降失常引动停积之痰而致痰鸣如吼,气息喘促。患者年近更年期,经量少,并有更年期的症状,气阴两虚表现明显,气阴不足养心则心慌心悸,阴虚内热,热扰心神则烘热汗出、心烦、眠差。治疗以"咳、喘"为首要任务,以温肺化饮为治则。

在运用射干麻黄汤时,笔者强调抓住"呼吸困难急促,或咳嗽"的主症。剂量方面,患者久病,治疗非一日之功,不可一味求速,且方证相应,自能药到病除,故以常规剂量投之,服药 1 个月,取得了显著的疗效。

(三)郝文梅轻剂治疗小儿支气管哮喘[3]

【病案举例】

患儿,男,7 岁,既往有支气管哮喘病史,本次因受凉而发咳喘。刻下症见:咳嗽,气喘不能平卧,喉间痰鸣,恶寒,流清涕,痰液清稀,面色淡白。舌质淡胖,苔薄白,脉浮滑。听诊双肺满布哮鸣音。

治法:解表散寒,温肺化饮。

处方:射干 6g,炙麻黄 6g,生姜 5g,细辛 1g,五味子 6g,白芍 5g,炙甘草 5g,桂枝 5g,葶苈子 5g。

5 剂药后,患儿咳喘较前明显减轻,其余症状也均已缓解,上方去桂枝,加大枣,再服 3 剂,患儿咳喘消失。

哮喘是由内有痰饮留伏,外受邪气引动而诱发。风寒入肺,肺失宣肃,肺气不利,引动伏痰,痰气交阻于气道,痰随气升,相互搏结,气机升降不利,而致寒性哮喘。射干麻黄汤是治疗小儿哮喘的常用方,方中射干、麻黄解表发汗,且可温肺平喘;芍药、甘草同用解痉缓急;干姜、细辛内可温肺化饮,外可辛散风寒;五味子敛肺止咳,以防耗散太过;甘草止咳,调和诸药,全方同用,可使风寒外散,痰饮内消,而缓解哮喘症状。患者年幼,用量应与成人有异,且幼儿之肺脏娇嫩,不宜滥施攻伐,临证时须因人施量,轻剂即可收宣肺祛痰,下气止咳之效。

参考文献

[1]周强,彭志平,逄冰,等.仝小林治疗咳嗽变异性哮喘验案[J].辽宁中医杂志,2013,40(03):553-554.

[2]贾淑明,彭智平,逄冰,等.仝小林教授运用射干麻黄汤治疗呼吸系统疾病解析[J].长春中医药大学学报,2014,30(04):628-630.

[3]郝文梅.射干麻黄汤在儿科临床的应用[J].光明中医,2015,30(03):598-599.

四妙勇安汤

四妙勇安汤全方由金银花三两,玄参三两,当归二两,甘草一两四味药组成。具有清热解毒、活血通脉之功,能使毒解、血行、肿消、痛止;主治脱疽溃烂,热毒炽盛,阴血耗伤者;症见患肢皮色黯红,微肿灼热,疼痛剧烈,久则溃烂腐臭,甚则趾节脱落,烦热口渴,舌红脉数等。该方最早见于华佗《神医秘传》:"此疾发于手指或足趾之端,先疹而后痛,甲现黑色,久则溃败,节节脱落……内服药用金银花三两,玄参三两,当归二两,甘草一两,水煎服。"清末鲍相璈将其收载于《验方新编·卷二》,命名为"四妙勇安汤",取名"四妙勇安"之义,盖以其方药虽四味,但是剂量大、用力专,重用银花清热解毒为君,玄参滋阴清热为臣,当归和血和营为佐,甘草和中解毒为使,君臣佐使搭配得当,服后效果勇猛,使邪速去而病安,堪称功效绝妙[1]。现代临床多用于血栓闭塞性脉管炎、血栓性静脉炎、丹毒、坐骨神经痛、类风湿关节炎等属热度内蕴,瘀阻经脉者。本方所治疾病常常病势急迫,故一般大剂量施用以确保疗效,脾胃虚弱者应慎用,脱疽属寒湿及气血亏损者不宜使用。

(一)王立茹常规剂量治疗冠状动脉粥样硬化性心脏病[2]

【病案举例】

马某,男,58岁。2009年1月16日就诊。主诉:心慌、气短、胸闷、心前区闷痛间歇性发作4年余。患者曾多次入院治疗,被诊断为冠心病。间断服用硝酸甘油片、复方丹参滴丸等治疗,病情反复发作,每遇劳累或情志不舒病情加重。本次就诊前5天因情志不遂出现胸闷胸疼、气短心慌、双下肢浮肿,遂来就诊。来诊时血压180/95mmHg,心率110次/分,律齐,舌下静脉迂曲扩张,舌红苔白,脉沉涩。心电图示:冠脉供血不足。

中医诊断:胸痹。

辨证:瘀血阻络。

治法:活血化瘀通络。

处方:当归、玄参、金银花、桂枝各 30g,甘草 10g,茯苓、白术、水蛭、桑寄生、人参、麦冬各 15g,丹参、泽泻各 20g。水煎服,日 1 剂,共 7 剂。

7 天后复诊自述小腿浮肿、胸闷气短明显改善,心电图大致正常。

王立茹认为,本病属于中医"胸痹"范畴,为胸阳不振,心气不足,心阳虚衰,心脉失养,脉道失荣,瘀血阻滞而致。四妙勇安汤由金银花、玄参、当归、甘草 4 味药组成,其中当归养血和血,玄参养阴凉血化瘀,金银花和甘草清热泻火解毒止痛。在药物的选择上,清而不燥、寒而不凝、润而不腻、滋而能通。其组方严谨,配伍独特。四妙勇安汤虽为治疗热毒型脱疽的一则著名古方,然而现代药理研究表明,本方能促进血液循环,使冠状动脉扩张,侧支循环增多,从而减轻冠脉缺氧缺血,增加心肌收缩力,改善冠心病症状。全方遵循原方金银花、玄参、当归、甘草之比 3∶3∶2∶1,法度严谨,疗效显著,实际应用可根据症状特征酌情加减。

(二)冯兴华用四妙勇安汤经验

1.白塞病

【病案举例】

患者,男,46 岁,2010 年 12 月 6 日初诊。主诉:口腔溃疡反复发作 3 年余。患者平素嗜食辛辣,3 年来口腔溃疡反复发作,每月发作 3 次左右,时伴眼炎、痤疮,针刺反应阳性,西医诊断为白塞病,建议激素、沙利多胺治疗,患者因惧怕不良反应,拒绝服用,遂求中医诊治。刻下症见:舌尖部可见一直径 2mm 左右圆形溃疡,中央色白,周围黏膜充血,疼痛难忍,背部痤疮样皮疹,肛周潮闷感,纳食不香,眠安,二便调,舌红、苔黄厚腻,脉滑。

中医诊断:狐惑病。

辨证:热毒瘀阻夹湿。

治法:清热解毒祛瘀兼以祛湿。

处方:金银花 30g,玄参 10g,当归 10g,甘草 9g,黄连 10g,黄芩 9g,苍术 9g,厚朴 9g,陈皮 9g,半夏 9g,连翘 15g,蒲公英 15g,防风 9g,淡竹叶 9g,40 剂,水煎服。嘱忌食辛辣、油腻、煎炸之品。

二诊:患者服药后口腔溃疡及背部痤疮样皮疹消失,服药期间无新发溃疡,肛周稍感潮闷。予原方加黄柏 10g,服用 30 剂,肛周无不适感,随访 3 个月,患者无新发口腔溃疡。

白塞病是一种原因不明的以血管炎为病理基础的慢性疾病。冯兴华认为,该患者平素喜食辛辣之品,火热之毒内生,火性炎上,上灼口腔,故出现口腔溃疡、疼痛;热搏血成瘀,瘀热互结,故出现痤疮;嗜食辛辣,日久伤脾,影响其运化水液的功能,致水湿内停,湿热互结,且湿为阴邪,易袭阴位,故可见肛周潮闷感;湿浊阻于中焦,故见纳食不香;舌红、苔黄厚腻,脉滑亦是热毒瘀阻夹湿之征。方用四妙勇安汤重用金银花 30g 以清热解毒、活血凉血,兼滋瘀热损伤之阴血;另配合芩连平胃散清上焦郁热,兼燥湿和胃;加防风以祛风胜湿,兼疏散郁热,所谓"火郁发之";加连翘、蒲公英以清热解毒;加淡竹叶以淡渗利湿,兼能清热除烦,引湿热从小便而解。全方共奏清热解毒、凉血活血、燥湿和胃之功[3]。

方药用量之轻重,不全在一味药量之轻重浮沉,还需观其整方之用量及每味药在全方剂量中的占比。此案中金银花虽仅 30g,但通观全方,已是鹤立鸡群,担纲方中重剂,其功清热解毒、滋阴活血凉血,切中病机,迎头痛击,其势之猛,其效之宏,无愧为君药。

2. 蜂窝组织炎[3]

【病案举例】

患者,女,41 岁。2011 年 7 月 15 日来诊。自诉 3 天前因脚癣致足背瘙痒,抓破皮肤后感染。刻下症见:患者足背肿胀明显,红肿热痛,痛如鸡啄,恶寒发热,足部活动受限,发热 39.9℃,白细胞 11.9×10^9/L,中性粒细胞 0.85。大便干,小便黄,舌红,苔黄腻,脉数。

西医诊断:蜂窝组织炎。

中医诊断:痈疽。

辨证:热毒郁结,瘀血阻络。

治法:清热解毒,活血化瘀。

处方:金银花 90g,玄参 30g,当归 20g,连翘 30g,蒲公英 30g,野菊花 30g,紫花地丁 30g,薏苡仁 30g,皂角刺 50g,甘草 15g。每日 1 剂,分早晚各一次,水煎服。

连用 5 剂后,患者症状明显减轻,肿胀明显缓解,皮肤温度正常,已能正常行走。守上方 5 剂后,诸症消失而愈。

冯兴华认为,急性蜂窝组织炎是溶血性链球菌或葡萄球菌侵入皮下、筋膜下或深部疏松结缔组织所致的急性弥漫性化脓性感染。多由皮肤损伤后感染所致,亦可由局部感染病灶直接蔓延或经淋巴、血液循环扩散而发生,病变扩散迅速。

方中大剂量金银花配以连翘、蒲公英、野菊花、紫花地丁清热解毒;玄参凉血解毒、清热散结消痛;当归活血化瘀,消肿止痛;薏苡仁淡渗利湿、消肿排脓止痛;皂角刺消肿散结、攻坚排脓;甘草解毒缓急止痛。诸药合用,共达清热解毒、活血化瘀、消肿止痛的良好功效。

其中尤其重用金银花,一是考虑病情严重紧急,患者痛苦异常,须重剂直折病势;二是金银花为方中君药,清热解毒,纠正人体内环境,重剂使用方能达到釜底抽薪的效果;三是现代药理研究结果表明,金银花对多种链球菌、杆菌及病毒有抑制作用,但须重用方有显效。本案重用银花,实为点睛之笔。

(三)赵良辰等重用玄参治疗前列腺肥大[4]

【病案举例】

患者,男,67 岁。1989 年 8 月 21 日诊。主诉:尿频、尿后余沥、前阴胀痛 2 年,迭经中西药物治疗,效果不著。近 3 个月来,尿意频频,排尿后仍有尿感,尿流变细,排尿无力伴前阴胀痛,经常沥湿衣裤,腰膝酸软,痛苦不堪,舌质暗红,苔薄黄腻,脉沉弦。直肠指检:前列腺 ++,表面光滑,质较硬。

西医诊断:前列腺肥大。

中医诊断:淋证。

辨证:肾虚血瘀,热毒内结。

治法:温肾利水,破瘀散结,清热解毒。

处方:玄参 60g,金银花 30g,当归 30g,甘草 10g,桃仁 10g,牛膝 30g,泽泻 30g,橘核 10g,肉桂 6g,穿山甲 6g,淫羊藿 15g,杜仲 12g,玄胡 12g,木香 8g。水煎服。

服 3 剂后小便次数减少,排尿较前有力。继服 5 剂,排尿次数大减,每次尿量增加,前阴胀痛消失,腰膝酸软明显减轻,舌质红、苔薄白,脉弦,上方去玄胡、木香,继服 10 剂后临床症状消失,尿流正常,排尿畅通,直肠指检前列腺缩小至(+),质软。为巩固疗效,再服 10 剂,直肠指检前列腺缩小至正常。随访年余,未复发。

老年前列腺肥大病机复杂,既有热毒内结,血瘀机窍不利,又有年高肾亏,气化无权。如此虚实错杂,寒热兼见,临床上往往顾此失彼,易生偏颇。要以清热解毒,化瘀散结与温化肾气同时并举,且不可急于事功,务须徐缓求效。

赵良辰认为,四妙勇安汤具有清热解毒、活血止痛之效,重用甘苦、咸寒之玄参以解毒散结,配以金银花、当归以清热化瘀,加之本病患者均有小便不利,根据肾主二便之理论加肉桂以温化肾气恢复开合之权,久病多瘀故用穿山甲、桃仁以破瘀,泽泻利水通淋,橘核理气散结,牛膝既补肝肾,化瘀血,又能引药下行,使药达病所,甘草泻火解毒,调和诸药,合用共奏温肾利水、解毒破瘀之功,方证合拍,故奏良效。关于玄参一药,《神农本草经》记载:"主腹中寒热积聚,女子产乳余疾,补肾气,令人明目。"陈修园注释曰:"(玄参)……所以治腹中诸疾者,以其启肾气上交于肺,得水天一气,上下环转之妙用也",故重用玄参,交通上下水气循环,则邪去而正安。

(四)薛伯寿轻用四妙勇安汤治疗扁桃体炎[5]
【病案举例】

金某,男,15 岁,2001 年 10 月 17 日初诊。主诉:扁桃体炎反复发作 3 年。近日发热、咽痛、流涕、口唇红,经口服抗生素及输液治疗 3 天,体温仍 37.5~40℃。扁桃体Ⅲ度肿大,咽部充血,大便干,入夜先寒后热,口苦心烦,舌红苔薄黄,脉弦滑数。

辨证:热毒内郁,兼犯少阳之经。

治法:透邪利咽,和解清热。

处方:金银花 l5g,玄参 12g,淡豆豉 10g,当归 6g,桔梗 8g,连翘 10g,蝉蜕 4g,浙贝母 8g,生甘草 8g,僵蚕 8g,柴胡 8g,黄芩 10g。

服药 3 剂后,体温降至正常,咽痛消失,后用四妙勇安汤加桔梗、射干调治至愈。

四妙勇安汤虽为治四肢末端脱疽之方,薛伯寿此处加桔梗、蝉蜕、僵蚕即可治发热咽痛、扁桃体炎,盖因四妙勇安汤本是清热解毒、调和营血之良方,切中本病病机,随症加减,见咽喉红肿必夹风火,故加蝉蜕、僵蚕祛风解毒,口苦心烦必是阴血不安热郁扰神,故加淡豆豉、连翘、柴胡、黄芩疏解少阳郁热,同时桔梗载诸药上行入肺入咽,方证相应,直达病所,故能收桴鼓之效。本案用量较轻,一是病位较高,方内多为苦寒之药,重用则恐药力直下,不达病所,二是患者年龄尚小,脾胃不固,宜轻量施用以防邪去而正气受损。

参考文献

[1]于红俊,孙文亮,左艳敏,等.四妙勇安汤浅谈[J].光明中医,2014,29(10):2214-2215.

[2]王立茹.四妙勇安汤治疗冠状动脉粥样硬化性心脏病 60 例[J].陕西中医,2010,31(02):131-132.

[3]何夏秀,杨瑾,冯兴华.冯兴华运用四妙勇安汤治疗风湿病验案 4 则[J].中医杂志,2012,53(09):735-737.

[4]赵良辰,黄志华,刘书贵.重用四妙勇安汤加味治疗前列腺肥大 28 例[J].山西中医,1991,7(5):15-16.

[5]申换珠.薛伯寿应用四妙勇安汤的经验[J].中医杂志,1996,37(5):269-270.

四　逆　散

　　四逆散出自《伤寒论·辨少阴病脉证并治》:"少阴病,四逆,其人或咳,或悸,或小便不利,或腹中痛,或泄利下重者,四逆散主之。"本方由炙甘草、枳实、柴胡、芍药各五分组成,功能舒畅气机、透达郁阳,用于治疗少阴阳气郁遏于里,不能外达以四末所致阳郁厥逆之证。因四末为诸阳之本,故见手足不温。然少阴邪气挟木乘土,肝脾气滞,故此方又可治肝脾不和证,症见胸胁满闷疼痛,腹中痛,泄利后重,脉弦或沉滑而弦等。此方乃调和肝脾之首方,现代临床应用广泛,可用于治疗急性肝炎,慢性迁延性肝炎,胰腺炎,胆道蛔虫病,急、慢性胆囊炎,急性阑尾炎,肠梗阻,胃炎,溃疡病,月经不调,经前乳房胀痛,乳痈,输卵管阻塞,慢性附件炎,慢性盆腔炎,阳痿,肋间神经痛等[1]辨证属肝胃不和或阳郁气闭所致者。

　　四逆散原方中各药量的配比是1:1:1:1,四者均互为药对。柴胡理气解郁,枳实行气破滞,两者配伍,一升一降,调和枢机;柴胡辛散,芍药酸敛,一散一收,疏肝而不耗阴血,养阴而不滞气机;枳实善解肝气郁滞,芍药柔肝合营,两者相用,破气中有合营,柔肝中有行散;而辛散之柴胡配伍甘补之甘草,散中有补,补中有行,治疗气滞而不伤中。有医家总结方中各药物临床常规用量:柴胡6～15g,白芍9～30g,枳实6～15g,甘草3～9g[2]。然而在临床运用中,一病之症状各有偏颇,不能固守原方原量,唯有针对症状和病情对方中药物进行加减,方得良效。

(一)重用枳实治疗难治性聚证[3]

【病案举例】

　　患者,女,57岁,2012年8月28日初诊。自觉全身气窜20余年,遇情志不舒即发,发现血糖升高半年余。患者诉"自幼由于家庭不和睦,经常挨打,常生闷气",30 岁起始觉情绪郁怒后偶有"全身有气走窜,打嗝觉舒",至近年来每逢情志不舒后均自觉全身有气走窜,按压气窜部位即嗳嗳连声,恰患者性急多怒,病情愈演愈烈,十分痛苦。至半年前由于下肢酸软乏力,口苦,消瘦,于某院检查,发现血糖升高,空腹血糖(FPG)7.1mmol/L,餐后 2 小时血糖(2hPG)10.0mmol/L,后患者辗转于各大医院,曾不连续服用中药汤剂(具体药物不详)、降糖颗粒等药物治疗,均未见明显疗效。刻下症见:遇情志郁怒即感全身气窜,身体不同部位有走窜痛(现主要为后腰部),按之嗳气连声,冲逆而出,声高而长,嗳后症状可稍缓解,下肢酸软乏力,口苦,前胸瘙痒难耐,局部皮肤无明显异常,纳寐可,耳鸣(自诉由于工作环境噪音大引起,已有 30 余年),大便正常,日 1 次,小便可,夜尿 1 次,无泡沫。辅助检查(2012 年 8 月 27 日):FPG 8.0mmol/L,2hPG 13.4mmol/L。当日血压 160/90mmHg。舌暗,苔黄腻,脉弦滑数。

西医诊断:2 型糖尿病;高血压。

中医诊断:脾瘅;聚证。

辨证:肝郁气滞,痰热内蕴。

治法:行气解郁,清热化痰。

处方:柴胡 12g,枳实 30g,广郁金 15g,黄连 30g,清半夏 30g,瓜蒌仁 30g,知母 45g,钩藤 45g(后下),天麻 30g,生姜 5 大片。共 28 剂,水煎服,日 2 次。

二诊(2012 年 10 月 9 日):服上方 28 剂,前胸皮肤瘙痒消除,下肢乏力减轻大半,口苦减轻,情志不舒后全身气窜范围和程度均有所减轻,疼痛部位从后腰部转至双膝周围,双膝疼痛,夜间加重,按之嗳气,声高而长,时有耳鸣,纳寐可,二便调。舌质暗,舌体细颤,苔黄厚微腐,舌底瘀,脉弦紧。原方中广郁金加至 30g,另加夏枯草 60g,降香 15g,川芎 30g。

三诊(2012 年 10 月 23 日):服上方 14 剂,全身气窜程度减轻 30%,右小腿有刀割样疼痛,夜间 2:00-3:00 尤甚,疼痛部位按之即有嗳气,嗳气声高而长,仍有口苦、耳鸣,全身不同部位皮肤偶有瘙痒。舌苔薄黄而干,舌底瘀重,脉沉、弦硬、滑数。于上方减川芎,加降香至 30g,加三七 30g。

四诊(2012 年 11 月 6 日):服上方 14 剂,右小腿疼痛有所缓解,但夜间仍感明显疼痛,以致影响睡眠,全身气窜,嗳气后减轻,双前臂及足踝部偶有皮肤瘙痒,双下肢乏力,口干,纳寐可,二便调。舌苔黄燥,舌体细颤,舌底瘀,脉沉弦硬数。于二诊方加夏枯草至 90g,另加天花粉 45g,生牡蛎 120g(先煎)。

五诊(2012 年 12 月 4 日):服上方 28 剂,右小腿疼痛减轻 50%,嗳气强度及频率均减轻,双前臂及足踝处仍有轻度瘙痒,时有口苦,纳眠可,二便调。舌微黄少津,舌底瘀,脉沉数略弦。于四诊方加怀牛膝 30g。

六诊(2012 年 12 月 18 日):服上方 14 剂,右小腿疼痛减轻 70%,嗳气频率明显降低,嗳气大减,双前臂及足踝处瘙痒消失,纳寐可,二便调。HbA1c 7.1%,血压 140/90mmHg。舌色暗,少苔而干,有裂纹,舌底瘀,脉弦硬。其后患者持续服用上方,主症大减,血糖控制稳定。

《难经》有云:"气之所聚名曰聚。"该患者遇情志郁怒即感全身气窜,乃明显肝郁气滞之象。肝失于疏泄,气之升降失常,故全身走窜而"不通则痛"。木郁乘土,故胃气不得降而冲逆为嗳气。枳实乃胃家之宣品,且又能行气以破肝之逆,现代药理学研究证明枳实能增强胃肠蠕动,是治疗功能性消化不良的靶药。笔者视其为胃动力之要药,重用 30g 苦泄,以达到"破结实,消胀满"之效,配以柴胡辛散解郁,一升一降,斡旋气枢,分消肝胃郁结,力专效宏,土木同调。方中另根据其治疗郁证经验以广郁金易白芍行气活血,且配以小陷胸汤加减清热化痰,畅三焦以复气化之常。

(二)赵德成常规剂量配比治疗脾胃病[4]

【病案举例】

患者,女,38 岁。胃脘胀痛一年余,常因情绪波动发作,在上级医院经 B 超、胃镜等检查无异常,诊断为胃神经官能症,经常用调节神经功能药物及对症治疗等,效果欠佳。2004 年 4 月 2 日,因情绪因素又出现胃脘疼痛,干呕频作,胸胁胀满不适,不思饮食,遂来院就诊。舌淡红,苔薄白,脉弦滑。

处方: 柴胡 12g,白芍 20g,枳实 15g,苍术 15g,厚朴 15g,陈皮 15g,香附 20g,茯苓 15g,郁金 15g,延胡索 20g,焦栀子 15g,甘草 10g。3 剂,水煎服。

药后症状明显减轻,续服 6 剂,诸症消失。

此为四逆散加减治疗胃神经官能症的典型医案,该患者因情志不舒,肝气郁结,疏泄受阻横逆犯胃而引起胀满疼痛。方中柴胡疏肝解郁,为和解少阳之要药;枳实下气破结,与柴胡一升一降,使气机得以条达舒畅;白芍、甘草酸甘合用,缓急止痛,因舌淡苔白脉弦滑,是有停饮之征,故合平胃散、苍术燥湿健脾;茯苓淡渗,厚朴消胀而利痰饮,陈皮顺气宽膈,香附、延胡索、郁金、焦栀子理气解郁止痛。诸药合用,共达疏肝解郁、理气止痛、健脾和胃之功。

四逆散作为疏肝行气之祖方,临床上最常用于脾胃疾病。柴、芍治肝,枳、甘治脾,其对于脾胃病的应用,肝郁气滞时常用柴胡 9~15g[5],而药量配比上,柴胡宜轻,以免伐肝之虞,白芍偏重,取其柔肝之性[6],疏肝行气时更注重中焦正气的顾护。

参考文献

[1] 郝万山. 郝万山伤寒论讲稿[M]. 北京:人民卫生出版社,2015:224.

[2] 曹亮. 四逆散相关文献研究及其在糖尿病领域的应用[D]. 北京:北京中医药大学,2008:1.

[3] 王松. 仝小林教授治疗难治性聚证 1 例[J]. 世界中西医结合杂志,2013,8(6):615-616.

[4] 赵德成. 四逆散临床运用举隅[J]. 长春中医学院学报,2005,21(3):18.

[5] 武胜萍,刘洪兴. 从"木郁达之"论柴胡退热——仝小林应用柴胡经验总结[J]. 辽宁中医杂志,2015,42(4):714-716.

[6] 李力强. 四逆散治疗脾胃疾病的探讨与临床应用[J]. 中国中医基础医学杂志,2009,15(8):610-611.

温 经 汤

温经汤见于《金匮要略·妇人杂病脉证并治》:"主妇人少腹寒,久不受胎,兼取崩中去血,或月水来过多,及至期不来,温经汤主之。"温经汤由吴茱萸、当归、芍药、川芎、人参、桂枝、阿胶、牡丹皮、生姜、甘草、半夏、麦冬组成。功效温经散寒,养血祛瘀。主治冲任虚寒,瘀血阻滞证。吴茱萸辛苦大热,入肝经,长于散寒止痛;桂枝善于通行十二经脉,温经散寒,二药配伍,温经散寒,通利血脉之功甚佳,共为君药。当归、白芍、阿胶、麦冬养血滋阴,以补虚损之冲任;川芎、牡丹皮活血祛瘀,以除阻滞之瘀血;其中,当归配川芎既可助君药温经散寒,又可活血祛瘀,常为调经药对。白芍可缓急止痛,阿胶兼以止血,麦冬兼清虚热,牡丹皮善退郁热,同为臣药。配伍人参、甘草、半夏、生姜益气健脾和中,以资生化之源,气足则能生血,也能摄血。半夏、生姜且通降胃气以散结,有助于祛瘀调经。俱为佐药,甘草调和药性,兼做使药。诸药配合,共建温经散寒、养血祛瘀之功效。临床常用于治疗妇科疾病,痛经、子宫肌瘤、功能性子宫出血。

温经汤为临床常用方剂,由于本方长于慢性病的调理,故用于重剂者不多,但仍需注意随证施量。温经汤中诸药常用量为:吴茱萸3~9g,当归6~12g,芍药6~15g,川芎3~9g,人参3~9g,桂枝3~9g,阿胶3~9g,牡丹皮6~12g,生姜3~9g,炙甘草3~9g,半夏3~9g,麦冬6~12g。应用吴茱萸15~30g,可增强散肝寒、疏肝郁之力。桂枝用于解表时可小剂量,一般剂量为3~6g;用于温经散寒、温扶脾肾之阳时,可用中等剂量20g;重用桂枝60g,可振奋心阳,用于治疗窦性心动过速。重用川芎可治疗复发性头痛。

(一)马晓梅常规剂量治疗原发性痛经[1]

【病案举例】

患者女,26岁,教师,2003年11月20日就诊。患者述14岁月经初潮即轻度痛经,逐年加重。素日腰背酸楚,胁肋苦满,乳房作胀,少腹不温,手心内热,行经少腹疼痛,每痛辄剧烈难耐,额头冷汗,甚至不能动作,伴乏力甚,下血量多色暗有块。每次行经需服止痛剂布洛芬,双氯灭痛(氯芬酸钠)等方能缓解,曾多次医治,时轻时重,未能根除。月经将行,畏惧疼痛而求治。舌淡白,苔薄白而润,脉细带数。

西医诊断:双子宫;原发性痛经。

中医诊断:痛经。

辨证:冲任虚寒。

治法:温寒补虚。

处方:川芎10g,白芍10g,当归10g,郁金10g,吴茱萸6g,炙甘草10g,党参20g,桂枝10g,阿胶珠10g,丹皮10g,党参10g,生姜10g,麦冬20g,姜半夏10g,炮姜6g,香附10g,延胡索3g,白芥子10g。

服3剂。月经适来,腹部仍痛但已较轻,可不服用止痛片。继服4剂,月经停止,嘱其每次月经前服此方5剂。又调3个月经周期,腹痛次次减轻。病12年之痛经遂告痊愈,后随访3年未再有经行腹痛。

原发性痛经的主要生理病理变化与子宫过度收缩、子宫肌肉缺血、缺氧及前列腺素的异常分泌有关。冲任虚寒,胞宫失温则痛,瘀血久滞,郁久生热为标,证为寒热错杂之候,故以寒热之方治之。方中当归、白芍、川芎、郁金、香附、延胡索调血以治藏血之脏,吴茱萸、桂枝、白芥子、炮姜以温其血脉之气,而行其瘀。肺为气之主,麦冬、阿胶珠以补其本;脾以统血,党参、甘草以补其虚,牡丹皮以去瘀血标热。病程已久,则脾气有伤,故以生姜、半夏正脾气。用药皆从治其本着手,故虽用量不重,临床疗效亦颇佳。

(二)蔡柏岑重用川芎治疗子宫肌瘤[2]

【病案举例】

张某,42岁,已婚。因"憋尿半年,加重1个月"就诊。患者自述半年前自觉排尿不畅,未经治疗,近1个月来,症状加重,排尿困难,小腹胀满。平素月经30日一行,10~20日方净,量多,色暗,夹血块,痛经,白带量多,色白,无异味,下腹部触之有结块,按之痛,面色晦暗、有斑,气短乏力,食可,大便可,失眠易醒,舌质暗黑,苔白,脉沉弦。彩超示:子宫多发肌瘤,较大者有45mm×40mm。

西医诊断:子宫肌瘤。

中医诊断:癥瘕。

辨证:冲任瘀阻,痰瘀互结。

处方:温经汤加减。川芎30g,白芍10g,当归20g,吴茱萸10g,桂枝20g,姜半夏10g,牡丹皮10g,丹参30g,山药20g,党参10g,北柴胡15g,香附10g,三棱10g,莪术5g,鸡内金15g,车前草30g,茯苓15g,远志10g,生姜15g,大枣10g,炙甘草10g。7剂。

7日后复诊,排尿较前顺畅,腹胀减轻,经量减少,血块变小,经期缩短,白带减少,睡眠好转。坚持治疗2个月余,排尿正常,月经恢复正常,复查B超示:子宫前壁黏膜9cm×7cm,实性低回声团。

子宫肌瘤是女性生殖器最常见的良性肿瘤。本病是因气机阻滞,瘀血、痰饮、湿浊等有形之邪停聚于胞宫日久而成。本患者腹部症状不明显,以"憋尿"症状就诊,结合全身其他症状,辨为冲任瘀阻,痰瘀互结之证。以温经汤加减,酌加柴胡、香附、三棱、莪术、鸡内金以助行气化瘀之功。处方取温经汤活血化瘀为用,察其症状,病之本在气,气滞则血瘀,故重用"血中之气药"川芎30g,以行气活血,以达到祛瘀化浊的目的。又以吴茱萸10g温经散寒,重用桂枝20g,温通经脉,血得温则行,周身气血调畅,则癥瘕自消。

参考文献

[1]马晓梅,穆齐金.金匮温经汤治疗妇科病举隅[J].中国现代药物应用,2008,2(10):37-38.

[2]蔡柏岑,石贺元.温经汤治疗妇科病举隅[J].湖南中医杂志,2014,30(6):97-99.

乌 梅 丸

乌梅丸出自《伤寒论·辨厥阴病脉证并治》:"蛔厥者,其人当吐蛔。今病者静,而复时烦者,此为脏寒。蛔上入其膈,故烦,须臾复止,得食而呕,又烦者,蛔闻食臭出。其人常自吐蛔。蛔厥者,乌梅丸主之。又主久利。"其原方组成为:乌梅三百枚,细辛六两,干姜十两,黄连十六两,当归四两,附子(炮、去皮)六两,蜀椒四两,桂枝(去皮)六两,人参六两,黄柏六两。原是温中安蛔,清上温下之方,主治蛔厥、久利。乌梅丸组方酸甘化阴、辛苦通降,大多数医家认为其主治不限于蛔厥和久利,而可治疗厥阴病寒热错杂诸证,为治疗厥阴病之主方。正如柯琴所提出:"乌梅丸乃厥阴主方,非只为蛔厥之剂矣",并认为乌梅丸"寒热并用,攻补兼施,通理气血,调和三焦"。乌梅丸现代广泛应用于各系统疾病,凡内、外、妇、儿各科证属"寒热错杂"或"虚实夹杂",均可加减运用。

(一)薛伯寿常规剂量配比治疗痛经[1]

【病案举例】

患者,女,41岁。痛经10年,月经干净后10天左右,即开始阴道、少腹牵拉样疼痛难忍,直到行经方渐缓解消失。然行经不利,有血块,少腹疼痛较甚,伴有嗳气,矢气,大便溏,心烦,失眠,恶热喜凉,精神困倦。近年来渐加重,曾服活血化瘀、疏肝解郁之剂亦未见效。脉右沉细无力,左弦细,舌质稍暗,苔薄白。

中医诊断:痛经。

辨证:厥阴为病,寒热错杂,肝脾失调,气血不和。

治法:调肝和脾,兼理气血。

处方:乌梅汤加味。乌梅10g,花椒6g,干姜6g,马尾连9g,细辛3g,黄柏6g,制附片4g,当归9g,党参9g,吴茱萸5g,红糖为引,水煎服。

服 2 剂,阴道少腹牵拉疼痛减轻,服 5 剂而消失,续服 7 剂,月经来潮时疼痛已微,嗳气便溏有好转,继服乌梅丸调治而愈。

薛伯寿治疗痛经,认为其病在肝。《内经》中讲足厥阴肝经循行:"肝足厥阴之脉……循股阴,入毛中,环阴器,抵小腹。"故痛经者,凡阴道少腹牵引疼痛者,因阴道和少腹为足厥阴肝经所过之处,其病与厥阴关系最为密切。而从乌梅丸组方上来看,乌梅酸补肝之气,苦寒之黄连、黄柏与辛热之干姜、细辛、附子等寒热平调,人参、桂枝等甘药调中,法仲景之"肝之病,补用酸,助用焦苦,益用甘味之药调之"。故薛伯寿在治疗痛经寒热错杂、气血失和者选用乌梅丸常获较好疗效。全方调其寒热,酸以收之,苦以泄之,辛以开之,用马尾连清热燥湿,而吴茱萸入厥阴肝经,开郁散寒温中,与黄连通用即合左金丸之意,以加强疏肝和脾之力,红糖为引而暖宫,诸药共奏调气血、和肝脾、平寒热之效以治疗痛经。方中诸药用量皆不重,然切中病机,故能一矢中的。

(二)黄煌重用乌梅治疗慢性泄泻[2]

【病案举例】

患者,女,55 岁。2012 年 2 月 26 日初诊。其形体中等偏瘦,肤黄唇黯,神情烦愁。患者主诉夜半腹泻多年,时有失禁,伴嗳气,凌晨反酸,兼有胸骨后火辣灼热不适,无恶心呕吐;胃脘胀痛时作,夜间手指麻痛;平素性格急躁,有胆囊炎病史,胃肠腔镜检查示为浅表性胃炎,结肠炎。刻下症见:手脚冰冷,心下压之不适;舌淡红而黯,舌根苔腻薄白,脉沉弦细。

中医诊断:泄泻。

中医辨证:厥阴病寒热错杂。

治法:平调寒热。

处方:乌梅 30g,制附片 10g,干姜 10g,肉桂 10g,花椒 5g,北细辛 5g,党参 15g,当归 10g,黄连 3g,黄柏 10g。每日 1 剂,水煎服,每服 2~3 剂停 2 天。

二诊:服药 10 剂后腹泻止,胃胀痛及嗳气反酸减轻,手麻缓解,心下按压不适基本消失,四肢回温,但大便欠畅,晨起手胀。继续按照上方以原方法服用 17 剂。

三诊:近来闻声响即头痛,淋浴后鼻塞;晨饮则腹痛、痛甚伴汗出;怕冷,手冷手麻;心下按压略不适,餐后易胃痛嗳气;纳眠可,二便调;舌淡红略暗、苔薄,脉沉弦细。

处方:乌梅 30g,制附片 10g,干姜 10g,肉桂 10g,花椒 5g,北细辛 5g,党参 15g,当归 10g,黄连 5g,黄柏 10g。10 剂,每日 1 剂,水煎服,服 3 天停 2 天。

慢性腹泻为中医所称"久痢",黄煌在临床中治疗该病选用乌梅丸方时,其适应的患者体形大多中等或偏瘦,营养状况欠佳,而其中又以中老年女性居多。此类患者常伴有烦躁、烘热、焦虑或失眠等精神神经类症状,切诊时常发现患者多手足冰凉而脉弦虚大或脉沉弦细。同时,患者对疼痛的耐受性也较差,疼痛症状常时缓时作。察患者性格急躁为火、热,而手脚冰凉,为寒、凉,故该患者是很明显的寒热错杂之证。

乌梅丸方所治腹泻多为痛泻,病程较久,常伴上消化道症状,如呕吐、反酸、嘈杂、胃痛、嗳气、腹胀或兼见口苦、咽干等;每于夜半或凌晨即足厥阴肝经的主令之时发作,而乌梅丸为治疗厥阴病的主方之一。黄煌每用本方,常重用乌梅 10～30g 以加大收涩止痢之功,其他药物则分别常用至:细辛 3～6g,干姜 6～10g,黄连 6～10g,当归 10～15g,附子 6～10g,川椒 6～10g,桂枝 10～15g(或肉桂 6～10g),人参 6～10g(或党参 10～15g),黄柏 6～10g。黄煌提倡用原方,少加减,药物剂量亦依原方比例改变,但可根据具体病证调整处方。

(三)桂珂重用乌梅治疗慢性非特异性结肠炎[3]

乌梅味酸涩,酸敛气机而涩肠止泻,常用于治疗脾虚久泻、大肠滑泄甚则脱肛不收等肠道疾病,《药典》(2015 年版)规定其用量为 6～12g。乌梅丸加减治疗慢性非特异性结肠炎有很好的疗效,在治疗此疾病时,乌梅用量宜重,一般不低于 30g,以其酸涩来收敛固涩。

【病案举例】

患者,女,38 岁,教师,便溏伴下腹隐痛 3 年余,经多方治疗无效前来就诊。患者形体较瘦,神疲乏力,日解大便 3～6 次,均不成形,腹部隐痛,以两侧为甚,入夜或遇冷时加重,纳差,夜寐不安。经外院结肠镜检查诊断为慢性非特异性结肠炎。观其体征:面色少华,舌淡边有齿印、苔少,脉细弦,腹软,无明显压痛,肝脾未触及。患者苦于大便不成形,如厕次数多,工作、生活均受影响。

中医诊断:泄泻。

中医辨证:脾肾两虚。

治法:健脾补肾,涩肠止泄。

处方:乌梅丸加减。乌梅 30g,黄连 3g,黄柏 9g,细辛 3g,花椒 6g,干姜 6g,桂枝 6g,党参 10g,当归 10g,附子 6g,白术 20g,枸杞子 10g,白花蛇舌草 30g,7 剂,每日 1 剂,分 3 次煎服。服药期间禁食生冷刺激之物。

二诊时,患者告知便溏次数减少,日解大便 1～3 次,有时成形,腹部隐痛的症状缓解,信心倍增,继续按原方治疗。

服药 2 个月后,患者大便完全成形,每日 1 次,无腹部隐痛的症状出现,形体日渐丰腴。嘱患者服香砂六君子丸巩固疗效,1 年后患者告知痊愈,后未再复发。

桂珂认为,本案为明显的脾肾两虚之泄泻,肝肾同源,肝藏血而肾藏精,故肾虚常常影响到肝之功能;又因为脾主湿,泄泻的主要病机为脾虚湿盛,所以在治疗上应当调和肝脾而收敛固涩,乌梅丸中用重剂乌梅以收敛涩肠,以急治其标。且在现代医学角度看来,慢性非特异性结肠炎与免疫有关,而乌梅药理作用机制表明其有抗过敏作用,能调节人体免疫功能。除原方诸药外,另用白术以健脾益气止泻,枸杞以补肝肾而填精,白花蛇舌草则为治疗肠痈的靶药,经常用于治疗肠炎,药理研究也证明其有很好的抗炎解毒作用,在此配合敛肠固涩之乌梅,标本同治。

(四)重用黄连、黄柏治疗糖尿病皮肤病变

【病案举例】

患者,女,68 岁,2008 年 2 月 15 日初诊。发现血糖升高 2 年,皮肤湿疹半个月。患者于 2006 年医院体检发现血糖升高,诊断为

糖尿病。2008年2月患者出现湿疹症状,难以忍受,遂来就诊,急查随机血糖(PPG)14.5mmol/L。刻下症见:双手双胫骨内侧出现湿疹,口唇生疮,口干口苦,上身燥热,下身寒凉,纳呆,眠差,便干,质呈球状,已4日未行,小便可,舌红苔黄而干,舌底络滞,脉沉细数。既往脑梗死病史2年、冠心病2年。身高165cm,体重49kg,体质量指数(BMI)=17.6kg/m^2。

西医诊断:糖尿病皮肤病变。

中医诊断:消渴;湿疹。

中医辨证:寒热错杂证。

治法:清上温下,交通阴阳。

处方:乌梅30g,黄连30g,黄芩30g,肉桂15g,细辛3g,当归30g,制川乌、制草乌各9g,太子参15g,火麻仁30g,龙胆9g。14剂水煎服。另予熊胆粉5g冲服,每日2次。

二诊(2008年3月20日):患者服药30余剂,诉湿疹大部分消退,手部分仍有小部分湿疹,已无瘙痒,纳可,眠可,二便调。诉时有心慌气短,仍上身热下身凉。其舌暗苔黄白相间,舌底瘀,脉虚滑数。调整处方:乌梅15g,黄连30g,黄柏30g,肉桂15g,川椒9g,淡附片15g,干姜6g,党参20g,煅龙骨、煅牡蛎各30g(先煎),琥珀粉3g。

三诊(2008年5月10日):诉服上药诸症大好,唯腹泻一日3~4次,经休养好转,遂停药,近日湿疹突然复发、加重。其舌暗苔白,舌底络闭,脉弦滑偏数。二诊方减黄连为6g,加白鲜皮30g,地肤子15g,炒薏苡仁60g,苦参5g。

四诊(2008年6月30日):患者服药40剂,病情好转,湿疹痊愈,血糖控制范围:空腹血糖(FPG)4.9~5.9mmol/L,2hPG 7.4~11.4mmol/L。

乌梅丸自古就有治疗糖尿病(消渴)的记载,现代临床也充分证实乌梅丸治疗糖尿病的疗效。在这则病案中,患者患糖尿病皮肤病,病机乃寒热错杂。然细究其症状及舌脉,发现患者口干口苦、舌红苔黄而干且大便干燥,乃糖尿病发展过程中的"热"阶段,热溢皮肤出现湿疹,热伤津液则出现口干舌干、大便干燥。乌梅丸全方寒热并用,攻补兼施,融酸苦甘辛为一体。但当患者热象明显时,其组方中苦寒泻热的黄连、黄柏的量就应适当加大。在糖尿病之"郁""热"阶段，笔者应用乌梅丸中的黄连、黄柏，常重用两者 15 ~ 30g，取其苦泄之性而除热制甜。

因为患者上热下寒，一诊中易桂枝而用肉桂以引火归原，让上焦之热得以下趋而下焦之阴寒自除；便干以火麻仁润肠通便；另用川草乌以散寒除下焦久冷，龙胆清厥阴经之热；同时易人参为太子参以清补而不助火。患者二诊时，湿疹大部分已退，出现了心悸气短之心神不宁之症，"诸痛痒疮，皆属于心"，故煅龙牡、琥珀粉以重镇潜阳而宁心安神；继续用乌梅丸加减以寒热平调。至三诊时，诸症大好，上寒下热已不显，而湿疹复发，白鲜皮、地肤子、苦参为笔者临床治疗皮肤病的靶药，另用大剂量茯苓，以其淡渗之性除体内之湿热，40 剂后湿疹痊愈而血糖控制良好。

参考文献

［1］薛伯寿 . 乌梅丸的临床应用［J］. 中医杂志，1982（1）:51–53.

［2］苗婷婷，李小荣 . 黄煌运用乌梅丸治疗"久利"医案赏析［J］. 上海中医药杂志，2013,47（07）:45–46.

［3］桂珂 . 重用乌梅治疗慢性非特异性结肠炎［J］. 中医杂志，2002,43（7）: 492–493.

乌 头 汤

乌头汤出自《金匮要略·中风历节病脉证并治》:"病历节,不可屈伸,疼痛,乌头汤主之。乌头汤方:治脚气疼痛,不可屈伸。麻黄、芍药、黄芪各三两,甘草三两(炙),川乌五枚(㕮咀,以蜜二升,煎取一升,即出乌头),上五味,㕮咀四味,以水三升,煮取一升,去滓,纳蜜煎中,更煎之,服七合。不知,尽服之。"原方主治寒湿痹阻,阳气不通所致的寒湿历节,为一剂温经益气除湿的方剂。现代临床多用乌头汤治疗肌肉骨骼系统和结缔组织疾病,尤以治疗类风湿关节炎、坐骨神经痛、椎间盘突出等为多,症状以关节疼痛、肿胀,活动受限为主[1]。方中川乌温经散寒为君,麻黄疏散卫表风寒、发汗宣痹为臣,佐以黄芪益气固表,白芍、甘草酸甘化阴,缓急止痛,蜂蜜可解乌头毒性,且甘草调和诸药。

乌头祛寒逐湿,入骨搜风。现代药理研究表明,乌头碱对神经末梢有麻醉作用,使痛觉丧失,但有毒,入汤剂应久煎60分钟以上,以破坏其毒性。麻黄辛散,通阳开痹,白芍酸收敛阴,一辛一酸,一散一收,开血痹通经络,祛邪而不恋邪,黄芪益气利湿以助麻黄通阳开痹,配甘草而有实卫固表培中之功,并制约乌头耗气、麻黄发散太过伤阴之性,使风寒湿微汗而解,祛邪而不伤正。前贤云:乌头有毒,应"以蜜润燥兼制乌头之毒"(《金匮要略编注》)。然而,鲁明清[2]通过临床反复验证指出,用乌头汤不用白蜜,只先煎乌头120分钟,以入口无麻味为度,然后入他药常规煎熬,治疗多种痹证,未见出现不良反应,且疗效比原方增强。

(一)鲁明清轻用乌头治疗风湿性关节炎[2]

【病案举例】

女性患者,38岁,1995年2月17日诊。双手腕关节疼痛1年余,有冷感,喜热敷,周围软组织逐渐僵硬,活动受限,舌质淡红,苔薄白,脉沉弦。

西医诊断:风湿性关节炎。

中医诊断:痛痹。

中医辨证:风寒湿三气闭阻经脉。

治法:温阳散寒,活血通络除湿。

处方:川乌、草乌各 8g(先煎 2 小时),生麻黄 8g,赤芍 12g,生黄芪 20g,甘草 8g,当归 15g,桂枝 12g,细辛 8g,蜈蚣 3g(研末冲服),威灵仙 15g,没药 10g,伸筋草 20g,海桐皮 12g。

服 6 剂后疼痛大减,以后仍用上方加减治疗,共进 30 余剂,患者功能恢复正常,追访 2 年未复发。

早在《黄帝内经》中已明确提出:"风寒湿三气杂至,合而为痹,其风气胜者为行痹,寒气胜者为痛痹,湿气胜者为着痹。"鲁明清认为,乌头汤灵活加减治疗痹证,多有得心应手之效。临证时,应察患者病情之深浅,疼痛之缓剧,随证施量。方中乌、附为大毒之品,本例患者病情尚不深重,故轻用之,中病即止即可,以防药过伤正。然炮制得法,大毒之品也亦可有所大用,不可不察。

(二)李建勇重用黄芪治疗坐骨神经痛[3]

【病案举例】

代某,男,26 岁,农民,2006 年 9 月 29 日初诊。主诉:右侧腰臀部及下肢挛急疼痛 2 个月余,持续性加重 1 个月。自述干农活出汗后,在树下乘凉睡着,醒来后感腰背部困凉不适,当晚出现右侧腰臀部及大腿后侧、小腿外侧疼痛,难以屈伸,局部发凉。在当地诊所静滴青霉素及解热镇痛药治疗 1 周不效,近月余多方治疗,症状有增无减,疼痛呈持续性,被迫卧床,翻身困难,生活不能自理,疼痛时呻吟、叫喊、痛哭、彻夜难眠。查体:体质消瘦,面色萎黄,表情痛苦。不能站立,行走需两人扶持,腰部强直,活动受限,动则疼痛加剧。右小腿外侧局部感觉迟钝,跟腱反射减弱,直腿抬高及背屈实验阳性,腰椎旁、臀、腘、腓有明显压痛点,四肢稍凉、舌质淡,苔白,脉象弦细。

西医诊断:坐骨神经痛。

中医诊断:痛痹。

辨证:气血亏虚,寒滞筋脉。

治法:益气补血,温通筋脉。

处方:黄芪 60g,制川乌 9g(先煎),制草乌 9g(先煎),麻黄 6g,白芍 24g,细辛 3g,桂枝 12g,当归 12g,威灵仙 15g,五加皮 15g,川续断 15g,川牛膝 12g,制附子 6g,乌梢蛇 12g,甘草 6g,生姜 3 片,大枣 4 枚。日 1 剂,水煎,分两次服。

二诊:上方 3 剂后,疼痛减轻,可拄拐杖近距离跛行行走,局部仍有凉感,上方附子加至 9g,继服 5 剂。

三诊:疼痛大减,可离杖行走,凉感消失,唯活动后腰臀部有酸困感,效不更方,更进 5 剂。

四诊:腰部活动自如,独自骑车来诊,仍以前方减川草乌为 6g,5 剂,巩固疗效。追访 1 年半,未复发。

李建勇认为,本病起于劳累贪凉,汗出伤阴,阴血同源,过劳伤气,故气血虚弱。汗出伤阳,腠理开泄,风寒之邪侵袭,客于筋脉,凝滞气血,经络不通,故疼痛剧烈,局部失于温煦则发凉。气血虚弱,故见面色萎黄、身体消瘦。舌淡苔白、脉弦细乃血虚寒凝疼痛之征象。本方取乌头汤之温经益气除湿之用,重用黄芪为君药,配合细辛、桂枝、乌梢蛇增强温通筋脉、祛湿除痹之功,佐附子、牛膝、续断等药温补肝肾阳气,共奏温经散寒、补益气血、强壮筋骨之功效。方中重用黄芪,一因黄芪甘温,善补气行气,患者久病必虚,补益之外更能推动其他药物力达病所,以祛湿除痹、温通筋脉,故非重用无以快速取效;二因黄芪甘温,甘者缓急止痛,温者通经除痹,皆为其证治所在。

参考文献

[1]梅罗阳,高岑,宋俊生.乌头汤方证临床文献研究[J].四川中医,2015,33(04):182-184.

[2]鲁明清,曹勇.应用仲景乌头汤加减治疗痹证 120 例临床体会[J].时珍国医国药,2005,16(09):896-897.

[3]李建勇.乌头汤加减治疗坐骨神经痛 54 例[J].河南中医,2009,29(11):1055-1056.

小 陷 胸 汤

小陷胸汤方出自《伤寒论·辨太阳病脉证并治》:"小结胸病,正在心下,按之则痛,脉浮滑者,小陷胸汤主之。"原方共用药三味:黄连一两,半夏半斤,栝蒌实大者一枚(现作瓜蒌仁),主要用于治疗表邪入里,邪热内陷,与痰交结之痰热互结证,症见心下硬满,按之则痛,不按则不痛。只此三味,可清热化痰,宽胸散结。现代临床常用于治疗慢性胃炎、代谢综合征、2 型糖尿病等。

(一)常规剂量治疗慢性萎缩性胃炎

【病案举例】

患者王某,男,29 岁。2010 年 7 月 5 日初诊。主诉:反复发作上腹部胀满、隐痛伴口苦、呃逆 4 年余。胃镜检查示:慢性萎缩性胃炎,查幽门螺杆菌(HP)阳性。患者平均每 2 个月即发作一次,每次发作时口服多种抗生素及奥美拉唑肠溶胶囊等,不适症状在服药后 1~2 周方可缓解。平日患者饮酒量多,就诊前因劳累、饮酒、饮食不规律等诱因,又发生上腹胀满,伴有晨起口苦、干呕,饭后呃逆,服用奥美拉唑、替硝唑、黄连素、多潘立酮 2 周,尚未缓解。刻下症见:腹胀,胃脘隐痛,时有呃逆,纳食少,大便干结,睡眠尚可,面色红赤。舌质红,苔腻黄白相间,脉滑数。

西医诊断:慢性萎缩性胃炎。

中医诊断:痞满。

辨证:痰热互结。

治法:清热化痰,行气除满。

处方:小陷胸汤加减。黄连 9g,清半夏 30g,瓜蒌 30g,蒲公英 30g,白及 30g,紫苏叶 6g,紫苏梗 6g,枳实 15g,生白术 30g,生姜 3 片。日 1 剂,水煎,分早、晚两次服。

1个月后患者再来复诊,便诉腹胀、胃脘痛、干呕症状明显缓解,仅有饭后呃逆时作,余无不适。故稍作调整,仍以小陷胸汤为基本方,清热化痰,和胃降逆为要。

处方:黄连 9g,清半夏 15g,瓜蒌 30g,旋覆花 15g(包煎),代赭石30g,生姜 3 片,丹参 15g。日 1 剂,水煎,分早、晚两次服。同时予六味地黄丸(大蜜丸)9g,每日 3 次含化。

后予守法守方继服,症状发作频次逐渐减少,直至痊愈。

清代医家叶天士在其《临证指南医案·胃脘痛》篇中指出:"胃痛久而屡发,必有凝痰聚瘀。"小陷胸汤清热涤痰,方中黄连苦寒清热燥湿,主要目的是调整患者体内湿热氤氲的大环境,用 6～15g 即可;患者生活不规律,饮酒量多,酿湿生痰,半夏为化痰之要药,虽药性温燥,但有黄连之苦寒制约,乃去性存用,仅有化痰之功,而无助热之虞,治疗此类痰湿,半夏常用至 15～30g。笔者认为,痰热互结者,痰源非半夏之辛不开,热结非黄连之苦不降,故立辛开苦降法以调畅气机、清理痰热,应用于糖尿病等代谢性疾病及消化道疾病中。常用 15～30g 瓜蒌降胃涤痰,疏肝泄热,润肠通便,为涤痰消浊之佳佐,故在笔者日常的处方中,小陷胸汤常以连、夏、蒌 3:5:10 的比例出现,每奏奇效。

(二)重用黄连治疗脂肪肝

【病案举例】

张某,男,42 岁,2012 年 2 月 13 日初诊。患者于 8 年前行肝脏B 超检查时发现中度脂肪肝,肝功能异常。平日患者饮酒量多,喜食大鱼大肉,膏粱美酒之列。来诊时,自诉胁肋胀满,口干渴,双目干涩,寐差梦多,纳食可。大便黏,臭味重,每日一行,小便调。舌红苔黄微腻,脉滑数。B 超检查示:中度脂肪肝,谷丙转氨酶 122U/L,谷草转氨酶 74U/L,γ-谷氨酰转移酶 48U/L,空腹血糖 5.8mmol/L,甘油三酯1.91mmol/L,总胆固醇 6.02mmol/L,体质量指数(BMI)22.86kg/m^2。

西医诊断:中度脂肪肝;酒精性肝炎;高脂血症。

中医诊断:肝痞。

辨证:痰热内蕴证。

治法：清热涤痰，消痞散结。

处方：小陷胸汤加减。黄连 30g，清半夏 15g，瓜蒌 30g，生山楂 30g，藏红花 2g（分冲），五味子 30g，鬼箭羽 30g，生姜 3 片。日 1 剂，水煎服。

患者连服 3 个月后复查腹部 B 超，脂肪肝转为轻度。后以上方制水丸，每次 9g，每日 2 次服用以善后。

患者胁肋胀满，为肝气不疏的典型表现，然此病并非单纯在气，观其平素嗜食美酒膏粱，皆是生痰、生湿之品，日久郁积痰湿、痰热壅滞中焦，形成土壅，周而复始，体内热、痰、湿胶着，缠绵难愈。治疗当针对其根本原因，以祛除有形实邪为治则，切不可单一用疏肝理气之法。故当务之急为清热涤痰。根据症状舌脉，患者胃热壅滞之象重，在清热涤痰的总则之中，又应以清热为要，故重用黄连 30g 以清胃中沉痼之热，犹如釜底抽薪。患者伴有血脂、肝功能异常，故当考虑降脂、降转氨酶治疗，故加入生山楂、藏红花活血消癥，消膏降脂，以期标本同治。

（三）重用瓜蒌治疗抑郁症

【病案举例】

李某，男，31 岁，2009 年 3 月 11 日初诊。主诉：情志抑郁，心烦易怒 7 年。患者 7 年前因工作压力大，事业受挫，并受惊吓，故闭门不出，拒不见人 3 个月。后出现情志抑郁，心烦易怒，体重增加至 110kg。现不愿与人交流，闭门不出，待业在家。患者来就诊时，精神萎靡不振，情志抑郁不舒，疲乏无力，气短声低懒言，心烦易怒，口干口渴甚，咳嗽，咳大量黏痰，时咳痰不畅而胸闷憋气，大便时干时稀，入睡难，不易醒，睡不解乏，纳食可。舌质红绛，苔黄厚腻，舌底瘀。西医曾诊断为抑郁症、肥胖症，服用丙戊酸钠抗抑郁、盐酸西布曲明胶囊等减肥药 3 年余，未见好转，体重仍增加。

西医诊断：抑郁症；肥胖症。

中医诊断：郁证。

辨证：气郁痰阻，痰热伤阴。

处方：小陷胸汤合白金丸加减。瓜蒌 45g，黄连 30g，清半夏 15g，郁金 30g,白矾 9g,生牡蛎 120g(先煎),桃仁 15g,酒大黄 9g(包煎)。日 1 剂,水煎服。并嘱家人对患者进行心理疏导,鼓励其参加户外活动。

一个半月后复诊,患者服上方 40 余剂,体重减少 5kg。咳痰明显减少,睡眠质量也有了明显改善。乏力减轻,精神好转。大便状况也有所改善,每日 1 次,排便通畅。故调整上方,加茯苓 30g,生白术 30g,佛手 30g。后以此方为基本方继服 1 年余,体重减轻 20kg,已能出门与人交流,正常工作。

患者以"情志抑郁、心烦易怒"为主诉,有明显情志诱因,并表现为严重的肥胖症,诸症之源,皆归于抑郁。《丹溪心法》言:"郁者,结聚而不得发越也。当升者不得升,当降者不得降,当变化者不得变化也。此为传化失常。"患者以气郁为诱因,发展为痰郁、火郁、血郁。气郁表现为情志抑郁不舒、气短声低懒言、胸闷;痰郁表现为肥胖、痰多、苔黄腻;火郁表现为心烦易怒,为肝郁不疏、气郁化热、热扰厥阴所致;血郁表现为舌红、舌底瘀滞。患者以气郁为先,当调畅气机为本;而以痰郁为主,当用祛痰诸法为要。

小陷胸汤为清热涤痰之首选方,有味辛之半夏配味苦之黄连,为辛开苦降常用药对,辛开苦降以调畅气机。方中瓜蒌仁为行气之品,又能荡涤痰热,有通腑泄浊之效,故重用 45g 于此处为君,与酒大黄相伍,使腑气通则气机调畅。白矾配郁金(白金丸)有行气开郁、燥痰化瘀之功,二药相合,能开郁化痰,调畅气机,通达情志,清心安神。另用生牡蛎滋阴潜阳以安神。桃仁、酒大黄去血瘀。复诊疗效明显,气机舒畅,凝痰有所减轻,故在谨守原方的基础上,加强健脾化痰之功,予生白术、茯苓健脾益气以绝痰源,佛手疏肝理气,行气开郁,效如桴鼓。

(四)重剂治疗 2 型糖尿病

【病案举例】

王某,男,59 岁,2007 年 8 月 9 日初诊。患者 2 型糖尿病病史 12 年,高血压病史 40 年,冠心病病史 20 年,1998 年曾行冠状动脉搭桥术。刻下症见:寐差易醒,胸闷,夜尿 2 次。舌黯红,苔黄厚腻,舌下络脉增粗。来诊时查糖化血红蛋白(HbA1c)8.2%,空腹胰岛素(FINS)12.67mU/L,空腹血糖 5.37mmol/L,胰岛素抵抗指数(HOMA-IR)1.7,尿微量白蛋白排泄率 24.9μg/min。

西医诊断: 2 型糖尿病,高血压病,冠心病。

中医诊断: 脾瘅,风眩,胸痹。

辨证: 痰热内蕴。

治法: 清热涤痰。

处方: 小陷胸汤加减。黄连 30g,清半夏 9g,瓜蒌 30g,生大黄 2g,水蛭粉 6g(分冲),知母 30g,炒酸枣仁 45g,五味子 15g,柴胡 15g,黄芩 30g,干姜 6g,天花粉 30g,降香 9g,丹参 30g。日 1 剂,水煎服。

半个月后复诊,患者诉寐差易醒,晨起胸闷,舌黯红,苔黄厚腻。检查:尿微量白蛋白排泄率 13.0μg/min,空腹血糖 5.4mmol/L,空腹胰岛素 8.8mU/L,HOMA-IR 1.2。效不更法,仍予小陷胸汤加减。

处方: 黄连 30g,清半夏 9g,瓜蒌仁 30g,生山楂 30g,茯苓 30g,黄柏 30g,知母 30g,干姜 6g,生大黄 3g,水蛭粉 6g(分冲),怀牛膝 30g,钩藤 30g(后下)。服 27 剂,每日 3 次水煎服。

2007 年 9 月 20 日复诊,患者胸闷、失眠好转。血压 140/90mmHg,HbA1c 5.5%,空腹血糖 5.56mmol/L,空腹胰岛素 3.87mU/L,HOMA-IR 0.5。

处方: 黄连 30g,清半夏 30g,瓜蒌仁 45g,生山楂 30g,钩藤 30g(后下),地龙 30g,茯苓 60g,干姜 6g。2008 年 7 月 30 日复诊,检查:HbA1c 6.0%,仍以小陷胸汤为主方调方,以收全功。

经过治疗,患者 HOMA-IR 由 1.7 下降到 0.5,HbA1c 由 8.2% 逐渐达标,并经过长期门诊随诊,血糖控制平稳,早期糖尿病肾病得到有效控制。

患者以"寐差、胸闷、舌苔黄厚腻"为主证,又伴有肥胖、胰岛素抵抗等,为中满内热的典型表现。患者长期过食膏粱厚味,脾胃不能充分运化,膏粱积聚而酿成痰湿,蕴而化热,形成痰热。痰热形成则病火内灼,进一步促使胃之受纳,加剧膏浊的蕴积,形成恶性循环。患者病程虽久,但大实之体质未发生变化,病久而发展为痰热互结,当治以辛开苦降之法,辛以开气散结,苦以降气泻火。

笔者认为,在2型糖尿病肥胖患者的治疗中,辛开苦降调畅气机以消中满、清内热,是其核心治则,大剂量运用黄连清热,半夏燥湿,瓜蒌仁宽胸涤痰是其重要治法。又因本例患者兼有痰瘀互阻,则予生大黄、水蛭通络泄浊,降香、丹参活血通络,酸枣仁、五味子宁心安神,柴胡、黄芩清肝热而舒畅肝气,牛膝、地龙、钩藤平肝息风降压,知母、天花粉养阴清热,茯苓健运中州,生山楂消膏降脂。

参考文献

[1]周强,赵锡艳,逄冰,等.仝小林应用小陷胸汤临床验案4则[J].河北中医,2013,35(3):329-331.

薏苡附子败酱散

薏苡附子败酱散为《金匮要略·疮痈肠痈浸淫病脉证并治》中治疗肠痈之主方,原方由薏苡仁、败酱草、附子三味药以 10∶5∶2 的比例组成。《方剂学》记载[1]本方常用剂量为:薏苡仁 30g,败酱草 15g,附子 6g。方中重用薏苡仁利湿排脓,轻用附子扶助阳气,以散寒湿,佐以败酱破瘀排脓。配合成方,共奏利湿排脓、破血消肿之功。现代临床广泛地应用于消化、妇科及肛肠科等疾病的治疗,如急性阑尾炎脓肿已成,均有良好的临床效果。笔者常用此方治疗直肠癌术后、附件炎、疱疹样皮炎、结肠炎等,曾赞此方曰:"活血当与行气同用,消癥当不忘桂、附之妙"。

依据原文,本方原为散剂:"上三味,杵为末,取方寸匕,以水二升,煎减半,顿服"。由此可见,煮散可以大大节省药材,且能够达到足够的药效。笔者一贯提倡中药煮散。作为一种有效的煎煮方法,煮散不论单方或复方煎出率都高于传统饮片。研究表明,在相同条件下,煮散较之传统饮片汤剂的制备,可有效节省药材 1/2 以上、减少煎煮时间 3/4 以上。煮散较传统饮片既节省了药材、能源,又提高了煎煮质量,这种"优、快、好、省"的手段,对中医学的传承与发展有着重要的意义,也对解决中医界目前面临中药材缺乏的重大问题,有着不可忽视的作用[2]。

(一)重用薏苡仁治疗直肠癌术后大便异常[3]

【病案举例】

闫某,男,62 岁。2009 年 12 月 9 日初诊。主诉:直肠癌术后 11个月。现病史:患者 2008 年 12 月 18 日"便血、腹痛",经肠镜病理切片确诊为"直肠癌"(直肠分化腺叠),行直肠癌切除术,术后病理回报:中分化腺癌,切除 2.5cm × 2cm × 0.8cm 癌及肌层。术后行化疗,每半年复查,未见复发转移,2009年10月复查结果提示,未见复发转移,目前诊断为"直肠癌术后,肝囊肿,脑老年性改变,慢性支气管炎,脂肪肝"。刻下症见:无明显不适,大便3~4次/日,成形伴有大量黏液,量可,小便时混有大便,纳可,眠可,夜尿2~3次,无明显畏寒改变,偶有头晕心慌。既往史:阑尾炎术后。舌脉:舌黯淡苔黄厚腻,舌底瘀,脉沉。

处方:生薏仁60g,附子15g,败酱草30g,干蟾皮9g,党参15g,炒白术30g,当归15g,生甘草15g。煮散,每天90g。

二诊(2010年1月20日):服上方1个月余,现大便2~3次/日,成形,量少,纳眠可,仍小便时混有大便。查血常规正常,谷丙转氨酶20.8U/L,谷草转氨酶22.8U/L。舌体胖大,有齿痕,苔白腻,脉滑。上方加全蝎9g,守宫(壁虎)15g。煮散,每天90g。

三诊(2010年4月7日):精神好转,现大便小便可以分开,大便2~3次/日,偶10次/日。纳眠可。舌苔厚腻,边齿痕,舌底瘀,脉沉濡。首方加全蝎9g,守宫15g,苍术15g,煮散,每天90g,分3次服用。

四诊(2010年6月9日):服药期间大便4~5次/日,余无明显不适,时有腰痛,大便后减轻,腹部CT查:肝脏多发小片低密度灶,考虑囊肿,前列腺钙化点,舌苔厚腻,水滑,边齿痕,脉弦硬。首方加清半夏15g,全蝎9g,守宫15g,苍白术各15g。煮散,每天90g。

以上方为加减方,煮散服用一年余。随访时大便略干,1~2次/日,有时有便不尽感,大便无黏液,右下腹偶有痛,便后减轻,小便清,余诸证皆除。

患者大便伴有大量黏液,大小便不能分开,乃大肠湿毒内蕴,小肠不能分清泌浊所致。患者"直肠癌术后"经多次化疗,经化疗后患者见舌黯淡苔黄厚腻,以湿热伤阴所致,又因手术大病之后,正气不足,机体虚损。患者为本虚标实之证,以湿毒、湿热、瘀血为标,以气虚、阳虚、阴虚为本。当以益气温阳,清热化湿,活血化瘀为治则。薏苡附子败酱散清热祛湿,温脾健阳,为治疗肠痈的常用方。方中虽仅用附子15g,然辛热温阳散结之力足矣,以附子振奋肠中之阳,消积导滞,温运气机,散内结之阴寒,又温运脾之寒湿;重用薏苡仁60g以健脾清热,除脾湿,散痈结;败酱草泄热散结利湿,除大肠壅滞之湿热;党参、白术、甘草健脾益气;生甘草化痰益气解毒,又调和诸药;干蟾皮辛、凉、微毒,可清热解毒、利水消胀;守宫祛风定惊,解毒散结,能消癌肿;全蝎息风镇痉,攻毒散结,通络止痛。笔者常用干蟾皮、守宫、全蝎配伍祛风通络、消肿散结,治疗消化道肿瘤。方中薏苡仁、附子、败酱草的比例及煮散的用法谨守原方,取得了良好的效果。

(二)重剂治疗疱疹样皮炎[3]

【病案举例】

刘某,女,58岁。2010年2月3日初诊。主诉:右臂、右侧胁部及大腿脓疱疮10余天。现病史:患者10天前无明显诱因出现右侧肢体及胁肋部疼痛,之后出现右臂、右侧胁部及大腿脓疱疮,伴瘙痒,流脓血水。于皮肤科诊断为"疱疹样皮炎"予抗过敏治疗,口服氯雷他定片及抗生素,未缓解。刻下症见:睡眠差,不易入睡。胃口尚可,食少。小便频,尿急,夜尿3次。双手指尖麻木,双足趾麻木,小腿凉,多汗,夜间出汗,易心烦,脾气急。既往史:脑梗死1年,高血脂6个月。糖尿病11年,现注射诺和灵30R早26IU、晚24IU。自测血糖:空腹血糖(FPG)14mmol/L,餐后2小时血糖16mmol/L。高血压3年,口服厄贝沙坦片降压,自测血压:120~140/80~90mmHg。

西医诊断:疱疹样皮炎。

中医诊断:天疱疮。

辨证:湿毒蕴结证。

治法:清热利湿,消痈排脓。

处方:生薏仁60g,附子30g(单包先煎8小时),败酱草45g,葛根120g,黄芩45g,黄连45g,炙甘草30g,干姜15g。7剂,水煎服,日1剂。

2010年2月10日二诊:服上方7剂,疱疹疼痛好转70%,流脓血水好转60%,已无瘙痒。现疱疹仍有疼痛,仍流脓血水,眠差,小便频,尿急,夜尿3次,右颈部、双手指尖,双足趾麻,小腿凉,多汗,口干,口苦,心烦,急躁。FPG:12.5mmol/L。舌黯,苔厚腐腻微黄。

处方1:上方加龙胆30g,紫花地丁30g,干姜改为30g,内服;**处方2:**六神丸50粒,醋调外敷脓疱处。

患者 7 天后随访,脓疱疮已痊愈,无疼痛及流脓血水等症状,四肢凉麻已缓解。FPG:10mmol/L。后以葛根芩连汤为主方,治疗糖尿病为主。

患者以"脓疱疮伴有疼痛及渗出"为主诉,属于脓疱疮的急性期,多因湿热内蕴,外感风邪,攻结肌肤,为风湿热三邪胶结所致,治宜健脾利湿、清热解毒。盖脾能运湿,阳能化湿,寒湿均为阴邪,则阳气充盛,阴邪得散。急性期以湿热内盛为主,湿毒内盛,盈溢于外,或与六淫之湿邪相合,内外兼攻,侵犯肌肤,合而为病。热灼肌肤则疼痛、瘙痒;热扰神明则心烦、眠差;热扰营卫则汗出无常;肢末经络阻塞则见肢体麻木、小腿凉。治疗以清热利湿,消痈排脓为治则,选用薏苡附子败酱散。

薏苡仁健脾利水渗湿,清热排脓消痈,此处重用之,一可清热利湿除湿热之标,二可强健脾胃除生湿之源,三可排脓消痈治疗局部炎症,为君药。败酱草重用 45g,既清热解毒、消痈排脓,又活血祛瘀止痛,可通血脉以行瘀滞。血得温而行,遇寒则凝,凡痈肿瘀结之症有热者,过用清热,则热清而瘀结难散,患者寒象明显,因此在大量清凉药中佐以重剂附子 30g 鼓动阳气,温中散寒,有利于祛邪外出。本例患者病势急迫,病情较重,对于此类急危重症,笔者常以经方大剂量折算,以迅速荡涤病邪,阻止其发展之势,全方共奏清热利湿、消痈排脓、温阳止痛之功。

(三)重剂治疗附件炎[3]

【病案举例】

赵某,女,48 岁。2010 年 3 月 22 日初诊。主诉:腰痛伴尿频 1 周。现病史:患者 2002 年因子宫肌瘤行"子宫切除术",2009 年 12 月因卵巢囊肿行左侧卵巢切除术,2010 年 3 月 15 日体检又发现盆腔内异物,经 B 超检查,妇科诊断为"慢性附件炎(左包裹性积液)"。刻下症见:腰部针刺疼痛,小便频。心烦易怒,烘热汗出,两腿发酸,精力不集中,两胁时有不适,心下偶痛,善太息。纳可,眠差,大便 2~3 日一行,舌红苔黄腻,脉滑数。既往史:乳腺增生,高脂血症。辅助检查:B 超示左附件区包裹积液,右附件囊性占位,宫颈多发囊性占位,子宫次全切除术后。

西医诊断:慢性附件炎。

中医诊断:腰痛。

辨证:湿热下注,痰瘀阻滞。

治法:清热解毒燥湿,活血化瘀消癥。

处方:生薏仁 60g,黑附片 9g,败酱草 30g,生蒲黄 30g(包煎),丹参 30g,酒大黄 6g,川桂枝 30g,莪术 30g,桃仁 9g,香附 9g,王不留行 30g(包煎),橘络 9g。日 1 剂,水煎服。

二诊(2010 年 5 月 17 日):服上方 2 个月,腰痛,尿频消失,仍心烦易怒,烘热汗出阵作,眠差,不易入睡,易醒,排便不爽,2～3 天一行。患者腰痛尿频消失,B 超示左附件区包裹性积液区消失,附件炎告愈,后以治疗更年期主症为主,处方以大柴胡汤合当归六黄汤为主方加减治疗。

患者以"腰痛、尿频"为主诉,又伴有更年期的"心烦易怒、情志不舒"等症状,治疗有先后之分,先治疗慢性盆腔炎导致的腰痛,以清热解毒燥湿、活血化瘀消癥为治则。后期方才治疗更年期诸症,以疏肝理气、养阴清热为治则。附件炎多因湿热之邪侵袭而诱发,以致湿热内蕴,气滞血瘀,冲任受阻,凝聚下焦。选用薏苡附子败酱散,重用生薏米 60g 以健脾利湿消癥,败酱草 30g 清热解毒利湿,患者以湿热之象为主,故少佐黑附片 9g 以温阳化湿,全方寒温并用,清热利湿消积。加桂枝、桃仁为桂枝茯苓丸之意,增强消癥之力;加丹参、生蒲黄、莪术、王不留行为破血消癥用;加香附、橘络增强行气行血之功;酒大黄通腑清热,又活血通络。全方以大量活血消癥、清热利湿药为主,又配入性温之附子、桂枝,又配入行气之香附、橘络,为增强活血通络之功。

参考文献

[1]谢鸣.方剂学[M].北京:人民卫生出版社,2013:248.

[2]仝小林,张家成,穆兰澄,等.恢复煮散节省药材[J].中国新药杂志,2012,21(05):470-474.

[3]周强,逄冰,赵锡艳,等.仝小林教授运用薏苡附子败酱散验案举隅[J].中国临床医生,2013,41(10):70-71.

真 武 汤

真武汤首见于《伤寒论·辨太阳病脉证并治中》:"太阳病发汗,汗出不解,其人仍发热,心下悸,头眩,身𥉻动,振振欲擗地者,真武汤主之。""少阴病,二三日不已,至四五日,腹痛,小便不利,四肢沉重疼痛,自下利者,此为有水气。其人或咳、或小便利,或下利,或呕者,真武汤主之。"由茯苓、芍药、生姜(切)各三两、白术二两、附子一枚(炮,去皮,破八片)共五味组成,为温阳利水之剂。《汉方精义》云:"方名真武,为北方水宿、司水之神。经曰:人之汗,以天地之雨名之。夫兴云致雨者龙,倘真武不与以水,则龙亦不能行云以致雨。名真武者,全在镇定坎水,以潜其龙也。"可见本方是以神话传说中的"水神"为名,喻其有利水之功。

真武汤基本病机为少阴阳虚水停,故原方多用于治疗脾肾阳虚,水饮内停。症见小便不利,四肢沉重疼痛,甚则肢体浮肿,腹痛下利,苔白不渴,脉沉。现代临床多用真武汤治疗慢性肾炎、肾病综合征、尿毒症、肾积水、肾结石、心力衰竭、心律失常、梅尼埃病等疾病。

笔者常用剂量为:茯苓 15~90g,芍药 9~30g,白术 9~15g,生姜 9~15g,附子 9~15g(炮)。方中附子辛热,主入心肾,能温壮肾阳以化气行水,散寒止痛,兼暖脾以温运水湿,为君药,茯苓淡渗利水,生姜温胃散寒行水。此二味协君药以温阳散寒,化气行水,为臣药。白术苦甘而温,健脾燥湿;白芍酸而微寒,敛阴缓急而舒筋止痛,并利小便,且监制附子之温燥,为佐药。五药相合,共奏温阳利水之功,使阳复阴化水行。

(一)王平重用附子治疗顽固性心衰[1]

【病案举例】

患者男,77 岁,于 2010 年 1 月就诊。近 5 年来,反复咳嗽、咳痰,双下肢水肿,动则气喘、胸闷、气短,曾多次住院治疗,西医诊断为慢性阻塞性肺病,充血性心力衰竭心功能Ⅳ级,长期服用强心药物、氧疗,病情时好时坏,自 2009 年 12 月加重。刻下症见:羸瘦脱形,近年来体重锐减 10kg,头眩,昏迷两次、心悸、喘促、咽干,双颧嫩红,神疲欲寐、声微气短,唇指青紫,四肢凹陷性水肿,手冷过肘,足冷过膝,肘膝以下青紫,脉微细促,120 次 / 分,舌质暗淡,舌体胖嫩,苔白滑腻,小便难。

中医诊断:亡阳证。

辨证:少阴阳虚。

治法:温阳利水,回阳救逆。

处方:真武汤加减。制附片 24g(先煎 1 小时),白术 15g,茯苓 25g,生姜 30g,木瓜 15g,肉桂 10g,牛膝 15g,车前子 15g。

上方连服 3 剂后,诸证悉减,基本脱险,四肢回暖,守前方服 20 剂后,脉率缓和,恢复至 90 次 / 分,四肢温暖,皮色如常,生活可以自理。

王平认为,该患者感邪日久,治疗失宜,邪进正衰,以致少阴阳虚,并出现了亡阳证。患者心悸、气喘、舌质暗淡,唇指青紫,神疲欲寐,脉微细促,四肢逆冷都是阴寒之症,心肾阳衰,阳气外越,故见双颧嫩红;肾阳虚衰则寒湿阻滞下焦,故见舌质暗淡,苔白滑腻,四肢凹陷性水肿;其他诸症皆是阴阳皆虚,精气不足的表现。方中附子为君药,大辛大热,温心肾之阳,通行十二经,肾阳得复,则气化得行,寒湿得化。以白术、茯苓为臣,白术甘苦而温,燥湿健脾,合“脾喜燥恶湿”之性,附子振肾阳在先,姜、术复脾阳于后,茯苓甘淡平,入脾肾诸经,一可助姜术健脾强运,也可淡渗水湿,使阴邪从小便而行,佐以生姜、木瓜,生姜辛而微温,温胃散水,助附子行散肌表之湿,宣肺气开上源,再辅以温阳、补气、利水之肉桂、牛膝、车前子,故收显效。

本方重用附子达 24g,远超药典规定剂量,因患者阳衰外越,阴寒内盛,人在危亡之际,非附子大辛大热不能回阳救逆,故重用附子,著名老中医李可曾指出,附子之毒性,于常人如虎狼,而于阴盛阳衰危急重症之人堪比救命神药。临证用之,只要掌握指征及正确的炮制法,则大毒之药亦有大用。

(二)王声明重用附子治疗顽固性腹泻[2]

【病案举例】

黄某,女,66岁。因腹泻7个月,于1989年8月18日就诊。患者因春节期间劳累过度和受凉后,腹泻清稀水样便夹不消化食物,便来自溢,每日10~20次,时轻时重。经数家医院诊断为慢性肾上腺皮质功能减退症、内分泌功能紊乱性腹泻。刻下症见:畏寒肢冷,神倦欲寐,口淡纳差,吐涎沫,筋惕肉瞤,脘腹不适,大便失禁如清稀水样,小便清,面色淡黄无华而胖,舌淡嫩而润,脉沉弱缓。

诊断:腹泻。

治法:温补元阳,益阳消阴,涩肠固脱。

处方:制附片45g(先煎),干姜10g,炒白术12g,茯苓15g,白芍10g,红参10g,赤石脂30g。每日1剂,水煎服。

连服3剂病症改善不明显。续上方附片用至90g。服药4剂后,大便失禁消失,便次未减,仍畏冷神倦,口淡不渴,身瞤动,舌淡嫩,脉沉弱缓,两尺尤弱。此乃顽疾,非重剂难以启效。

继服上方附片增至120g,加补骨脂30g。再服7剂,大便成形,每日2~3次,余症消失。改用肾气丸巩固疗效。

本例由肾上腺皮质功能减退所致久泻,西医诊断、中医辨证都似正确,选方用药亦符合中医法则,治疗却没有取得疗效,而通过重用附子后才收到效果,究其原因,病重药轻,委实难以奏效。附片大辛大热有毒,现代医学证明附片有抗寒冷,强心,肾上腺皮质激素样作用。王声明认为,临证之时,用量固然不能孟浪,需谨记先煎久煎,但临床证明,临床用量只有达到剂量阈,才能获得相应的疗效。

(三)高常柏重用附子治疗慢性肾炎[3]

【病案举例】

贺某,男,72岁,2012年12月5日初诊。双下肢水肿1年余,近日加重,动则气短,不能平卧,纳差,喜热饮,但不多饮,四肢冰凉,怕冷明显,大便不成形,日2次,舌质暗,舌体胖大,边有齿痕,苔白,舌下静脉怒张,脉沉细。检查排除肾功能不全、肝硬化。心脏彩超示左室收缩功能(LVEF)35%。患者素有冠状动脉粥样硬化性心脏病病史。

西医诊断:慢性心衰(心功能Ⅲ级),冠心病。

中医诊断:水肿。

辨证:脾肾阳虚,水湿内生。

治法:温阳利水。

处方:真武汤加减。制附子50g(先煎1小时),茯苓30g,白芍30g,炒白术20g,生姜30g,桂枝20g,猪苓10g,泽泻15g,泽兰15g。5剂,日1剂,水煎,分两次服。

5天后复诊,水肿、气短明显减轻,守上方略有加减再进27剂,水肿、舌体胖大及齿痕消失,质略暗,苔薄白,脉和缓有力。再以上方去猪苓、泽泻,加丹参30g,做成水丸,巩固治疗。

水肿的发生与肺、脾、肾及三焦密切相关。肺的宣发,脾的运化,肾的蒸腾,三焦的水道均是水液代谢的重要环节,且相辅相成,共同完成水液的气化输布与排出。其中肾者水脏,肾的蒸腾是发挥根本作用的,与水液代谢最密切。水为至阴之物,其性本寒。水化于气,气赖于阳。今肾之阳气不足不能蒸腾气化水液,水寒自凝,化为饮邪,溢于肌肤而发肿病。

真武汤温阳化水,该方突出附子能重振肾之阳气,气化水液,并辅以白术、茯苓、生姜等以利水,达到标本兼治之目的。水肿病因于肾阳不足者,阳虚生寒,水性本寒,两寒相得,寒性至极,故非附子大辛大热之品,能驱寒化水,又取量大效宏之理,因此用量独大。且高常柏认为,目前附子为人工栽培之品,未能尽汲天地之精华,而性情变得缓薄,故只能积量以弥补其先天不足之缺。

(四)韩桂茹重用白芍治疗宫体炎[4]

【病案举例】

邢某,43岁,1986年12月18日初诊。主诉:少腹冷痛10余日,自12月7日经行感寒,小腹冷痛,伴畏寒,下肢浮肿,大便溏薄,小便量少。月经周期尚规律,经量适中,色淡,经某院妇科检查诊为宫体炎。拒服西药,而就诊于中医。舌淡红苔薄白,脉细沉尺弱。

西医诊断:宫体炎。

中医诊断:水肿。

辨证:脾肾阳虚。

治法:温肾助阳。

处方:真武汤加减。附子 10g,云苓 15g,白术 10g,生姜 6g,白芍 30g,甘草 10g。

服药 3 剂腹痛大减,小腹转温,大便成形,小便量增,6 剂后腹痛痊愈,妇科内诊检查未及压痛,肢肿便溏好转,嘱服金匮肾气丸,以冀巩固。

本案腹痛西医诊为宫体炎。该患者年逾六七,肾气渐衰,肾阳不足,加之经行感寒,阴寒内盛,滞留胞宫,乃至小腹冷痛。阳气虚弱,水气不化故见畏寒,浮肿,便溏。恰合《伤寒论》中"少阴病……腹痛,小便不利,四肢沉重疼痛,自下利者,此为有水气,真武汤主之"之论述。用真武汤温阳化气行水,考虑患者冷痛为急,急则治其标,故重用芍药以缓急止痛。

参考文献

[1]王平. 真武汤加味治疗顽固性心衰两则[J]. 中医临床研究,2012,4(14):101.

[2]王声明. 加味真武汤重用附子治顽泻 1 例[J]. 国医论坛,1994(5):11.

[3]高常柏,周胜元. 真武汤重用附子治疗慢性肾炎 54 例[J]. 山东中医杂志,2013,32(06):403-404.

[4]韩桂茹. 真武汤在妇科临床的应用[J]. 辽宁中医杂志,1988(5):29-30.

炙 甘 草 汤

炙甘草汤,又名复脉汤。出自《伤寒论·辨太阳病脉证并治下》: "伤寒脉结代,心动悸,炙甘草汤主之。"《千金翼》炙甘草汤方:"治虚劳不足,汗出而闷,脉结代,行动如常,不出百日,危急者十一日死。" 原方由炙甘草四两,生姜三两,人参二两,生地黄一斤,桂枝三两,阿胶二两,麦冬半升,麻仁半升以及大枣三十枚组成,以清酒七升、水八升煮取。本方能滋心阴、养心血而通阳复脉,常用于治疗心系疾病,如心律失常(早搏、心动过缓、房颤)等,为治疗心律失常的通用方。有文献表明,本方治疗病毒性心肌炎[1]也常获速效。炙甘草汤作为气血双补之剂,亦可治疗其他如气血阴阳虚损等疾病。《方剂学》载本方现代常用量为:炙甘草 12g,生姜 9g,人参 6g,生地 50g,桂枝 9g,阿胶 6g,麦冬 10g,火麻仁 10g,大枣 10 枚。本方用于复脉定悸时,炙甘草宜重用。全方甘温滋补,故而阴虚内热者及中虚湿阻、便溏胸痞者不宜使用。

(一)严世芸常规剂量治疗充血性心力衰竭[2]

【病案举例】

患者,男,41 岁。患者有高血压史 2 年,血压最高 160/100mmHg, 有高血压家族史。刻下症见:面色白,时觉头晕,气短,乏力,夜寐欠安;舌淡红,苔薄,脉细。心脏超声提示:心脏各房室腔大小正常,EF 42%;心电图示:窦性心律,偶见房性早搏。

西医诊断:高血压病,心功能不全。

中医诊断:心悸。

辨证:气阴两虚,心神失养。

治法:益气养阴,宁心安神。

处方:炙甘草汤加减。生晒参 5g,西洋参 5g,麦冬 12g,五味子

6g,生黄芪 30g,白术、白芍各 15g,当归 12g,柴胡 12g,升麻 12g,陈皮 12g,枳壳 12g,茯苓 15g,炙甘草 12g,生地黄 15g,桂枝 12g,阿胶 9g,桃仁、酸枣仁各 12g,知母、黄柏各 12g,远志 12g,合欢皮 12g,首乌藤 20g,枸杞子 12g,菊花 12g,珍珠母 40g。

以此方随证加减治疗 6 个月后,患者头晕、气短、乏力等症缓解,寐安;复查心脏彩超提示:EF 51%。余症同前,心电图无异常。

本例患者属于慢性心功能不全,心功能 I 级,西医提倡患者在该阶段即应开始药物干预,以延缓心衰进程。严世芸总结炙甘草汤的辨证要点为:心阴虚的心悸患者,症见心悸气短,伴有心烦失眠,口干微热,五心烦热,盗汗,舌红少津,脉细数结代[3]。严世芸认为,辨证时主要抓住心衰早期(单纯心病阶段)多属心气阴两虚的特点,以炙甘草汤配以生脉散、补中益气汤、酸枣仁汤等化裁,以益气养阴、养心安神;同时以生晒参、西洋参合用增强益气养阴功效,而枸杞子、菊花、珍珠母为严世芸降血压常用的配伍药对,平肝风、养肝阴,疗效显著。本例患者病情不重,症状不著,因此以常规剂量投之,以资缓图。

(二)赵锡武重用生地治疗心绞痛并阵发性房颤[4]

【病案举例】

患者,男,65 岁。1979 年 10 月 27 日初诊。"冠心病"伴有"阵发性房颤"多年。2 个月来心悸怔忡时作,胸闷心痛,血压波动,服西药后症状改善不明显。血压 120/70 mmHg,心率每分钟百余次,心律绝对不规则。心电图显示"心房颤动,V3 ~ V5 低平或浅倒"。

西医诊断:冠心病,心绞痛,阵发性房颤。

中医诊断:心悸。

处方:炙甘草 18g,党参 30g,生地 45g,桂枝 12g,麦冬 24g,酸枣仁 18g,淫羊藿 15g,生姜 12g,大枣 4 枚,黄酒 2 两,阿胶 18g。日 1 剂。予水 6 杯,先煎前 10 味中药,滤取 2 杯,入阿胶再煎令烊,分两次服。

2 周后复诊:诸症好转,胸闷心痛减轻,房颤未作,上方加黄芪 30g。

三诊:心前区闷痛消失,脉细,加当归 12g。后曾因气候寒冷而胸痹心痛复发,于前方合瓜蒌薤白半夏汤调治,胸痹心痛症状消失,但两腿无力而足冷,继加菟丝子 30g,骨碎补 24g,调治数周,病情稳定,心电图基本正常。

本医案中,赵锡武认为患者乃胸痹气短,心动悸,下肢无力,上午尤甚,睡眠欠佳,饮食、二便尚调,脉结代,寸关细数,尺无力者,辨证属气阴两虚而下元亏损,当以仲景炙甘草汤治之,治从益气通阳、和血养阴入手,以宣通其心脉。以炙甘草汤为主方,并据其下损的特点,加淫羊藿以温补之。炙甘草汤之组方、剂量及其煎服法均极为讲究,运用得当,则效如桴鼓,覆杯即已。炙甘草汤全方通经脉、利血气,其中生地属于阴药,具有滋阴补血、充脉养心之功效。临床用该方治疗心系疾病时,通常以大量阴药如生地滋益阴血,而取少许阳药激荡之,以填补阴血而定其动悸之心。临床运用此方,生地可重用至 30~60g,具体视病情轻重而定。

(三)陈泽霖重用炙甘草治疗顽固性心律失常[5]

【病案举例】

患者,女,患病毒性心肌炎后,出现频发室性早搏,有时呈二联律,经用各种西药均无效,后住入中西结合病房,用中西药物结合治疗,一开始尚有效,但在一次劳累后又发作,再静脉滴注利多卡因无效。该患者来陈泽霖门诊治疗,遂停用一切西药,以炙甘草汤为主方治疗。

处方:炙甘草 21g,党参 12g,麦冬 10g,桂枝 1.5g,酸枣仁 10g,当归 12g,生地 12g,茯神 12g,珍珠母 30g,龙齿 15g。

仅服一剂,该患者早搏消失,以后用此方巩固 1 个月出院,后未再发。

陈泽霖临床治疗心律失常反复发作者,常用炙甘草汤加减,认为炙甘草作为主药应当重用,临床有的患者需重用至 21g,甚至用到 30g 才能收效。其对于有些顽固之早搏,反复出现二联律、三联律,应用各种西药效差者,炙甘草常一开始即用 21g,方中加入茯苓、泽泻各 9g 以减少甘草之水钠潴留作用,一般长期服也无不良反应,直可用至早搏消失一个月以后再缓缓减药,即先隔日服一剂,再三日服一剂,直至停药,常可使不少顽固性早搏获得痊愈。对部分用药不效者,加用验方苦参 3~4.5g 或常山 6~9g,也有一定疗效。

(四)柯雪帆重用炙甘草汤治疗心律不齐经验[6]

【病案举例】

患者,男,62 岁,退休工人,1983 年 4 月 12 日初诊。以往有房颤史,多发于春季,昨日复发,伴头晕,脉散乱不整,细而无力,苔薄。心电图示:快速房颤。

西医诊断:房颤。

中医诊断:心悸。

处方:生地 30g,党参 12g,桂枝 10g,炙甘草 12g,火麻仁 10g,麦冬肉 10g,阿胶 9g(烊冲),生姜 10g。上方加黄酒半斤,水适量浸煎 3 剂。

二诊(4 月 15 日):脉仍散乱不整,较前有力,自觉症状有所好转,有惊恐感,舌正苔薄白,前半有裂纹。处方:生地 45g,炙甘草 15g,党参 12g,麦冬 12g,火麻仁 12g,桂枝 10g,阿胶 9g(烊冲),生姜 10g,生龙骨 30g(先煎),红枣 10 枚。上方加黄酒半斤,水适量浸煎,4 剂。

三诊(4 月 19 日):脉弦,略见洪象,舌正苔少,前有小裂纹,根薄腻。心电图示:房颤消失,低电压趋势。处方:予上方 1/8 量服 3 剂,续以益气活血、养阴宁心之品调理善后。

该患者症状属于典型的炙甘草方证"脉结代、心动悸",诊查乃为心阴阳气血俱不足,故予炙甘草汤补心阴,养心血,兼益心气,通心阳。三剂后,症减而房颤未除,舌苔少、有裂纹,阴血不足之证明显,故守原法,加重养阴药剂量,有惊恐不安,入龙骨重镇安神。四剂后再诊,诸症若失。

柯雪帆临床常用重剂炙甘草汤治疗心律失常,其剂量最大的,为生地 210g,炙甘草 75g,桂枝 45g,以效为度。他在临床上发现,病毒性心肌炎后遗症所出现的心律失常如室性早搏、房性早搏,即使出现二联律、三联律或成串,即使 24 小时早搏出现次数多达 20000 次以上,用大剂量炙甘草汤,适当加减变化,大多能取效。柯雪帆认为[7]如今之生地黄都为晒干过后,乃古之所谓干地黄,对疗效有些影响。在炙甘草汤中,用生地必须用大量才有效,用 10~18g 的小剂量难以达到纠正心律失常的效果,用量一天可达 50~120g。桂枝温通心阳,可纠正心律失常,用量应偏大一些,其在炙甘草汤中常用 20～30g。他认为炙甘草作为全方中的君药,对治疗脉结代有重要作用,用量宜大,其在临床每天可用至 20～30g,短期服用,不曾发现严重不良反应。同时临床使用炙甘草汤时,应当加入清酒,把药泡在水酒各半的溶液中,浸一定时间再煎,服药时已无酒味。

参考文献

[1]王祎晟.刍议炙甘草汤[J].陕西中医,2011,32(04):482-483.

[2]徐燕,杨爱东,唐靖一,等.严世芸治疗充血性心力衰竭的经验[J].上海中医药杂志,2006,40(10):10-11.

[3]张玮,徐燕.严世芸治疗心悸七法[J].上海中医药杂志,2004,38(11):3-4.

[4]朱邦贤.赵锡武冠心病证治六法举要[J].上海中医药杂志,1998(6):2-5.

[5]张伯臾,祝谌予,朱锡祺,等.心律失常证治[J].中医杂志,1985(7):9-14.

[6]俞惠英,胡又常.柯雪帆应用经方医案六例[J].黑龙江中医药,1985(5):15-17.

[7]柯雪帆.《伤寒论》研究札记[J].中医药学刊,2002,20(4):398-406.

左 金 丸

左金丸原方出自《丹溪心法》,由黄连六两、吴茱萸一两组成,黄连和吴茱萸之比为 6∶1。有关其功效,原文仅"泻肝火"三字,然此方用药虽简单,适应范围却甚广泛,化裁众多,不但可以清肝胆之火,尚能泻胃肠之热,且有和胃降逆,制酸止呕等功效,为辛开苦降的代表方剂。现代临床常用此方治疗胃炎、消化性溃疡等疾病。

在临床实际应用中,适当调整黄连、吴茱萸的配伍比例,改变其偏性,可拓展其证治范围,用于治疗多种病症。如重用吴茱萸,将黄连、吴茱萸之比例调整为 3∶1,其意在于减缓黄连苦寒之性,适用于肝火较重、木旺克土所致胃脘痛较轻者,即可直袭其上炎之火,又不至苦寒败胃。若将黄连、吴茱萸两药按 1∶1 配比,则多用于治疗肝火犯胃之胃脘疼痛、呕逆而伴中焦虚寒者,素体脾胃虚弱,正气不足,出现寒热错杂之征。等比配伍(1∶1),其意取黄连苦寒清肝和胃,吴茱萸引热下行而降逆和胃,如此一辛一苦,辛开苦降,使肝气调达而胃气得降,一寒一热,相反相成,共奏清肝和胃、降逆止呕之功。

(一)李平不同剂量配比治疗内科诸症[1]

1. 连、萸常规剂量配比(6∶1)治疗失眠证

【病案举例】

患者,女,49 岁,虚烦不眠 2 年余。平素性情急躁易怒,经常胃脘疼痛,呃逆反酸,口苦咽干,大便秘结,小便黄赤。查体:舌质红赤,舌苔黄腻,脉弦数。

诊断:失眠。

辨证:肝胃郁热,心肾不交。

治疗:清肝和胃,交通心肾。

处方:左金丸加减。黄连 12g,吴茱萸 2g,柴胡 12g,牡丹皮 9g,

龙胆 6g,黄芩 9g,蒲公英 12g,墨旱莲 12g,女贞子 12g,五味子 12g,炙远志 12g,炒酸枣仁 12g。

服药 1 周后,上述症状明显改善,并能正常睡眠。

患者肝胃症状明显,符合左金丸之证治。本方为寒热共投的典范方剂,本方黄连、吴茱萸配比 6∶1,一寒一热,辛开苦降,可调和阴阳、引阳入阴,用于治疗阴阳失调、寒热错杂之失眠。《格致余论》曰:"人之有生,心为火居上,肾为水居下,水能升而火能降,一升一降,无有穷已,故生意存焉。"正常生理情况下,由于心阳下温肾水,肾水上抑心火,为心肾相交,水火相济,以维持人体正常的生命活动。若升降失常,水火不济,加之肝胃郁热,君相之火必上扰心神而致失眠。故以左金丸之方义,伍以柴胡、牡丹皮、龙胆、黄芩、蒲公英清肝泄火和胃,调畅气机;墨旱莲、女贞子、五味子滋补肝肾之阴,阴中求阳,取引火归元之义;炙远志、炒酸枣仁养心镇静安神,如此配伍比例应用,方可达水火既济、心肾交通、清肝和胃、镇静安神之功。若能根据患者体质的寒热虚实,灵活运用左金丸的其他配伍比例,疗效更佳。

2. 连、萸 3∶1 配比治疗胃脘痛

【病案举例】

某患,男,56 岁,素有胃脘痛 10 余年,经常吞酸嘈杂、呃逆频频、呕吐酸苦、心烦易怒,每因情志因素而诱发加重。平素晨起呕吐清稀酸水,胃痛喜温喜按,得食则脘胀痞闷,胃脘冷痛,喜食温热,疲倦乏力,大便溏薄,舌体胖大,有齿痕,舌淡苔白,脉弦无力。

诊断:胃脘痛。

辨证:肝火犯胃,中焦虚寒。

处方:黄连 15g,吴茱萸 5g,柴胡 9g,厚朴 9g,枳壳 9g,陈皮 12g,沉香 6g,旋覆花 6g,代赭石 30g,蒲公英 12g,黄芩 9g,草豆蔻 9g,陈皮 12g,焦三仙(焦神曲、焦麦芽、焦山楂)各 10g,水煎服,日 1 剂。

服药后该患者症状逐一减轻,连服上药 10 剂,临床症状改善。

该患者证属胃脘痛。其本为中虚胃寒,其标为肝郁胃热。患者已有虚象,若此时黄连、吴茱萸按 6∶1 则苦寒过重,但治其标则伤其本,而但治其本则标症难以解除。因此该例黄连、吴茱萸以 3∶1 的

配比最为适宜。另加柴胡、厚朴、枳壳、陈皮以疏肝理气;沉香、旋覆花、代赭石以理气降逆止呃;蒲公英、黄芩以清热泻火;草豆蔻温中散寒;焦三仙消食导滞。全方共奏清肝解郁、温中散寒、理气止痛之功。

3.连、萸1:3配比治疗寒滞肝脉之腹痛

【病案举例】

某患者,男,48岁,少腹胀痛反复发作4年余,近1个月来发作较频,就诊时患者少腹痛,腹部喜温喜按,痛处可见一核桃大小包块,按之柔软,揉按后包块可消失。查体:面色不华,四肢冷,二便调,舌质淡,苔薄白,脉沉弦。

诊断:腹痛。

辨证:寒滞肝脉。

治法:温经散寒,行气止痛。

处方:黄连3g,吴茱萸9g,川芎9g,炮姜9g,延胡索6g,川楝子6g,赤芍6g,小茴香6g,橘核12g,荔枝核15g。

服上药2剂,患者症状大减,连服6剂后痊愈,随访半年未见复发。

本例患者肝寒之象明显,《本草便读》曰:"吴茱萸,辛苦而温,芳香而燥,本为肝之主药,而兼入脾胃者,以脾喜香燥,胃喜降下也。其性下气最速,极能宣散郁结,故治肝气郁滞,寒浊下踞,以致腹痛疝瘕等疾"。故方中调整黄连、吴茱萸为1:3的配比,施以反左金丸,由清泻肝火而变为温中散寒之功,并配伍温经散寒、行气活血止痛之品。方中少佐黄连,意在寒热并用,以防阴阳格拒,取其反佐之义,共奏温经散寒、行气止痛之功。

另有笔者经验,吴茱萸虽温胃不及干姜、温肾不如淫羊藿,唯温肝独特。故胞宫虚寒、阴囊寒冷、胆寒、头痛等寒凝肝脉之证,吴茱萸可独立担纲,常用剂量6~30g。

(二)高麟第用连、萸2:1配比轻用治疗肠易激综合征[2]

【病案举例】

患者,女性,47岁,肠易激综合征(IBS)病史10年余,大便每日2~5次,多为不成形便,腹痛即泻、泻后痛减。每于着凉、进食不当、

情志不舒及工作紧张时症状加重。舌质淡,苔薄白,脉沉弦。

诊断:泄泻。

辨证:中焦虚寒,肝火犯胃。

治法:清肝解郁,温中散寒。

处方:黄连 6g,吴茱萸 3g,柴胡 9g,陈皮 12g,绿萼梅 9g,山药 9g,白术 9g,甘草 6g,水煎服,每日 1 剂。

患者服药 3 剂症状即缓解,后症状逐渐减轻,连服上药 17 剂,临床症状明显好转。

方中左金丸取连、萸 2∶1 配比,该患者证属泄泻,其本为中虚胃寒,其标为肝郁胃热,观其舌质淡、苔薄白,热象并不明显,若此时黄连、吴茱萸仍按原方之比投之,则过于苦寒,故减小两药用药比例至 2∶1 以防止苦寒太过。黄连能清泄胃热,吴茱萸疏肝理气解郁,同时加用健脾和胃、理气止痛之品,使其肝郁得舒,气机得以调畅,寒热错杂得调,全方共奏清肝解郁、温中散寒、理气止痛之功,临床症状得以改善。

参考文献

[1]李平,楚更五,张军会,等.左金丸不同配伍比例的临床应用[J].中医药临床杂志,2007,19(4):341-342.

[2]王天麟.高麟第教授运用左金丸临证经验[J].天津中医药大学学报,2013,32(02):118-119.

类药类方量效关系临证应用

◆ 虫类药

概　述

　　虫类药物属于中药中的血肉有情之品,包括动物的干燥全体、除去内脏的动物体或部分、动物的分泌物、排泄物、生理或病理产物及虫类加工品。临床常用的虫类药有蜈蚣、水蛭、全蝎、蝉蜕、土鳖虫、僵蚕、蕲蛇、地龙、露蜂房等。虫类药有行走攻窜的特性,具有搜剔风邪、祛瘀通络、宣痹止痛、消肿散结等功效,善治经脉痹阻类疾病。张仲景《伤寒杂病论》应用虫类药物甚广,在其三百余首方剂中,总计用有土鳖虫、水蛭、虻虫、蜣螂、蛴螬、蜘蛛、蜂巢、鼠妇、白鱼9味虫类药,散在于抵当汤、抵当丸、鳖甲煎丸、大黄蟅虫丸、下瘀血汤、蜘蛛散、土瓜根散、滑石白鱼散8个方剂中,主要用治蓄血证,瘀血内闭的经闭、腹痛、小便不利、癥积、疟母、寒气凝结肝脉之阴狐疝气等,以达破血逐瘀、活血通经止痛、消积化癥、破结通利除疝等多重治疗目的。针对不同的疾病,其使用剂量各异[1]。

　　医圣仲景开创虫类药物治疗之先河。仲景方中,虫类药最核心之用在于攻逐瘀血,这体现在抵当汤、下瘀血汤和土瓜根散三个处方之中。水蛭与虻虫往往相须为用,虻虫走阳络,水蛭走阴络,配以大黄和桃仁,是仲景在应用虫类药攻逐瘀血时必用的一对臣使之药。其中水蛭的应用最为今人熟知。《药典》规定水蛭的临床用量范围为1.5～3g,然而此剂量范围较为狭窄,笔者临床用于治疗糖尿病肾病、肾病综合征等时,水蛭常用量为3g,严重肾衰竭时甚至用至4.5～6g。现代研究表明,水蛭经高温煎煮会破坏其蛋白成分,因此笔者使用水蛭时,均打粉分冲至煎煮好的汤药中,避免影响药效[2]。

虫类药在临床中的应用可谓十分精彩,每有点睛之笔,以案例举隅于下。

(一)朱良春联合应用多种虫类药物治疗痹证[3]

国医大师朱良春善用虫类药物治疗临床诸多病证,其法治灵变,对于虫类药物剂量及安全性的掌控,经验颇为丰富。他强调:"痹证日久,邪气久羁,深入经络骨髓,气血凝滞不行,湿痰瘀浊胶固,经络闭塞不通,非草木之品所能宣透,必借虫蚁之类搜剔窜透方能使浊去凝开,经行络畅,邪除正复。"朱良春经验:除个别虫类药毒性较大(如斑蝥、蟾蜍)外,大多数虫类药则毒性很小甚至无毒(如露蜂房)等,历代本草多认为露蜂房有毒,但其认为露蜂房有温补肺肾、纳气强体之功,可用于治疗各种痹证、肿瘤、清稀带下、哮喘、阳痿等,汤剂用量为每日6～12g,散剂每次1～2g,病情严重而阳虚较甚者可酌加量。朱良春曾连续用之数十年中亦未发现任何中毒反应。再如全蝎、蜈蚣和各种蛇类,死后毒液被氧化则可变为无毒。当然朱良春所谈之"无毒"是指在常规剂量下,若超大剂量用药,在水煎内服的情况下,全蝎超过30g、蜈蚣超过15g、地龙超过60g、水蛭超过15g则有可能引起中毒,因此如非万分必要,尽量不投以超过此量的虫类药。

【病案举例】

李某,女,42岁,2008年5月18日初诊。自诉10个月前出现双手关节疼痛,晨僵超过1小时,左手食指近端关节肿胀,后出现全身多处关节疼痛,呈游走性,怕冷恶热,到当地医院查红细胞沉降率112mm/h,类风湿因子(+),诊断为类风湿关节炎,选用抗类风湿药物治疗,泼尼松早晚各2片,效果时好时坏。现出现双腕关节肿胀,左PIP(近侧指间关节)2肿胀,右MIP(掌指关节)2、3肿胀,双手晨僵明显,时间超过1小时,活动困难,生活不能自理,舌质紫黯,苔薄黄,脉弦细。

辨证:郁热内蕴,经脉痹阻,痰瘀交织,肾气亏虚。

治法:清化郁热,疏通经脉,化痰开瘀,补益肾气。

处方:穿山龙 50g,生地黄 30g,赤芍 15g,当归 15g,鸡血藤 30g,白花蛇舌草 30g,淫羊藿 15g,土鳖虫 10g,炙蜂房 15g,制川乌 10g,乌梢蛇 10g,炙僵蚕 10g,甘草 6g,7 剂。嘱畅情志,勿劳,清淡饮食。

二诊(6 月 10 日):药后关节肿疼明显减轻,乃又自服 10 剂。目前已能行走,自觉为半年来所未有之现象。复查红细胞沉降率 46mm/h。效不更方,激素减为早晚各 1 片。原方生地改为熟地,7 剂。

三诊(7 月 2 日):病情稳定,血沉降为 31mm/h。激素已撤。汤药暂停,以丸药维持巩固治疗。丸者缓也,以丸药代替汤剂,效缓力专。10 月 1 日随访,关节肿痛已消失,活动自如,生活自理。

朱良春治疗痹证,善用虫类药。仅此方中,便使用了土鳖虫、蜂房、乌梢蛇、僵蚕 4 种虫类药物,剂量均在 10 ~ 15g,剂量累计为 45g,已超出临床医师一般用量,逐瘀通络之效立竿见影,并且无不良反应。尤乌梢蛇应用 10g,外达皮肤,内通经络,且透骨搜风之力尤强,被称为截风要药,症势深痼,而风毒壅于血分者,朱良春均以其为主药,用量多 10 ~ 15g,屡屡获效。蛇类药物含有异体蛋白,有一定补益作用,具有促进营养神经的磷物质产生,对控制因神经系统病变引起的拘挛、抽搐、麻木有缓解作用,还能促进垂体前叶促肾上腺皮质激素的合成与释放,使血中的这种激素浓度升高,从而具有抗炎、消肿、止痛作用,且无激素样的不良反应。且方中穿山龙用量 50g,白花蛇舌草 30g,均为临床常规用量之上,大剂量的穿山龙能控制介质释放,有抗组胺的作用,从而缓解结缔组织疾病的进展,控制和稳定病情[3]。

(二)魏品康虫类药治疗胃癌[4]

【病案举例】

夏某,女,65 岁,于 1999 年 5 月因胃小弯近贲门处肿块行胃大部切除术,术后病理提示胃低分化腺癌,术后化疗 5 次,2002 年 2 月复查时发现腹膜后淋巴结肿大,癌胚抗原(CEA)持续升高,就诊于我科。刻下症见:胃脘胀满,腰背酸痛,纳差乏力,舌暗红,苔白厚腻,脉弦滑。

辨证:痰瘀互结。

治法:消痰软坚散结。

处方:制半夏 15g,制南星 15g,山慈菇 15g,半边莲 15g,半枝莲 15g,全蝎 6g,蜈蚣 3 条,天龙 15g,地龙 15g,浙贝母 9g,生牡蛎 30g,橘络 6g,茯苓 30g,佛手 9g,香橼皮 15g,炒鸡内金 15g,炙甘草 6g,大枣 5 枚。14 剂,水煎服,同时口服金龙蛇口服液。

二诊:胃脘胀满好转,仍纳差乏力,伴大便干燥秘结,舌暗红苔白腻,脉弦细,故去理气消胀之佛手、香橼皮,加宽肠通便之制大黄 9g,炒莱菔子 30g,炒枳实 15g,炒枳壳 15g。14 剂水煎服,并收住院静滴康莱特注射液治疗。

三诊:腹胀缓解,大便通畅,胃纳改善,乏力好转,复查 CEA 有所下降,效不更方。2002 年底复查 CEA 降至正常水平,腹部超声提示腹膜后淋巴结未见肿大。

虫类药物属于血肉有情之品,补益作用较草本药物强,补益人体元气,振奋脏腑气机以抵御邪毒之攻,可以活血化瘀祛痰,水蛭、土鳖虫等虫类药物的活血祛瘀效果尤佳,同时兼有豁痰消癥作用,对于消除癌肿具有很好的临床疗效,利用虫类药物搜剔络邪、除邪务尽及活血通络、促进气血流通的特性,维持气血正常运行,阴阳平和。

魏氏汲取古方"导痰汤"的精髓,创立了"消痰散结方"作为治疗胃癌的基本方剂。该方由半夏、天南星、全蝎、蜈蚣等药物组成,其中大量运用了虫类药物如全蝎、蜈蚣、干蟾皮、天龙、地龙等。魏氏认为,全蝎用量 3~6g 为宜,取以毒攻毒之意,同时又能开瘀散结;蜈蚣其通络止痛功效强于其他虫类药物,用治胃癌时取其善于通络止痛之功,其用量亦不可过大,不超过 9g 为宜。干蟾皮为蟾蜍科动物中华大蟾蜍的干燥皮,味辛性凉,内服有消积杀虫之功,外用有解毒消肿之效,用量以 3~6g 为宜,用量过大易引起恶心、呕吐、心悸等不适,需密切观察,全蝎、蜈蚣、干蟾皮联合应用,共奏解毒散结、消肿止痛的功效;天龙又称壁虎、守宫,味咸性寒,功能镇惊息风,软坚散结;天龙、地龙皆为咸寒之品,取苦寒清热、咸寒散结之意,且此二者皆为灵动之物,痰结难攻,非此类药物而不能入里攻邪,再者癌肿日久,深及脏腑,患者往往营养不佳、体质量减轻,此药对常与全蝎、蜈蚣、干蟾皮等虫类药物共用,能有效控制疾病进展,改善患者身体状况。天龙、地龙一般应用 15g 左右[5]。

(三)韩树人用虫类药物治疗咳嗽变异性哮喘[6]

【病案举例】

李某,男,40 岁,反复阵发性干咳 10 余年,夜间明显,吸入冷空气或油烟或烟味后症状加重,呈痉挛性咳嗽。在外院经肺功能(支气管激发试验)诊断为咳嗽变异性哮喘。就诊时舌质红苔白,脉小弦。

辨证:风邪伏肺,阴虚肺燥,肺失润降。

治法:滋阴润燥,清肺祛风。

处方:蛤壳 15g,南沙参 15g,桑白皮 10g,杏仁 10g,麦冬 10g,蝉蜕 6g,僵蚕 10g,乌梅 10g,蜈蚣 2 条,枇杷叶 10g,生甘草 5,阿胶 10g,7 剂。

二诊:咳嗽十减其八,稍有痰出,苔脉同前,守法治之[6]。

咳嗽变异性哮喘多在夜间发作。韩氏认为,其证属阴虚燥咳,并有外风引动内风发作的特点,治疗应以滋阴润燥、祛风解痉为主。虫类药擅搜风通络,是以用于此处,效果显著。特别是近年来由于空气污染加重雾霾的影响,导致这一类型的咳嗽的患者增加,临床观察发现加入虫类药物确能迅速缓解症状。有医家将蜈蚣与甘草合用,以解痉镇咳,临床实际应用中亦可与全蝎、钩藤等配伍使用,以共奏祛风解痉镇咳之效。

虫类药物之应用,贵其精专,剂量的把握决定临床疗效与不良反应。关于诸多虫类药物的剂量把控,尚无明确大规模科研数据支持,临床同道应勤求古训,博采众方,从先贤医家经验中缬取精华。同时,临床医师应嘱患者购买符合质量标准的药材,以保证药物质量,避免疗效欠缺或不良反应的产生。

参考文献

[1]吴立明,程晓卫.张仲景方剂中虫类药功用探析[J].时珍国医国药,2010,21(12):3372-3373.

［2］刘西强,何峰,孙飞虎,等.国医大师朱良春安全应用虫类药之经验[J].广州中医药大学学报,2015,32(04):759-761.

［3］孟庆良,周子朋,谷慧敏,等.朱良春国医大师治痹经验临床运用体会[J].辽宁中医杂志,2012,39(05):791-792.

［4］武峰,秦志丰,李勇进,等.魏品康教授应用虫类药治疗胃癌经验[J].长春中医药大学学报,2013,29(01):74-75.

［5］张波.虫类药的功效及其抗癌作用的文献研究[J].世界中西医结合杂志,2010,5(08):649-651+654.

［6］朱际平,韩树人.韩树人教授使用虫类药物治疗呼吸系统疾病的经验浅析[J].内蒙古中医药,2014,33(29):110-111.

水　蛭

　　水蛭首见于《神农本草经》，功能破血、逐瘀、通经。用于癥瘕痞块，血瘀经闭，跌仆损伤。《本经》载："水蛭，味咸、平。主逐恶血；瘀血月闭，破血瘕积聚，无子；利水道。"现代药理研究表明，水蛭具有抗凝抗血栓、抗肿瘤、抗炎、抗纤维化等广泛的药理作用，目前主要应用于心脑血管疾病、肾病、肿瘤等证属血瘀者。

　　水蛭历代应用中，均需加热炮制后使用，其炮制的理论依据主要有二，一是加热可使其易碎、矫味、防腐、便于服用；二是制后降低毒性。但水蛭是否有毒以及是否易伤正气，历代认识不一。目前临床使用最多的水蛭为滑石粉烫水蛭，即将滑石粉置锅内，武火炒热后加入净水蛭，不断翻动，烫至鼓起，断面棕色，取出筛去滑石粉放凉。水蛭素为水蛭主要有效成分，现代药理研究表明，水蛭素仅存于新鲜水蛭唾液中，在干燥状态下稳定，室温下在水中稳定存在6个月，80℃以下加热15分钟不被破坏。为防止高温对水蛭素的破坏，笔者在使用水蛭时，均使用水蛭粉冲服，其药效明显优于水蛭煎剂。水蛭为血肉有情之品，味腥，如患者不能耐受，可装入胶囊使用。

　　笔者使用水蛭，常用3～6g，长期服用，未发生明显不良反应，依据病情病势的不同随证施量。笔者长期临证发现，络脉瘀滞贯穿于糖尿病微血管病变的全过程，故活血通络是糖尿病微血管病变的基本治则，又根据络脉瘀滞的程度而有络滞、络瘀、络闭，水蛭为破血药，主要应用于络瘀、络闭阶段。络瘀者，取其逐瘀通经之用，常用1～3g即可；络闭者，取其破血之用，常用剂量为4.5～6g；对于肝癌患者，水蛭粉用量可达9g，收得较好的临床效果，且未出现明显的不良反应。

（一）大剂量水蛭粉治疗糖尿病肾病

【病案举例】

荀某,男,60岁,2007年11月19日初诊。血糖升高20年。患者1987年因出现多食、多饮、多尿至医院查空腹血糖(FPG)11mmol/L,诊断为2型糖尿病。曾口服优降糖(格列本脲片)半年余,血糖控制较好,后疏于治疗自行停药。5年后血糖再次升高,始服中药,FPG控制于11～12mmol/L,仅坚持服药3年再次中断治疗。现注射诺和灵R(早15IU、午8IU、晚8IU)诺和灵N(睡前18IU),血糖控制尚可,FPG 5～6mmol/L,餐后2小时血糖(2hPG)8～9mmol/L。刻下症见:大便干,排便困难,2～3日一行,每次需服通便药方能排便。下肢水肿,小便泡沫多,夜尿2次。纳眠可。既往糖尿病视网膜病变3年,糖尿病肾病4年,高血压2年,血压最高可达180/90mmHg,现服硝苯地平缓释片。生化检查示:尿素氮(BUN)11.42mmol/L,肌酐(SCr)218.6μmol/L,血钠(Na$^+$)133.2mmol/L,当日血压160/80mmHg。舌淡红、苔薄黄腻,舌底瘀,脉弦硬略数。

西医诊断: 糖尿病肾病,氮质血症,高血压。

辨证: 肾损络瘀,精微泄漏,血水不利。

治法: 补肾通络,活血利水。

处方: 生大黄15g(后下),水蛭粉9g,泽兰、泽泻各30g,益母草30g,蝉蜕9g,僵蚕9g,金樱子30g,山茱萸30g,生黄芪30g,当归30g,30剂。

2007年12月24日复诊: 自诉服药后大便通畅,每日2次,下肢水肿减轻40%。近期因出现低血糖,胰岛素减量。现诺和灵R早10IU、中5～6IU、晚5～6IU,睡前诺和N 10IU。尿素氮(BUN)10.33mmol/L,血清肌酐(SCr)168.9μmol/L,糖化血红蛋白(HbA1c)5.8%。12月23日。服药1个月,SCr、BUN等生化指标已有明显改善,可守方继服。后患者每月复诊1次,每次检查生化指标均有不同程度改善,多次就诊后双下肢仅轻微水肿,小便中少量泡沫[1]。

糖尿病肾病是糖尿病的主要微血管并发症之一,终末期肾病的临床表现与中医水肿、癃闭、关格、肾劳、溺毒等病证的描述相近,病至此期,病机错综,本虚标实并见,往往气血阴阳亏虚,肾络受损,兼有水湿瘀浊等蓄积成毒,蕴于体内,甚则可发生水凌心肺、溺毒入脑等危急证候,因此,笔者认为,排泄毒邪是治疗肾衰竭的重要治则。

用药方面,笔者以大黄附子汤为主方或以抵当汤为主方,每诊必用大黄,取其通腑之力,更求其排毒泄浊之功,配合水蛭粉分冲入药,取抵当汤之意,加强活血通络之用,疗效显著,为糖尿病肾病中通腑、通络的有效药对,可以广泛用于糖尿病肾病的Ⅲ期、Ⅳ期、Ⅴ期。方中重用水蛭,用意有二:其一,肾脏病变中血瘀尤为明显,水蛭"只破瘀血而不破新血",使其在肾脏病的治疗中地位重要;其二,益肾固本,虫类药物为血肉有情之品,补益作用很强,能够固涩蛋白。现代临床研究证实,水蛭不仅能显著降低尿微量白蛋白排泄率,同时能对细胞免疫功能进行调节和控制,具有抑制移植排斥反应的功效。经统计,笔者门诊患者糖尿病肾病用药频次中,水蛭粉为第二位,可见其重要地位,而其用量少者1.5g,最多者15g,平均剂量为3~6g。而仲景在抵当汤中用水蛭30个,其用量不可谓不大。其原因在于仲景用水蛭入煎剂,水蛭的有效成分并不能析出,而现代医院药房制剂多为水蛭粉冲服入药,更加有利于有效成分的保存和吸收,故3~6g粉剂冲服即可达到仲景原方效果,不仅节省了药材,也使药物的用量更加可控,进一步保障了用药安全[2]。

(二)杜福军重用水蛭治疗顽固性头痛、腹痛[3]

【病案举例】

患者,女,45岁。因头晕、头痛、腹痛10余载,每于月终前后上述诸症加剧,多方求治不效。刻下症见:面色晦暗、精神欠佳。舌无苔,舌质绛有瘀斑,脉弦而有力。

辨证:气滞血瘀。

治法:疏肝理气,活血化瘀。

处方:柴胡12g,枳壳6g,白术12g,茯苓12g,当归12g,川芎9g,白芍15g,香附9g,生水蛭12g(冲服),土鳖虫15g,红花20g,牛膝10g,五味子12g,桔梗12g,大黄9g(吞下),杜仲12g,肉桂12g,生地15g,炙甘草9g。3剂,水煎服。

3剂尽,正值月经来潮,经量比前增多,大多为黑色血块。头晕,头痛,腹痛全无。嘱其次月月经来潮前3天继续服上方3剂,以巩固疗效,随访半年,其病再未复发。

水蛭常用1～3g,而此方用量高达12g,并且未经煎煮,选用冲服的方式,亦未见任何不良反应。此例头痛兼腹痛属于久病入络,瘀象较重,故选择重用水蛭化瘀通络。再酌情配伍土鳖虫、红花等活血化瘀之品,疗效显著。但应注意,此种大剂量不可久服,当中病即止。

参考文献

[1]刘文科,周强,甄仲,等.糖尿病终末期肾病辨治经验举隅[J].中医杂志,2010,51(08):691-693.

[2]周强,仝小林,赵锡艳,等.仝小林教授治疗糖尿病肾病门诊病历数据挖掘[J].中医药信息,2013,30(01):37-41.

[3]杜福军.重用水蛭治疗闭经和头痛2例[J].包头医学,1994,18(2):18.

蜈　蚣

中药蜈蚣始载于《神农本草经》,其味辛,性温,有毒,归肝经,具有息风镇痉、通络止痛、攻毒散结的功能,用于肝风内动所致的痉挛抽搐、小儿惊风、中风口㖞、半身不遂、破伤风、风湿顽痹、偏正头痛、疮疡、瘰疬、蛇虫咬伤等病症,为传统常用中药。现代研究发现蜈蚣还可用于治疗无名肿毒、结核、带状疱疹、顽固性湿疹、口腔溃疡、癫痫、周围性面神经麻痹、慢性肾炎、肝炎、骨髓炎、小儿痉咳、哮喘、坐骨神经痛、血管性头痛等多种疾病[1]。

自古以来,蜈蚣就被列为有毒之虫,而对其用量加以限制,以防中毒。但据云南中医学院和中科院动物所研究发现,蜈蚣的毒性存在于头部腭牙中,此毒在活体蜈蚣内有较强的毒性,用于自卫和捕食时麻痹猎物,但蜈蚣死后,它腭牙中的毒素会被迅速氧化,变性为无毒的成分。因为蜈蚣毒是一种蛋白质,在一定的空气、温度、湿度下易变性而失去活性,特别是药用蜈蚣,均是先将蜈蚣处死,加热干燥,这个加工过程已使蜈蚣毒完全被破坏,因此在药症相应的情况下,重用蜈蚣不会中毒。

在剂量上,《药典》(2015年版)规定蜈蚣用量为每次 $3\sim5g$,临床常以蜈蚣条数来开处方,这种用量方法是不合理的。市售蜈蚣重量可相差 $1\sim2g$[2],盲目按条计,易造成超量使用或用量不足的情况。标准的处方应按"克"计量,有利于调剂人员准确调配,方能安全有效。

笔者根据多年临床经验,认为蜈蚣活血散结可治肿瘤、阳痿,息风止痉可治高血压、偏头痛。近贤张锡纯说:"蜈蚣走窜力最速,内而脏腑,外而经络,凡气血凝聚之处皆能开之"。笔者用蜈蚣,常入散剂。用法:蜈蚣粉,每日 $1\sim3g$,研粉分冲。治偏头痛,合止痉散、升降散、都梁丸;治阳痿,配川芎、白芍、淫羊藿;治肝阳上亢型高血压,配夏枯草、钩藤,临床疗效确切。

（一）周济安重用蜈蚣治破伤风[3]

【病案举例】

罗某,女,28岁,1963年6月15日初诊。产后7天突然喉痛,吞咽困难,未曾服药,次日开始痉挛抽搐。经当地医院诊治,服中西药物多剂,了无寸效。更见项背强直,四肢僵硬,牙关紧闭,肌肉抽搐,高热汗出。诊断为"破伤风"而紧急入院。通过西医抢救,注射大量破伤风抗毒素,以及镇静药物等,诸症如故。刻下症见:急性病苦笑面容,牙关紧闭,进食困难,头项强直,腹肌板状硬,每隔10分钟左右全身阵挛1次,发热口渴,喉间痰声辘辘,舌尖有咬伤,舌质红,苔薄黄,脉洪大浮数。

辨证:毒热壅盛,风痰内动。

治法:清热解毒,息风镇痉。

处方:防风12g,胆南星10g,天麻12g,蝉蜕12g,全蝎10g,蜈蚣20条,僵虫15g,金银花18g,连翘15g,甘草10g,鸡矢白10g(焙干,研细吞服)。并针百会、颊车、合谷、太冲,均用泻法,留针15分钟。

复诊(6月17日):上方服后症情基本稳定,但仍抽搐,神志欠清,继予前方1剂。并送服紫雪丹3支。针刺少商、地仓、合谷、丰隆穴位。针法同前。

三诊(6月18日):牙关紧闭解除,神志转清,抽搐次数减少,唯口渴心烦,咳嗽痰多,此为痰热壅肺,清肃失常之候。嘱勿惊扰,停针刺。照原方去防风、胆南星,加黄连6g,贝母10g。服法同前。

四诊(6月20日):诸证悉平,喉间已无痰声。为巩固疗效,嘱再进上方5剂。于6月25日痊愈出院。

周济安重用蜈蚣15~20条(重20~40g)治疗破伤风的经验,打破一般使用不超过1~3条的传统用药观念。周氏认为,蜈蚣辛温,有毒,能止痉挛,解疮毒,用于破伤风有镇痉息风、解毒等作用。故适用于本病之牙关紧闭、抽搐挛急性阶段,且须大剂量使用方能取效。周老体会,破伤风来势急、症情重、传变快。非大剂量运用镇痉息风解毒药难以奏效。诚如张景岳所说:"若安危在举动之间,即用药虽善,若无胆量勇敢而药不及病,亦犹杯水车薪。"故凡辨证准确而病重者,必须大胆施以重剂,方能力起沉疴。

(二)李士懋重用蜈蚣平肝息风[4]

【病案举例】

患者,男,45岁。2005年4月12日初诊。主诉:头晕,寐差,每夜只能睡1~2小时,烦躁不欲饮食。舌质暗红,苔薄黄。脉沉弦数而拘紧。血压160/100mmHg,未服降压药。

辨证:肝热生风。

治法:清热平肝息风。

处方:水牛角30g(先煎),僵蚕15g,蝉蜕4g,全蝎10g,蜈蚣30g,怀牛膝15g,牡丹皮12g,生地黄15g,赤芍12g,白芍15g,钩藤15g(后下),石决明30g(先煎),生龙骨、生牡蛎各30g(先煎),鸡内金15g,焦三仙各15g,川楝子15g。水煎服,每日1剂,分2次温服。

一周后复诊,诉药后头晕明显减轻,饮食增加,睡眠好转,每夜能睡3~4个小时。舌暗红,苔薄腻。脉弦数细,已不拘紧。血压150/90mmHg。依上方改蜈蚣10条研细粉,分两次冲服。汤药中加首乌藤15g,夏枯草30g。服法同前,又连续服药20余剂,头晕消失,睡眠及饮食恢复正常,血压130/85mmHg。

国医大师李士懋认为,该患者脉沉弦数而拘紧,为肝经郁热,筋脉失柔所致;肝经郁热,热盛生风,上扰清窍则头晕;郁热内扰,神失潜藏则烦躁、失眠;肝旺脾虚,运化失常则不欲饮食。故用水牛角、牡丹皮、生地黄、赤芍清肝泻火、凉血解毒;用全蝎、蜈蚣、僵蚕、蝉蜕平肝息风;怀牛膝滋补肝肾;白芍柔肝敛阴;石决明、生龙骨、生牡蛎、钩藤清热平肝、镇静安神;川楝子疏肝行气;鸡内金、焦三仙健胃消食助运化以养后天。诸药合用,共奏清热平肝息风之功。复诊其脉弦数细,已不拘紧,症状减轻,故以蜈蚣10条研粉吞服,使之充分发挥药效,显示了蜈蚣重剂的息风之力。并加首乌藤增强养心安神之力,用夏枯草增其清肝泻火之功。

蜈蚣是临床常用虫类药。由于作用力强,走窜穿透力甚、功效全面,故在某些急重危症及疑难病治疗中常显示特殊功效。一般而论,本品大剂量使用则显攻伐作用,小剂量则具补益强壮之功,故对急重症及顽症疾病属实证者当大剂量、短疗程使用,对慢性虚弱性疾患则宜小剂量长期服用[5]。临床运用时要与辨证用药密切配合、防止刻板用药。对某些顽症实证需长期较大剂量用药者,宜配养阴之品,或采用适当减量或间歇给药的方法以防止其不良反应的发生。

参考文献

[1]刘峰.蜈蚣的临床应用及其毒性研究[J].广西中医药,1999,22(4):54-55.

[2]于维萍,孙萍,赵泰济.对蜈蚣等中药习惯用量的看法.中医药信息,1995,12(2):12.

[3]周天寒.周济安先生重用蜈蚣治疗破伤风的经验[J].陕西中医函授,1992,4:17-18.

[4]陈金鹏.李士懋重用蜈蚣平肝熄风经验介绍[J].中医杂志,2008,49(01):15.

[5]况时祥.蜈蚣的运用经验[J].四川中医,1994(3):17-18.

◆ 承气汤类方

概　述

　　承气汤类方,主要指仲景所创之大承气汤、小承气汤、调味承气汤、桃核承气汤及其加减化裁方。承气汤在《伤寒论》阳明病篇及少阴病篇中论之甚详,《金匮要略》中亦有补充。其中虽然桃核承气汤主治太阳蓄血证,与大承气汤、小承气汤、调胃承气汤所主治的阳明腑实证不同,但仍有承气之义,且四者均为治病八法"下"法中具有代表性的方剂,故不应将其忽略[1]。另有后世温病学派创立的宣白承气汤、导赤承气汤、增液承气汤、新加黄龙汤等,皆由仲景承气汤类方之立意化裁而来。

　　《医方考》云:"厚朴苦温以去痞,枳实苦寒以泄满,芒硝咸寒以润燥软坚,大黄苦寒以泄实去热。"大承气汤芒硝三合、大黄四两并用,大黄后下,且加枳实五枚、厚朴半斤,故攻下之力颇峻,为"峻下剂",主治痞、满、燥、实四症俱全之阳明热结重证,因其以气药为君,厚朴用量倍于大黄,故名大承气;小承气汤不用芒硝,枳、朴用量亦减(枳实三枚、厚朴二两),且三味同煎,故攻下之力较轻,称为"轻下剂",主治痞、满、实而燥不明显之阳明热结轻证,因其大黄用量倍于厚朴,以气药为臣,故名小承气;调胃承气汤不用枳、朴,虽后纳芒硝半升,但大黄与甘草二两同煎,故泻下之力较前二方缓和,称为"缓下剂",主治阳明燥热内结,有燥、实而无痞、满之证[2]。三承气汤乃根据病势的不同,调整用量与煎服法,以分别达到峻下、轻下、缓下的效果,为随证施量的代表方剂。而桃核承气汤是在调胃承气汤的基础上加入活血破瘀的桃仁,与下瘀泻热的大黄共为君药,行其逆气;加入桂枝理气通阳,既助桃仁活血祛瘀,又防硝、黄寒凉凝血之弊,共为臣药,炙甘草护胃安中为佐使药,故名桃核承气,柯琴称其为"承气之变剂也"。

国医大师张志远对于承气汤类方的应用,尤其是量效关系方面有着成熟的经验[1]:胸闷气促以枳壳为君,用量 12～20g;腹内胀满以厚朴为君,用量 15～30g;发烧、大便数日不行以大黄为君,用量 9～15g;下腹部左侧硬痛、矢气频出、燥屎内结以芒硝(本品咸苦,玄明粉代之)为君,用量 6～12g,水煎加蜂蜜 60ml,分 3 次服。若发汗不解、邪气入里,传至阳明,致蒸蒸而热者,则给予调胃承气汤,以玄明粉为主,大黄次之,甘草居后,属一般点缀品。腹内积气满胀,用小承气汤加槟榔,突出厚朴之量;气虚加人参;口臭因内停湿浊者,加藿香、石菖蒲、白豆蔻、佩兰;反酸烧心,加黄连、少量吴茱萸。这种用药方法针对性强,可避免不分主次的混沌疗法,疗效良好。

在临床使用中,医者往往关注用量的增减变化,却往往忽略了煎煮的方法[3],仲景原书中对于大、小、调味承气三方的溶剂与煎取溶液之比有着详细的论述:三方中大黄均用至四两,然大承气汤以水一斗,煮取二升;小承气汤以水四升,煮取一升二合;调胃承气汤以水三升,煮取一升。水量逐渐减少,现代研究表明,大黄煎剂随着水量的变化,其溶解度也有所不同,故如三方不按以上比例加水煎煮,亦难达到预期目的。

大 承 气 汤

大承气汤用于伤寒阳明腑实证,属阳明腑实内结程度最重者,可谓痞、满、燥、实、坚具备。据此,现代临床将此方广泛用于肠梗阻、急性胰腺炎、多器官功能紊乱综合征、手术后肠粘连、胃瘫、发热等急性期属于阳明腑实证者。笔者对目前临床上使用大承气汤治疗肠梗阻的临床用量情况进行了研究,结论显示:大承气汤原方治疗肠梗阻的剂量范围为大黄5～40g,芒硝5～30g,枳实8～30g,厚朴8～30g。大黄有生制和酒制之分,生者通腑作用强,酒制者活血通络作用强,临床用量也根据其配伍、功用之不同,用3～30g不等。在患者正气不足,又有浊毒内蕴,或瘀血停滞,或腑实不通,需用大黄时,应当注意顾护正气,根据一天内大便次数调整大黄用量,中病即止。

(一)袁今奇常规剂量配比治疗十二指肠瘀滞症[4]

【病案举例】

患者,女,18岁,因反复胃脘部疼痛,食后呕吐,曾于2003年4月在郑州市某医院行上消化道造影检查,诊断:十二指肠瘀滞症,行十二指肠空肠吻合术治疗。术后症状改善不著,且日渐消瘦伴贫血,曾四方求医无效。随后至上海某医院就诊,行全消化道造影检查示:十二指肠降段水平段轻度扩张,并呈纵行"笔杆样"压迫改变,钡剂呈钟摆样通过延迟。诊断为十二指肠瘀滞症,建议二次手术,家人拒绝,遂来就诊。刻下症见:面色萎黄,形体消瘦,脘腹胀痛,食少呕吐,胃中觉凉,得温则舒,大便秘结,一周未解,且形寒肢冷。舌质暗淡,苔白腻而厚,脉沉弦细。

辨证:脾胃虚寒,气滞血瘀。

治法:温降通腑,和中化瘀,理气止痛。

处方:生大黄12g(后下),炒厚朴12g,炒枳实12g,芒硝9g(冲服),党参30g,旋覆花10g(包煎),代赭石20g(先煎),姜半夏10g,陈皮10g,熟附片9g,补骨脂12g,蒲黄10g(包煎),五灵脂12g(包煎),川连6g,吴茱萸6g。7剂,水煎服。

二诊:服药两剂后,每日排臭秽粪便3~4次,呕吐已止,腹痛明显缓解,并可进少量清淡饮食。舌暗转淡,苔薄腻,脉细弦。上方去芒硝,余药未变,7剂。

三诊:腹痛消失,大便日行2次,质软,进食渐正常,精神明显好转加当归15g,炙鸡内金15g,熟附片减为6g。7剂。

四诊:腹痛、呕吐霍然,大便每日一行,饮食略增,面色渐润,苔微腻,脉细缓。患者于2006年5月复查,行全消化道造影,结果显示:十二指肠降部可见与空肠端侧吻合,余未见异常。

根据袁今奇经验,认为素体阳虚而脾胃运化无力,气滞血瘀,病邪阻遏肠胃,乃十二指肠瘀滞症的主要形成因素。气逆则呕吐,气滞血瘀则腹痛,运化无力则食少而腑气不通,阳气虚则温运失司,气血运行受阻。其发作期,应以温降通腑,和中化瘀,理气止痛治之。选用经方大承气汤攻下化瘀止痛,佐黄连、吴茱萸寒热相配,降逆止呕。故患者初诊时大便干结,脘腹胀痛,伴呕吐,急需通腑泻浊,大承气汤方证相应,理应用之不疑。患者为年轻女性,形体消瘦,故用药时间不可过长,中病即止,以通为要,因人施量。

(二)林琳活用大承气汤治疗胃肠疾病[5]

【病案举例】

1.重用生大黄治疗急性肠梗阻

患者,女性,51岁。因为"剧烈头痛伴呕吐半天",头颅CT示蛛网膜下腔出血,收住ICU,常规治疗。入院1周仍头痛剧烈,目胀目痛,烦躁,面部红赤,口干,口气重浊,大便一直未解,腹胀腹痛,矢气少,嗳气频,进入病房就能闻到严重的恶臭气味。舌质红,苔黄厚干燥,唇红干裂,脉洪大。生命体征稳定,血压170/106mmHg。予大承气汤1剂口服。

辨证:瘀热内结。

治法:泻热逐瘀。

处方:生大黄 10g(后下),枳实 12g,芒硝 9g(兑服),厚朴 10g。

药后患者大便仍然未解,且腹胀腹痛更加明显,肠鸣辘辘,其声如鼓,再在原方基础上改生大黄 20g,1 剂口服。服后泻下恶臭水样大便大量,腹痛随之缓解,再连服 2 剂,解出约 650g 成形大便,质干如羊屎,泻后腹痛消失,头痛随之好转,口中津液渐生,口气消退,舌苔渐化,脉象滑数。原方减生大黄至 10g,再服 1 剂后停用,大便正常。

《黄帝内经》云:"血之与气,并走于上,则为大厥。"患者头痛剧烈,便闭不通,身有重浊味,腹胀,腹痛,矢气少,嗳气频,舌苔黄厚干燥,此浊气上熏,肝阳火更盛,急用大承气汤通腑攻下,使血与气向下并走,引血下行,气随血下,釜底抽薪,下其燥结,中焦气机通畅,气血运行条达,则头痛等中风诸症随之缓解。此时生大黄 10g 推导之力尚弱,改用 20g 后便达急下存阴之用,但生大黄用量过大,不可过剂,缓解即减量,防止伤阴。

2. 轻剂治疗重症腹泻

患者,男性,72 岁。右股骨粗隆间骨折固定术后,低蛋白血症,因全身情况极差而转入 ICU。持续高热,体温 39～40℃,汗出而热不退,伴有胸水、腹水、全身浮肿,喘促,张口抬肩,胸闷明显,不能平卧,腹泻,每天不计其数,矢气时也会流出稀水,色清,味奇臭,久则脱肛。在控制感染、纠正低蛋白血症的同时,使用止泻药治疗,未见效。症状不能缓解已半月余,渐渐出现口舌干燥、口唇干裂,伴有腹部疼痛,按之硬满,泄泻以后稍微缓解。舌红少津,舌苔厚黄干燥,脉滑实。

辨证:热结旁流,燥实在里。

治法:汤急下存阴,通因通用。

处方:生大黄 10g(后下),枳实 12g,芒硝 9g(兑服),厚朴 10g。

先服一剂,患者肠鸣如鼓,痛泻大量黑臭稀水,伴有腐败的片状物随之排出,腹痛随泻缓解,次数仍多,见如此大便,更大胆使用原方连服 3 剂,解恶臭大便量多,泻后腹痛缓解,口干好转,体温渐趋于正常,口舌转润有津液。舌苔渐化,薄黄,舌质转淡红,脉象细滑。持续半月之久的腹泻及高热均缓解。

大承气汤主治阳明腑实证。"少阴病,自利清水,色纯青,心下必痛,口干燥者,急下之,宜大承气汤"。此例患者并非便秘,而表现为腹泻,虚中夹实,热结旁流之证,虽下利清水,色青,每伴有腹部作痛,所下必臭秽,口干舌燥,脉滑实。诸症均为肠中实热积滞较甚所致,其症状虽与前案相异,然病机则同,其治均当急下。故投以大承气汤通因通用,全方用量较轻,原因有二:一者患者年事已高,本为暴泻,已有伤阴之象,久病重病,正气亦有不足,故用量不可太大,以防过犹不及,需随证施量;二者本病以重度腹泻为主要表现,当通因通用,轻剂投之,给予一个推动积滞的外力即可,有四两拨千斤之效,不必重用即有显著效果。

肠梗阻作为临床疑难杂症,多缠绵难愈,分析其病机特点,腑气不通是关键,治疗自然是通腑为主,然而对"通"的认识并非一味攻下,临证时当以"肠胃通、气活血"为宗旨,以"结者散之,留者攻之,血实者决之"为基本治则。在理气散结活血化瘀论治基础上结合通法,使瘀血得除,腑气得通,腹痛则止。但在病情发展的不同阶段,治疗亦有侧重,遵循急则治其标,缓则治其本的原则,在急性加重期,行气以通腑,通腑必活血,故以承气汤为基础方,随证加减,从药味归经着手,使药达病所。大黄苦寒荡涤热结,攻泻有形积滞,增加肠动力为主。枳实、厚朴善理脘腹之气,破气滞而消痞满,调理气机以改善胃动力为主,推动积滞下行,所需剂量需根据病情、病势、病人体质等具体裁定。

参考文献

[1]王润春,潘琳琳,刘欢,等.张志远运用四承气汤经验[J].世界中西医结合杂志,2016,11(7):917-919+982.

[2]郑子东.三承气汤浅析[J].中医杂志,2009,50(s1):19-20.

［3］史伟.经方煎服用量小议［J］.国医论坛,1988(1):37.

［4］杨军用,周云,李朕,等.袁今奇经方活用治疗疑难病验案［J］.时珍国医国药,2017,28(7):1742–1744.

［5］林琳,大承气汤治疗急重症验案2则［J］.上海中医药杂志,2007,41(3):28.

小 承 气 汤

小承气汤由大承气汤去芒硝,减厚朴为二两、枳实为三枚而成,三味同煎,峻下之力得以缓和,用于阳明腑实证,燥热之邪已传变至小肠,肠中津液损伤而致燥热内结大便已硬,但尚未达到燥屎的程度,兼见腹中胀满,大便秘结,心烦,谵语潮热,舌苔黄,脉滑数等证。在三承气汤中,其病势盛于调胃承气汤,但又不及大承气汤之重。方中大黄泻热通便,厚朴行气散满,枳实破气消痞,诸药合用,可以轻下热结,除满消痞。小承气汤全方用量轻于大承气汤,笔者临证时常用剂量为:大黄3～9g,厚朴3～15g,枳实6～15g,现代临床多用此方加减治疗不完全性肠梗阻、胃瘫等疾病。

(一)罗侃常规剂量配比治疗慢性支气管炎并便秘[1]

【病案举例】

胡某,男,41岁,2013年7月4日初诊。慢性支气管炎10余年。症见咳嗽气喘,偶有白痰,舌边尖红,舌底有瘀络,大便干燥,苔白厚。

辨证:肺脾气虚,兼有痰湿。

治法:肺脾同调,通腑导滞。

处方:炒杏仁10g,炒苏子10g,党参20g,黄芪20g,丹参20g,川贝10g,茯苓10g,厚朴10g,枳实10g,大黄10g,甘草10g,五味子10g,黄芩10g,山萸肉10g,白果5g,麻黄10g。每日1剂,服14剂。

二诊(2013年10月24日):自述服药后症状基本消失,大便通畅,因事未曾复诊。一天前受凉后症见流清涕,咳嗽气喘,大便干燥,前方加辛夷5g,每日1剂,服14剂。

三诊(2013年11月21日):症状基本消失,大便通畅,继服前方14剂。

四诊(2013年12月5日):症状消失,大便通畅,患者舌底有瘀络,考虑久病入络,前方加三七粉4g,继服28剂,2个月后随访患者痊愈。

首诊小承气汤通腑气、导积滞。因肺与大肠相表里,故患者慢性支气管炎久治不愈,责之于大肠也。张仲景曰:"下利而谵语者,有燥屎也,宜小承气汤"。患者大便干燥,然未至硬结,故以小承气汤加减,通利肠腑,顺气导滞。大便通畅后,诸肺之证基本消失。患者病程虽然较长,但并未出现明显伤阴的表现,因此泻下之药不宜过量,根据病情变化调整即可。

(二)李高兵重用大黄治疗病态窦房结综合征[2]

【病案举例】

乔某,男57岁,诉胸闷如窒1年,加重月余。于1年前因思虑过度及过食肥甘之品而发作胸闷如窒、气短。近因饮酒过量使病情加重,曾在多家医院诊治,确诊为病窦综合征。经异丙肾上腺素、阿托品、山莨菪碱等药治疗效果不显。建议其安装人工起搏器,因经费紧张及不耐山莨菪碱等药之不良反应,遂要求中医药治疗。刻下症见:胸闷如窒,气短,喜太息,头困重,整日昏昏欲睡,口苦黏腻,少饮,大便3~7天1次。查体:心率39次/分,律尚齐,心尖部闻及三期收缩期杂音。舌红、苔黄厚腻,脉迟缓弦滑。诊为病态窦房结综合征。

辨证:痰热结胸,阻闭心脉。

治法:清肠泄浊。

处方:生大黄、酒大黄、枳实、厚朴、黄芩、黄连、甘草、地龙各10g,葛根、石菖蒲、郁金、生山楂、丹参各30g。水煎服,每天1剂。服5剂后,大便正常。服完一剂后诸症减轻,心率上升至47~50次/分。继服上方5剂后心率升至60次/分。又服上方5剂后心率达68~72次/分,诸症全消。嘱其用生大黄泡水当茶服以保持大便通畅,随访1年无复发。

患者因长期思虑过度,脾失健运,痰浊内生,郁久化热。喜肥甘之品,久之酿痰生热。痰热交结,阻闭心脉,故致本症。口苦黏腻,少饮,大便干结,舌红、苔黄厚腻均为痰热内盛之象。脉虽迟缓,但弦滑有力,乃痰热阻闭心脉所致。本案以小承气汤通腑泻浊,合葛根黄芩黄连汤清肠腑之热,共奏清肠泄浊之功,以达釜底抽薪之效。此方生、酒大黄各 10g,集泻下、逐瘀、清肠、泻浊于一体。痰浊除,热邪消,则病自愈。

参考文献

[1]曹成军,罗侃.罗侃教授应用小承气汤经验小结[J].中西医结合心血管病(电子版),2014,2(7):9-11.

[2]李高兵.小承气汤合葛根黄芩黄连汤加味治疗心律失常验案2则[J].新中医,2001,33(10):66.

调胃承气汤

《黄帝内经》云："热淫于内,治以咸寒,佐以甘苦。"调胃承气汤承《黄帝内经》之旨,选用大黄、芒硝、炙甘草,方中用大黄苦寒泻热通下,芒硝咸寒软坚泻热,合甘草味甘和中而又缓黄、硝之急下。《绛雪园古方选注》云："调胃承气者,以甘草缓大黄、芒硝留中泄热,故曰调胃,非恶硝、黄伤胃而用甘草也。泄尽胃中无形结热,而阴气亦得上承,故亦曰承气。"此道出仲景调胃承气汤组方的特点及用意[1]。

调胃承气汤,为阳明病三承气汤中药力最轻的一方,历代对大、小承气汤之论述不绝,但于调胃承气汤论述者较少。大抵因大、小承气汤药性峻烈,用之如冲锋陷阵,然调胃承气汤药性缓和,乃为缓下之方,故用之平平。殊不知仲景遣方,以因病施量为要,病势急迫者,自以重剂治之,然病势和缓或素体不足时,自当缓图,故调胃承气汤通常临床用量较轻,若重用则失其本意。笔者临证时,生大黄常用3~9g,芒硝常用3~15g,甘草常用6~15g。

(一)王紫阳常规剂量配比治疗老年性便秘

【病案举例】

张某,男,66岁。患小脑共济失调,常年卧床,大便秘结,开塞露导之不下,子女常以手掏之。

辨证:肠燥津亏。

治法:润肠通便。

处方:生大黄9g,朴硝9g(分冲),甘草6g,火麻仁15g,广木香6g,瓜蒌仁15g,制首乌20g,麦冬15g,当归9g。服1剂即便通神爽,病者及子女欣慰[2]。

老年性便秘多属气血不足,津液亏耗,且胃肠功能低下,肠蠕动减弱,体液缺失,即阳气与阴津随年龄逐渐亏耗等老年生理特点,以致引起便秘,即古人所谓无水舟停者也。亦有久卧床褥,气机凝滞,胃肠蠕动减弱,致食少而便秘者。前贤吴瑭创增液汤、增液承气汤等方剂,于热病伤津之便难,尤多裨益,然于老年便秘,则非所宜。故治疗之法,以益气养血调胃为要,方中轻用芒硝软化硬便,大黄促其下泻,甘草调理肠胃,火麻仁润肠通便,木香利气,麦冬滋阴,当归养血。全方重补轻泻,有润肺补气、调理肠胃之功。方中用量皆不重,乃因患者年事已高,不耐攻伐,故缓下之,为切中病机,故加用火麻仁以增强润下之力。此外嘱患者注意饮食起居有规律,忌生冷、辛辣刺激性饮食,多食蔬菜水果,养成定时排便的习惯,均有助于改善便秘的症状。

(二)刘正德轻剂治疗产后癃闭

【病案举例】

李某,女,27岁,1986年10月1日住院待产。产时临盆过久,一、二产程近20小时(第二产程>2小时)。产后15小时未排大小便。第3天先后用按摩、局部热敷、诱导排尿及新斯的明足三里穴位封闭等方法治疗罔效。导尿第9天,症见面色白,汗出,倦怠嗜卧,产后9日大便未通,舌质淡、苔薄白,脉沉缓。

辨证:腑气不通。

治法:行气通腑。

方药:大黄、芒硝、甘草各20g代茶饮,停止导尿。

服药2小时,后开始大便,同时排尿。次日小便正常而出院[3]。

癃闭乃气机不畅,膀胱气化不利所致。诚如张景岳所述:"癃闭之证,病因有余,可清可利,可用通法以通之""大小便俱闭者,必先通其大便,则小便,自通矣"。故采用调胃承气汤通腑气以调畅气机,膀胱气化功能正常则小便自利。本方为缓下之剂,能软坚通便,虽各用20g,但用法为代茶饮,故药力较轻,不至与煎煮之力相同,此法简便快捷,且中病而止,不伤正气,取得了良好的疗效。

参考文献

［1］宋满祝.从临床案例浅谈调胃承气汤之"胃气不和"［J］.亚太传统医药,2017,13(13):68-69.

［2］王紫阳.调胃承气汤临床运用体会［J］.江苏中医药,1995,16(8):37-38.

［3］刘正德,崔树松.调胃承气汤新用［J］.山西中医,1998,14(2):47.

桃核承气汤

桃核承气汤载于《伤寒论》第 106 条:"太阳病不解,热结膀胱,其人如狂,血自下,下者愈。其外不解者,尚未可攻,当先解其外。外解已,但少腹急结者,乃可攻之,宜桃核承气汤。"原方由桃仁五十粒、大黄四两、桂枝二两、炙甘草二两、芒硝二两组成,本方功善通下瘀热,为治疗下焦蓄血之良方。药用大黄泻瘀血结聚,荡涤肠胃,推陈致新;芒硝走血软坚;桃仁化瘀逐血;桂枝温通血脉,使大黄不致专泻肠胃,而随入血脉,发挥其泄热逐瘀之力;甘草补益脾胃,兼和硝黄之寒峻,可谓配伍精恰,五药相合,共奏破血下瘀、通便泻热、祛瘀生新之功。用治少腹急结,小便自利,神志如狂,甚则烦躁谵语,至夜发热,以及血瘀经闭,痛经,脉沉实而涩者。临床常用于治疗急性盆腔炎、胎盘滞留、附件炎、肠梗阻、子宫内膜异位症、急性脑出血等属瘀热互结下焦者。

笔者临证时常用剂量为:大黄 9～15g,芒硝各 9～15g,枳实 9～15g,桃仁各 9～30g,甘草随证佐之。若大便干结者,煎煮大黄约 15 分钟;若大便未有异常变化,大黄与其余药同煎;大黄使用时应单包,视患者每日大便次数而灵活调整剂量。

(一)周仲瑛重剂治疗流行性出血热

笔者 1985 年在南京中医学院(现南京中医药大学)攻读博士学位期间师从国医大师周仲瑛,主要从事急症研究,得以有机会深入当时流行性出血热高发地区江苏北部,并亲历了其疾病的演变过程。在肾病综合征出血热期,患者膀胱蓄血的症状非常明显,常常少尿或无尿,其人如狂,三五壮汉也难以控制其活动。若误以为膀胱蓄水,则用尽逐水之剂也罔效,反而蓄水之象越发明显。周老观本期疾病特点,认为患者乃下焦蓄血所至,故投以桃核承气汤,患者服药后排出血性尿膜,随后小便自利,疾病向愈,即仲景所言"血自下,下者愈"是也。

【病案举例】

葛某,女,35岁,农民,1983年12月31日入院,1984年1月17日出院。6天前突起畏寒、发热(体温在38.5℃以上),头痛,眼眶痛,腰痛,周身骨节疼痛,神疲乏力,口干口渴,恶心呕吐频作,食欲不振,腹胀腹痛,大便2日未行,小便量少,尿闭1天,适值经期,经来量多,色鲜红。诊断为流行性出血热发热少尿期,收治入院。查体:体温37.4℃,呼吸20次/分,血压150/105mmHg。神志清晰,精神萎靡,面色潮红,球结膜轻度充血水肿,"V"字胸,口腔黏膜及腋下出血点密集,两肺未闻及干湿啰音,心率98次/分,全腹压痛明显,肾区叩痛(++),四肢无浮肿。舌质红绛,苔黄干燥,脉细滑数。血常规:血色素(现血红蛋白)140g/L,白细胞18.5×10^9/L,中性粒细胞比0.83,淋巴细胞比0.17,血小板60×10^9/L。尿常规:蛋白+++,脓细胞+++,红细胞少。血尿素氮20.6mmol/L,肌酐380μmol/L。

辨证:瘀热里结,热入血室,耗伤阴液。

治法:泻下通瘀,清热凉血,佐以滋阴利水。

处方:生大黄15g(后下),芒硝10g(分冲),枳实、桃仁、牡丹皮各10g,生地30g,麦冬15g,白茅根30g,猪苓15g,日1剂。

药后3小时即见二便通利,解稀便2次,量多,腹胀腹痛显减,翌日24小时尿量为1400ml。服药4剂,恶心呕吐消失,食欲见增,热退脉静,尚有口干而渴,舌红苔少,尿量增至每日4000ml,继以增液汤加味调治,一周后诸症均除。复查血白细胞7.0×10^9/L,中性粒细胞比0.71,淋巴细胞比0.29,血小板140×10^9/L,血尿素氮7.0mmol/L,肌酐132μmol/L,尿蛋白阴性,痊愈出院[1]。

针对蓄血、蓄水及易于伤阴的病理特点,周老采用泻下通瘀为主,兼以滋阴利水的方法,药用大黄、芒硝各10~15g(便秘者可重用之),枳实、桃仁各10g,生地、麦冬、猪苓各15g,白茅根30g,诸药相配,以达到泻下热毒、凉血散瘀、滋阴生津、通利二便的目的。概言之,有下热毒、下瘀毒、下水毒等多种综合作用,使邪热从腑下泄,下焦壅结的瘀热得到流通,则肾的气化功能也相应地改善。

(二)张志远重用硝、黄治疗癫狂[2]

【病案举例】

患者,男,40岁,2015年1月16日初诊。其妻代述:半年前因公司裁员一直情绪低落,一周前因琐事与他人发生纠纷后开始烦躁不安,数日不食,不知饥渴,骂詈毁物,昼夜难寐。刻下症见:烦躁不安,面色潮红,语无伦次,满腹胀痛,大便一周未解,舌苔黄厚,燥起芒刺,脉滑数。查体:患者身体消瘦,面红目赤,左下腹有包块样物,按之坚硬。

诊断:癫狂。

辨证:情志郁怒,阳明燥结,痰火扰心,神明错乱。

治法:通腑泄热,祛瘀下血。

处方:桃仁15g,桂枝20g,甘草6g,生大黄30g(后下),玄明粉20g(冲服),山栀子30g,龙胆15g,日1剂,水煎分3次服,连用3日。

二诊(2015年1月20日):服上药后,泻下燥屎数十枚,神志稍清,余症均减,舌红,苔黄,脉滑数。腑实已通,而阳明燥火仍盛,后在此基础方上酌情加入滋阴降火、重镇安神之品,连服20余剂,病痊愈。半年后随访病未复发,现已参加工作。

癫狂是一种精神失常疾病,《素问·阴阳脉解》"病甚则弃衣而走,登高而歌,或至不食数日,逾垣上屋。所上之处,皆非其素所能也,……四肢者,诸阳之本也,阳盛则四肢实,实则能登高也。……热盛于身,故弃衣而走也。……阳盛则使人妄言骂詈、不避亲疏而不欲食,不欲食故妄走也"。本患者因情志不舒,后肝郁化火,热积日久入血,热结阳明,为蓄血狂症,故方选桃核承气汤祛瘀下血。重用大黄30g后下,取其荡涤肠胃之功,玄明粉20g冲服软坚泻下,使热随便出,又加入栀子清泻三焦,泻火除烦,凉血解毒;龙胆清下焦湿热,共同解决瘀热互结这一病机。

(三)王道进常规剂量治疗脑血栓形成[3]

【病案举例】

患者翁某,男,78岁。患者身体素健,性情急躁。因家中修房,操劳过度,更以努力负重,遂跌仆而发中风。经某市医院诊断为脑血栓形成,治疗乏效。1993年5月2日初诊:患者神志清,口眼㖞斜,语言謇涩,右半身不遂,口气臭秽,大便5日未行,舌质红,苔黄燥,脉弦劲。

辨证:痰热互结。

治法:荡热逐瘀通腑。

处方:桃仁24g,生大黄24g,桂枝12g,炙甘草12g,芒硝12g(分早晨、中午2次冲服)。前4味以水2碗半煎至1碗半,分3次空腹温服。予1剂。

二诊:患者喜形于色,言服药后,泻下痰瘀,形同胶泥,即感腹中空虚,欲食米汤,口眼已正,语言清晰,右侧肢体能活动。脉象缓和,舌较昨日为淡,苔已润。腑气一通,热邪自解,热邪既解,瘀血乃行。仍守前方,小其制加葛根、生地、地龙以生津养血通络。处方:桃仁12g,生大黄12g,桂枝6g,炙甘草6g,葛根30g,生地30g,地龙30g,服法同前,6剂。

三诊:患者已能下床,扶杖而行,唯患肢无力,大便1日3次。上方加补气通络之品,前后调治14剂,患者诸症皆愈,弃杖而行。

患者高年阴虚阳亢之体,因操劳负重而致肝阳暴张,阳升风动,气血上逆,挟瘀挟热,上蔽清窍,而发中风。此为大壅大塞之象,唯逐瘀通腑最为相宜,甚合桃核承气汤之主治,故以常剂投之,便效如桴鼓。

(四)付源鑫重用桃仁治疗血尿[4]

【病案举例】

患者李某,女,54岁,天津人。2012年8月29日初诊。主诉:突发肉眼血尿,加重2天。患者自述平素有憋尿习惯,每次解小便必回到家中。前天因外出办事,回家解小便时,发现小便红色带血块,并持续加重,无尿痛。自觉会阴部酸胀,大便干结难下,3日一次,饮食、睡眠尚可。刻下症见:舌质红,有点状瘀斑,苔黄腻,脉弦滑。尿常规示:白细胞+++,蛋白++,潜血+++,镜下白细胞10～15/HP,镜下红细胞充满视野。

辨证:瘀热互结下焦膀胱,兼有湿热。

治法:逐瘀泄热,化瘀止血,清利湿热。

处方:桃仁 20g,桂枝 10g,白茅根 20g,阿胶珠 10g,三七粉 5g(分冲),滑石 10g,车前子 30g(包煎),通草 5g,蒲黄 10g,藕节 10g,熟大黄 10g,柴胡 5g,小蓟 10g。3 剂,每日 1 剂,水煎分 2 次服。嘱切勿憋尿,卧床休息,忌食辛甘厚味。

二诊(9 月 1 日):尿液颜色淡黄,会阴部酸胀减轻,大便 1 日 1 次,舌质瘀斑消失,脉滑;尿常规示:白细胞 ++,镜下白细胞 5~6/HP。前方白茅根减为 10g,加炙甘草 10g,去阿胶珠、藕节。3 剂。患者复诊,余症皆除。

此患者由于长期憋尿,尿液停聚于膀胱,腑气不通,因"六腑以通为用""气为血之帅",而致气滞血瘀于膀胱;气血瘀滞日久则化热,导致瘀热互结;尿为阴,郁久而为湿热;气滞、瘀血、湿热阻碍气血运行,加之热邪内灼血络,使血不循经,溢于脉外,从尿道排出而为血尿。综上辨本病为瘀热互结下焦膀胱,兼有湿热。治疗以桃核承气汤加减,配伍清热利湿止血之品;重用桃仁 20g 为君,以增强全方攻逐瘀血之力,针对下焦陈腐瘀血,为治疗之关键,桂枝、熟大黄为臣,以通腑泻热,配白茅根、滑石、车前子、通草、蒲黄以清热利湿、化瘀止血,加柴胡以行气,最终收获良效。

(五)李炎坤常规剂量治疗不完全性肠梗阻[5]

【病案举例】

张某,男性,47 岁。2008 年 3 月 27 日首诊:糖尿病 19 年,不完全性肠梗阻 9 个月,20 年前因口干、多饮入院检查,尿酮体 +++,血糖升高,后完善相关检查,确诊为"1 型糖尿病",1990 年开始注射胰岛素,血糖控制可。2007 年 6 月因暴食羊肉后,发生呕吐,腹痛,腹胀,大便 4 日未行,入院查,CT 示:肠管扩张。诊断为"不完全性肠梗阻",住院治疗效果不佳,迁延至今。刻下症见:腹痛腹胀喜温,畏寒肢凉,呃逆呕吐时作,饮少纳差,水入即吐,自汗盗汗。大便 5~6 日一行,便干量少而黑,矢气多,可见肠型,肠音辘辘。舌淡苔白厚,脉弦涩。

辨证:中焦虚极,阴寒凝滞,肠腑失运。

治法:通腑止呕。

处方:茯苓30g,川桂枝15g,炒白术30g,泽泻30g,桃仁12g,酒大黄15g,厚朴15g,枳实15g,丁香9g,郁金9g。

二诊:服上方7剂,大便2~3日一行,便稀,腹胀,腹痛畏寒,纳食稍增,仍呕吐阵作,脘腹怕凉,肠型显现。予大建中汤合桃核承气汤化裁:川椒30g,干姜15g,党参30g,桃仁15g,川桂枝15g,酒大黄15g,厚朴30g,丁香9g,郁金15g。服14剂呕止痛缓,连服至30剂便畅如常,后改上方制水丸,每次9g,每日2次,服用半年善后,饮食正常,体重增加。

患者病久腹痛喜温喜按,为虚候,仍用大黄、厚朴、枳实等通腑药物,正是急则治标缓则治本之意,且当一蹴而就,中病即止。患者以"痛、吐、胀、闭"为主症,因中焦虚寒,脾运失司,胃纳无常,而发呕吐,呃逆,水逆,纳差。中焦虚极,阴寒凝滞,肠腑失运,表现出"盛候",实为"至虚"之象。其糖尿病已久,并发肠梗阻,以肠腑不通为要。急则治标,以通腑止呕为法,予桃核承气汤通腑,合五苓散健脾止呕化饮。桃核承气汤原为治疗小便通利之下焦蓄血证,现用于肠梗阻,因桃仁能润肠通腑,又活血以助肠道血运;桂枝温通心脉而散寒,酒大黄既可通便,又可活血防滞,改辛燥之芒硝为厚朴,行气消满,下气除胀。现代药理研究,该方能促进胃肠蠕动,有增加肠壁血运的作用。本例患者元气虚弱,不可过于攻伐,故方中各主药的剂量均不算重,只要切中病机,当可起效。

二诊时患者胃肠道症状已有所缓解,易为畏寒怕凉为主证,故针对腹痛、呕吐之中气亏虚,加用大建中汤。以"中焦虚极、阴寒内盛"证为基础,以温阳散寒为法度,取大建中汤纯用辛甘之品"温建中阳",切中病机。同时,不完全性肠梗阻日久,肠壁扩张,致血运异常,甚或压迫坏死,故继续予行气活血之法,达到导下及防瘀助运之双重作用,可谓一箭双雕,面面俱到。二诊之后,中病即止,水丸,取其缓图稳固之意。

(六)刘海峻重用生大黄治疗产后痉病[6]

【病案举例】

顾某,女,26岁,2006年2月12日初诊。产后口紧、抽搐5天。

在外院诊为产后破伤风,用破伤风抗毒素、青霉素及中药羚角钩藤汤、华佗愈风散等治疗罔效。刻下症见:壮热,体温 39.5℃,面红目赤,呈苦笑貌,神昏谵语,颈项强直,角弓反张,咬牙断齿,喉中痰鸣有声,呼吸急促,大便 7 天未解,少腹急结,舌红、苔黄腻,脉浮滑、两尺沉涩。

诊断:产后痉病。

辨证:产后阴血亏虚,下焦血瘀,风邪客袭,内犯阳明。

治法:通腑逐痛。

处方:生大黄 25g(后下),玄明粉(冲)、桃仁、红花、橘红各 12g,丹参 20g,蝉蜕 30g,甘草 3g。2 剂,每天 1 剂,水煎服。

药后先下燥屎,继而泻下紫暗稀便,排便 4 次,抽搐顿减,体温恢复正常,言语已清,颈项强直好转,可进食少量饮食,但仍有唇干口燥,少腹急结,小便点滴难解。诊后认为此乃肺津耗伤,膀胱气化不利,以滋阴利尿为法。方以猪苓汤加减。处方:猪苓、茯苓、泽泻、阿胶(烊化)各 10g,北沙参、桔梗、麦冬各 12g,甘草 3g。3 剂。药后小便通畅,饮食增加,抽搐止,颈项活动自如,少腹柔软,唯觉气短乏力,腰背酸痛,续以滋肾养阴法善后。

产后痉病属现代医学产后破伤风范畴,为产后急重症之一。本病多为产后血虚或感受风邪,多治以养血祛风法。《金匮要略》云:"胸满口噤,卧不着席,脚挛急,必齘齿,可与大承气汤。"本例病情险恶,乃产后阴血亏虚,下焦血瘀,同时感受风邪而内犯阳明,以致角弓反张、壮热不退、大便不通,故此时治疗该产后痉病不可拘泥于见风治风、补虚养血之常法,也不能墨守产后禁下之说,须遵"有是病即用是药"之治则。"治风先治血,血行风自灭",抓住通下之主症,或舍脉从症,或舍症从脉,不必诸症悉具。故采用活血通下法,以桃核承气汤活血通腑,使大便通、瘀血下,病势得以扭转而获痉愈。

处方重用生大黄为君药,是以切中本病核心病机,以通泻为大法,辅以活血化瘀。《神农本草经》记载:"大黄味苦寒,生山谷。主下瘀血,血闭,寒热,破癥瘕积聚,留饮宿食,荡涤肠胃,推陈致新,通利水谷,调中化食,安和五脏。"大黄素有将军之名,其势最猛,治疗急症多以大剂量施用方能取桴鼓之效。

参考文献

[1]周学平.周仲瑛教授治疗出血热急性肾衰的经验[J].实用中医内科杂志,1994,8(1):1-2.

[2]王润春,潘琳琳,刘欢,等.张志远运用四承气汤经验[J].世界中西医结合杂志,2016,11(7):917-919+982.

[3]王道进.桃核承气汤治验2则[J].北京中医药大学学报,1995,18(4):74.

[4]付源鑫,李岩,程素利,等.桃核承气汤加减治疗血尿1例[J].四川中医,2013,31(05):124.

[5]李炎坤.桃核承气汤类方临床证治规律研究[D].湖北中医学院,2007.

[6]刘石茸.刘海峻老中医运用承气汤验案4则[J].新中医,2007,39(6):70-71.

◆ 泻心汤类方

概　述

　　笔者临床使用泻心汤用于纠正现代疾病中内环境的紊乱,特别是针对抗生素滥用、不良生活方式及精神情绪过当所导致的神经内分泌免疫网络的失调、菌群的紊乱等,尤为契合。对于五泻心汤的临床应用要点,笔者做如下总结:一是合而言之,病位在胃(心),病症为痞,治法为泻,黄连为所必用;二是分而言之,分热痞和寒热错杂痞。热痞用大黄黄连泻心汤,兼表虚用附子泻心汤;寒热错杂痞(虚实相兼)用半夏泻心汤,见下利用生姜泻心汤,见反复发作的复杂性溃疡(全消化道范围内,可波及其他部位)用甘草泻心汤。

半夏泻心汤

　　《伤寒论》所载半夏泻心汤由半夏半升,黄芩三两,干姜三两,人参三两,炙甘草三两,黄连一两,大枣十二枚,共七味药物组成,功能平调寒热、消痞散结,传统用于寒热错杂所致之痞证。该方为调和寒热,辛开苦降治法的代表方剂。半夏,味辛,性温,有毒,归脾、胃、肺经。半夏生于夏之半,为天地相遇、品物咸章之时矣,故主阴阳开阖之半,关键之枢,此方中用以调和阴阳,又有化痰、散结之功。干姜可温胃,又可宣表散阳于外。黄连、黄芩苦寒燥湿、清热解毒,泻火于内。辛温之半夏、干姜,合苦寒之芩、连,一升一降,气机调和;一温一寒,阴阳协调。全方集寒温并用、攻补兼施于一体,用治脾胃升降失常,寒热错杂于中。《素问·至真要大论》云:"阳明之复,治以辛温,佐以苦甘,以苦泄之,以苦下之。"指出了辛、苦两类不同性质的药物可以合理配伍治疗疾病,辛苦合用实质上并非是两类药物的简单叠加。

　　笔者临证时常用剂量为:半夏常用剂量为 6～15g,黄连 3～15g,干姜 6～15g,甘草 6～15g。笔者认为,半夏泻心汤临床用于以下几类:一是脾胃不和;二是脾胃虚弱;三是寒热错杂;四是阴阳不和;五是虚实共见。此五者或仅见一证,或兼见几证,均可考虑加减化裁使用。现代临床常用其治疗消化道疾病如胃炎、消化性溃疡、溃疡性结肠炎等,亦可用于治疗痤疮、呃逆、失眠等疾病,临床应用视病机而定,范围广泛。

(一)王晞星常规剂量治疗糜烂性胃炎[1]

【病案举例】

　　王某,男,55 岁,2014 年 11 月 5 日初诊。胃脘不适伴恶心反复发作 1 年。患者近 1 年来食油腻食物后常出现胃脘不适、恶心,行胃镜检查示浅表性胃炎伴糜烂,幽门螺杆菌 +。刻下症见:进食后胃脘憋胀不适,恶心,疲乏无力,口臭,口干,大便稀,舌淡红、苔薄黄,脉弦数。

辨证:脾虚寒热错杂。

治法:健脾调理寒热。

处方:半夏、黄连、黄芩、干姜、党参、白术、茯苓、枳实、柴胡各10g,竹茹18g,白芍、蒲公英各30g,甘草6g,14剂,水煎服,每日1剂,早晚分服。

2周后复诊,患者胃脘不适及恶心好转,仍有口干、口臭,在上方基础上加白芷10g,石菖蒲15g,继服上方14剂,后再诊患者病情好转,无明显不适症状,精神食欲大增,嘱患者继续巩固治疗2周,后病情未再反复。

糜烂性胃炎(CEG)是临床常见消化道疾病之一,是以胃黏膜的损伤为病理特征的一种临床常见病。表现为上腹部的疼痛,多呈烧灼样或有灼热感,一般伴有腹胀、嗳气、反酸或恶心呕吐。中医多将其归入胃脘痛范畴。临床上出现寒热错杂兼有肝胃不和者,或胃镜诊断为糜烂性胃炎者,均可考虑使用半夏泻心汤,可获得肯定疗效。临证时,确定治法治则如拨云见日,但斟酌用量更加不容小觑。王晞星在治疗常规消化道疾病时,半夏常用剂量为6~15g,黄连1~3g,黄芩6~9g,干姜6~9g,注意随证施量,随机应变。

(二)重用黄芩治疗痤疮[2]

【病案举例】

张某,女,26岁,学生。面部粉刺反复发作6年,春夏季节加重,伴有背部泛发粉刺,时痒,曾服大量清热解毒中药而未效。平日四肢末端欠温,天稍凉则明显;同时手脚心热,入夜尤甚。现颜面潮红,皮肤灼热,痤疮以脓疱为主,挤压有白色米粒样分泌物排出。时常便秘。舌红,苔薄黄边齿痕,脉数。

诊断:痤疮。

辨证:寒热错杂。

治法:平调寒热。

处方:清半夏30g,黄连15g,黄芩30g,丹参30g,生甘草15g,白芍 15g,生姜 3 片。水煎服,每日 1 剂。

服 14 剂后,颜面、背部痤疮已愈大半,四肢末端温度正常。后改水丸服 1 月善后,诸症悉平。

患者主诉面部痤疮,盖其证属寒热不调,阴阳失和所致。四末为阴经与阳经相交调和之所,四末不温则因阳无所至。阳郁于内,心肾火旺,则手脚心热。寒热错杂,故选用半夏泻心汤为主方,又考虑痤疮之病的特点,多有火、痰、瘀,故人参易丹参,取其凉血活血之用也。盖青壮年之痤疮患者,多以火毒概之,故重用黄芩 30g,黄连 15g 以清胃热,除火毒。火毒较重,重用苦寒直折热邪,因此苦寒药物用量偏大。后患者痤疮减轻,仍有热邪未清,改用水丸缓图之,因药效程度不一,故使用水丸时要注意调整用量,因剂型施量。

笔者认为,半夏泻心汤加大剂量生薏米为治疗颜面部痤疮的靶方、靶药。年轻女性的痤疮,尤其是长在口鼻周围,许多是贪食凉饮所致脾虚胃滞或胃热。若有脓头,加蒲公英、土茯苓。

(三)重用黄连治疗消瘅[2]

【病案举例】

陈某,男,59 岁。2009 年 11 月 18 日初诊。患者于 1999 年因"口渴多饮、消瘦"入院,查血糖升高,诊断为"2 型糖尿病",饮食自控加运动疗法,同时不规律服用优降糖(格列苯脲片)治疗,因血糖控制不佳求诊。刻下症见:口干多饮,消瘦,近 1 个月体重减轻 4kg,纳食可,无多食易饥,胃脘痞满,时有肌肉掣动,睡眠安,二便正常。舌淡红,苔薄黄,脉偏数。患者身高 165cm,1999 年发病前体型偏胖,体重 70kg 左右,今日测量 51kg,体质量指数(BMI):18.73kg/m^2。查 FPG 10.29mmol/L,2hPG 20.05mmol/L;糖化血红蛋白(HbA1c)8.9%。血压 130/70mmHg。血脂正常,肾功正常,眼底查无异常。

诊断:消瘅。

辨证:湿热伤脾。

治法:健脾除湿。

处方:清半夏 15g,黄连 30g,黄芩 30g,党参 30g,炙甘草 15g,生姜 5 大片。

患者服上方 56 剂后,查 HbA1c:6.6%,体重 2 个月增加 7 斤。

患者虽以"口渴、消瘦"为主诉,但发病前最初表现为肥胖,而非消瘦,究其病因,由于过食肥甘,饮食自倍,则脾胃乃伤,肥甘厚味郁久化热,消烁肌肉,从而导致继发性消瘦。多食善饥、肌肤消瘦为消瘅的临床共有特征,近似于现代临床的瘦型糖尿病。杨上善《太素·卷第十五》注:"瘅,热也,内热消瘦,故曰消瘅。"该患者来诊时血糖较高,因病施量,予加大黄连用量至 30g 取其清胃降糖之效,现代医学研究表明,黄连可降低血糖,故此方用于治疗糖尿病患者时可酌情考虑重用黄连,以兼降糖之用。需要注意的是,为防止苦寒碍胃,需要配伍生姜,以去性存用。

(四)黄海轻用黄连治疗痞满[3]

【病案举例】

患者,男,38 岁,2013 年 2 月 14 日初诊。主诉:胃脘胀痛反复发作 1 年余。现病史:患者自述胃脘胀痛反复发作 1 年余,进食后尤甚。口苦反酸,纳差,大便时干时稀,小便调,舌红,苔薄白,脉弦。胃镜检查提示浅表性胃炎。自行服用多潘立酮、奥美拉唑等药物,效果不明显。

中医诊断:痞证。

辨证:脾寒胃热,寒热错杂。

治法:调和脾胃,辛开苦降。

处方:半夏 10g,党参 15g,黄芩 10g,黄连 6g,干姜 6g,藿香 10g,紫苏梗 10g,青皮 10g,陈皮 10g。7 剂。每天 1 剂,水煎至 300ml,分 2 次温服。

1 周后患者复诊,胃胀、泛酸等症状明显减轻。按上方再治疗半个月,诸症消除。

此患者胃脘痞满是由于中焦寒热错杂,阻滞气机,致使脾胃运化失常,升降失调。用半夏泻心汤辛开苦降,健脾和胃消痞,方中半夏散结消痞,降逆和胃为君;干姜辛温散寒除痞,黄芩、黄连苦寒泄热为臣,黄连苦寒,恐其伤胃而加剧病情,故少量以清胃热。在临证时,根据疾病态势、轻重程度等,应做到因病、因势施量。本例患者以痞满为重,胃热为轻,故治疗的重点在于使中焦气机运转起来,大气一转,其气乃散。因此加青皮、陈皮以理气,黄连、黄芩等苦寒直折之品小剂量即可,因病施量。

参考文献

[1]赵剑锋,孟动玲.王晞星运用半夏泻心汤验案举隅[J].山西中医,2015,31(11):47+56.

[2]周强,仝小林,刘桂芳,等.经方新用之仝小林教授运用半夏泻心汤医案四则[J].中医药信息,2010,27(04):11-13.

[3]陈小语,黄海.黄海教授运用半夏泻心汤验案举隅[J].广西中医药,2014,37(06):56-58.

甘草泻心汤

甘草泻心汤出自《伤寒论·辨太阳病脉证并治下》："伤寒中风，医反下之，其人下利，日数十行，谷不化，腹中雷鸣，心下痞硬而满，干呕心烦不得安。医见心下痞，谓病不尽，复下之，其痞益甚。此非结热，但以胃中虚，客气上逆，故使硬也，甘草泻心汤主之。"方中甘草四两，黄芩三两，干姜三两，半夏半升，黄连一两，大枣十二枚，主要用于治疗脾胃虚寒，肠中又加热邪之痞证。功在益气和胃，消痞止呕。现临床广泛用于治疗各种急、慢性胃炎，结肠炎等胃肠道疾病，效果显著。又见于《金匮要略·百合狐惑阴阳毒病证治第三》："狐惑之为病，状如伤寒，默默欲眠，目不得闭，卧起不安。蚀于喉为惑，蚀于阴为狐，不欲饮食，恶闻食臭，其面目乍赤、乍黑、乍白；蚀于上部则声喝，甘草泻心汤主之。"主要用于治疗湿热内蕴，虫毒腐蚀所致的狐惑病，即现代医学的白塞病。大量临床研究证明，运用甘草泻心汤治疗白塞病，疗效明显。方中生甘草常用剂量为 9~45g，配茯苓以防止水钠潴留。

（一）黄文政常规剂量配比治疗口腔溃疡[1]

【病案举例】

患者，男，64 岁。因胃胀，口唇疱疹，加重 2 周，于 2015 年 2 月 7 日来笔者门诊就医。患者有反复口腔溃疡病史 10 余年，每复发时疼痛流涎，痛苦异常。刻下症见：自觉胃脘部胀满不舒，呃逆频作，食少纳呆，食后嗳气频频，气味酸腐；观其口面部，口唇四周、舌尖、下齿龈、两颊黏膜处均有散在绿豆大小白色脓点分布，周围红肿；患者诉昨夜间泄下酸臭 2 次，肛门灼热；双下肢水肿 2 周，夜尿多，查尿常规：尿蛋白、潜血均呈阴性。时感倦怠乏力，嗜睡；舌红苔薄，脉沉细。

西医诊断：口腔溃疡。

辨证:寒热互结,虚实夹杂。

治法:和胃消痞,燥湿解毒。

处方:甘草 15g,黄芩 10g,黄连 10g,干姜 10g,清半夏 10g,党参 15g,大枣 5 枚,茯苓 10g,黑顺片 10g(先煎),砂仁 6g,益智仁 15g。4 剂,每天 1 剂,分早、晚 2 次温服。

复诊(2015 年 2 月 14 日):自诉胃脘胀满不舒大大减轻,食欲大增,偶有嗳气,泄下止,口唇、下齿龈、两颊黏膜处白色脓点基本全部消失,双下肢水肿消退,舌红苔薄,脉沉细。虑其寒热互结,虚实夹杂之病机仍在,遂稍易其方,将黄连增至 15g,黑顺片减至 6g,去益智仁、干姜,加清胃止呕之竹茹 10g,余药不变。又予 3 剂治疗,以观后效。

复诊(2 月 17 日):诸症皆除,纳可,寐安。舌红苔薄白,脉浮缓。按原方延服 2 剂。后随诊 2 周,无复发。

该患者为既有中焦湿热舌红苔薄之象,又有下焦水湿泛溢脉沉细之候。提示患者实乃寒热互结,虚实夹杂之证,治当和胃消痞,燥湿解毒。方用甘草泻心汤加减。方中甘草益气和中,清热解毒,配以黄芩、黄连苦寒清热,燥湿解毒;半夏、干姜燥湿化痰,温中祛湿;党参、大枣扶正补中,益气健脾。全方辛开苦降,甘温补中,寒热并用,攻补兼施。

(二)重用生甘草治疗糖尿病合并口腔黏膜白斑

【病案举例】

女,58 岁。糖尿病 12 年,发现口腔黏膜白斑 1 个月。糖化血红蛋白(HbA1c)7.7%,总胆固醇(CHO)5.91mmol/l,甘油三酯(TG)3.22mmol/l,高密度脂蛋白(HDL)1.3mmol/l,低密度脂蛋白(LDL)3.15mmol/l,腹部超声示中度脂肪肝。苔白厚干,脉细弦。

辨证:寒热错杂。

治法:缓急破逆,泻痞寒热。

处方:生甘草 45g,清半夏 15g,黄连 15g,黄芩 15g,党参 15g,茵陈 15g,生姜 15g,红曲 6g,大枣 3 枚。服 48 剂,口腔症状缓解 70%。HbA1c7.3%,CHO 4.49mmol/l,TG 1.36mmol/l,HDL 1.24mmol/l,LDL

2.62mmol/l,轻度脂肪肝。

　　《医宗金鉴》:方以甘草命名者,取和缓之意。方中以半夏、生姜驱饮和胃,以党参、大枣补中健胃除痞满,用黄芩、黄连清上热,并用大量甘草缓急安中。笔者此处重用生甘草45g治疗糖尿病合并口腔黏膜白斑,效果显著。笔者认为,大剂量甘草具有类皮质激素样作用,服药周期宜短,控制在2~3周,一般少有反复。治疗反复口腔黏膜问题时,甘草应生用,常用剂量为30~45g,注意短期使用,因人而异。

参考文献

[1]高卉,王耀光.黄文政教授甘草泻心汤验案[J].临床合理用药杂志,2015,8(29):127.

生姜泻心汤

生姜泻心汤为《伤寒论·辨太阳病脉证并治下》中治疗寒热错杂水饮内停的名方,由生姜四两,炙甘草三两,人参三两,干姜一两,黄芩三两,半夏半升,黄连一两,大枣十二枚组成。《伤寒论》载生姜泻心汤:"和胃消痞,散结除水。治水热互结,胃中不和,心下痞硬。干噫食臭,腹中雷鸣,下利。"方中重用生姜,取其辛温之性,温胃和中散寒,宣散水气,并解半夏之毒;半夏辛温,入脾胃经可燥湿散结除痞;黄连燥湿止泻,黄芩性寒味苦,能清热,合苦降之意;甘草缓急和中。全方有辛开苦降、泻热除痞、健脾化饮之功,现代临床常用来治疗腹泻。

(一)常规剂量配比治疗糖尿病性腹泻[1]

【病案举例】

患者,男,52 岁。2012 年 3 月 12 日初诊。主诉:排便异常 8 年,腹泻加重 2 年。现病史:10 年前因"三多一少"至医院查空腹血糖(10mmol/L),诊断为 2 型糖尿病,给予胰岛素治疗。至 2007 年开始口服阿卡波糖等药物治疗,血糖控制尚可,夜间仍有低血糖发生。从 2004 年开始排便异常,腹泻与便秘交替,2011 年开始以腹泻为主,病情加重。刻下症见:腹泻,日 1 次,大便不成形,乏力明显,小便正常,纳眠可,右侧下肢膝以下发凉,遇冷加重,膝酸软。舌苔黄厚腻,有裂纹,底瘀脉弦略滑,尺部肤潮。检查:糖化血红蛋白(HbA1c)4.9%,FPG 6.4mmol/L,餐后 2 小时血糖(2hPG)7.8mmol/L,甘油三酯(TG)0.43mmol/L,总胆固醇(CHO)3.76mmol/L。

西医诊断: 2 型糖尿病;糖尿病胃肠功能紊乱;糖尿病周围神经病变;糖尿病肾病Ⅲ期。

中医诊断: 消渴;腹泻。

辨证:脾虚胃热,寒热错杂。

治法:调和寒热。

处方:生姜 30g,清半夏 15g,黄连 3g,黄芩 9g,黄芪 45g,黑顺片 30g(先煎 2 小时),川桂枝 15g,鸡血藤 30g,诃子 30g,灶心黄土 120g(煎汤代水),炒白术 15g,炙甘草 15g。28 剂,水煎服,早、中、晚饭后分 3 次服。

二诊(2012 年 5 月 14 日):患者服用上方 1 个月余,腹泻稍有改善,仍有乏力,后因饮食不慎,再次发生腹泻。刻下症见:腹泻加重,最多时 7 次 / 日,精神不振,纳眠可,小便调。尿微量白蛋白 203.53mg/dl,24 小时尿蛋白定量 0.02g/24h,近期自测 FBG 6.5～7mmol/L,2hPG 7.0～7.5mmol/L。

处方:生姜 30g,黄连 9g,党参 30g,云苓 30g,诃子 30g,灶心土 60g(煎汤代水),清半夏 30g,炒白术 15g,水蛭粉 3g(分冲)。28 剂,早、中、晚饭后分 3 次服。

三诊(2012 年 6 月 11 日):服上方之初,大便 2 次 / 日左右,不成形;1 周后大便半成形;2 周后基本成形,无便秘。

糖尿病胃肠病变是一种临床综合征,通常发生于有自主神经功能障碍的糖尿病患者,表现为呕吐、腹泻、便秘、腹泻与便秘交替等。本例患者以腹泻为主,属中医"泄泻"范畴。笔者认为,中满内热,中焦壅滞,脾胃运化失常,日久损伤脾胃,脾胃运化功能失职,热蕴中焦,阻滞气机,升降失常,故而水谷膏浊停滞,清浊不分,混杂而下,变生泄泻。针对此病机,治之当以健脾和胃,平调寒热为主。本案患者已有 10 年病程,乏力肢寒,舌有裂纹等均提示阳气已虚,脾肾不足,而苔黄厚腻,脉弦略滑则为中焦郁滞,变生湿热,肥甘郁于体内之象。虚实相交,寒热错杂,故以生姜泻心汤为主方,辛开苦降,燮理中焦,俾中焦大气一转,气机复常,升降有序。方中生姜常用剂量为 15～30g,在泻心汤中生姜为君药,为温胃止呕之要药,用量比调和制衡他药毒性时略偏高,为因方施量。针对腹泻症状,则用诃子酸涩止泻;大剂量灶心黄土涩肠止泻。

（二）白松岭轻剂治疗长期低热[2]

【病案举例】

男,46 岁。1992 年 4 月 8 日就诊。诉低热月余,体温 37.2～37.6℃,以上午为甚。伴见纳差,颜面潮红,腹中雷鸣,便溏,日 3～4 次,舌质红、苔黄腻,脉濡。久用清热利湿之剂无效。综观其症,有湿热内蕴之象又有脾虚内停之征。

辨证:湿热内蕴,脾胃虚弱,水饮内停证。

治法:清热利湿,健脾和中。

处方:生姜、半夏、人参、黄连、黄芩各 10g,干姜,炙甘草各 6g,大枣 6 枚。水煎服,3 剂。

服后自觉纳香,体温 37℃,大便日 1 次,呈糊状。继服 3 剂而愈,半月复查未复发。

此症低热日久,久用清热利湿之剂,致脾胃虚弱,水饮内停,与湿热相互搏结。湿热内蕴则低热,颜面潮红,舌质红、苔黄腻;脾胃虚弱,水饮内停则腹中雷鸣、便溏。治宜清热利湿,健脾和中之剂。方用生姜、半夏以利水气,芩、连清湿热,人参、干姜温中健脾,方药对症,则湿热除,脾胃健,病自退。方中生姜与半夏、黄芩、黄连同用 10g,因缓和病程较久,病势缠绵,既往久服清热利湿之剂,慢病、久病用药需缓图之,为随病势施量,故全方用量偏小,轻补、轻利,终缓图之。

参考文献

[1]王涵,顾成娟,逄冰.仝小林教授辨治糖尿病胃肠功能紊乱经验[J].世界中西医结合杂志,2015,10(12):1654-1656,1666.

[2]白松岭,李俊荣.生姜泻心汤验案两则[J].陕西中医,1993,14(3):132.

大黄黄连泻心汤

大黄黄连泻心汤是治疗热痞的重要方剂,由大黄、黄连两味中药组成。原方中大黄二两,黄连一两。《伤寒论》曰:"心下痞,按之濡,其脉关上浮者,大黄黄连泻心汤主之。""伤寒大下后,复发汗,心下痞,恶寒者,表未解也。不可攻痞,当先解表,表解乃可攻痞。解表宜桂枝汤,攻痞宜大黄黄连泻心汤"。方中大黄苦寒,泻热通腑,黄连除胃中湿热,能消痞满,二者配伍,功擅清热消痞。大黄黄连泻心汤通常用以治疗胃炎、上消化道出血等消化系统疾病,笔者在临床上可用于治疗代谢综合征、糖尿病及其并发肾衰竭、颜面黄色瘤、癫痫、月经不调、胃癌术后等疾病。值得注意的是,本方性味寒凉,短期应用可清除实热,长期应用当注意益气养血,固护正气,以防伤正。

笔者使用大黄黄连泻心汤,有三点体会:其一,药物苦寒,常会胃不舒服,需加生姜以暖胃,并宜饭后服;其二,因黄连止泻,大黄通下,因此大黄黄连二药的比例要合适;其三,年龄偏大或体质虚胖之人,不可一味攻伐,可加补脾肾之药,因"年过四十而阴气自半"也。笔者总结大黄黄连泻心汤的辨证要点为口或干或渴或苦,便秘。常用黄连 3~15g,生大黄 6~9g 作为实胖型代谢综合征的基础方,在此基础上根据患者情况进行辨证施药。胃渴甚,加石斛、麦冬;便如羊粪蛋,加生地、火麻仁;若血糖高,加知母、天花粉;血压高,加夏枯草、钩藤;血脂高,加红曲、晚蚕沙等。

(一)常规剂量配比治疗肠易激综合征[1]

【病案举例】

患者,女,73岁。2009年8月24日初诊,1999年因"腹胀、腹痛伴大便干结"入院检查,诊断为"肠易激综合征"。刻下症见:腹胀、腹部疼痛、有硬块,饮食后肠痉挛,腹部可见肠型,大便干结、自服导泻药。纳差、不能进食,眠差、不服安定则不能入睡。双眼视物不清、干涩,下午加重,听力减退,口腔溃疡反复发作,口干欲饮,消瘦。舌红、苔少,脉细弦数偏涩。检查:食道黏膜未见异常;胃张力低、排空慢、3度胃下垂;十二指肠未见异常;小肠黏膜粗大不整、充盈尚可、未见扩张、狭窄。

辨证:便秘,脾虚胃热证。

治法:健脾除胃热。

处方:酒大黄 6g,黄连 15g,黑白丑各 9g,桃仁 9g,黄芪 30g,枳实 15g,炒白术 30g,槟榔片 15g,生姜 5 片,大枣 10 枚。水煎服,每日 1 剂。

复诊(2009 年 10 月 26 日):服上方 34 剂,服药期间停服通便药,大便尚可,仍腹胀、饭后加重,眠差,停中药后大便 2～3 日一行。脉细弦数。患者湿热已除,脾虚为主,以当温阳旺脾为要。

故调整处方:黄芪 45g,川桂枝 15g,白芍 45g,炙甘草 15g,枳实 15g,炒白术 30g,槟榔片 15g,酒制大黄 6g,黑白牵牛子各 9g,生姜 5 片,大枣 10 枚。水煎服,每日 1 剂。

患者以上方为基础方,继续服用 2 个月,腹胀腹痛逐渐消失,大便干结缓解;后改服水丸 3 个月以善后,排便规律,无腹胀腹痛。

患者以"腹胀、腹痛、便秘"为主诉,治疗当以排便为主要目标,然排便之法诸多,有虚实之异,又患者口干、眼干、舌苔少,为阴分不足之征,盖伤阴之由,常年大便内积,糟粕积久成热,灼津伤液,故釜底抽薪以急下存阴,益气健脾以升降气机。大黄黄连泻心汤清胃肠实热,釜底抽薪以清糟粕之蕴热。患者年事已高、大便秘结日久,脾气虚为主要证候,但治疗若单从益气健脾着手,当力缓而效差;又六腑以通为顺,胃气当降,脾气当升,大肠之变化以传导为用,故健脾的同时当兼顾胃肠的通降职能。患者阴伤较重,且年老体弱,因此虽急需排便,亦不可使用大剂量,以轻剂稍加点拨,即可因势利导,大黄 6～9g,黄连 9～15g 即可。

(二)重用大黄、黄连治疗代谢综合征[1]

【病案举例】

患者,男,42 岁。2009 年 12 月 7 日初诊,2002 年因"易疲倦,乏力"入院查诊为 2 型糖尿病,曾服二甲双胍控制血糖。刻下症见:口干口渴,饮水多,尿量多,纳食多,全身乏力,右肩右上肢麻木。易饥心慌。眠安。大便正常,每日 2～3 次,夜尿 1～2 次。身高 173cm,体重 100kg,体质量指数(BMI)33.4kg/m^2,血压(BP)145/105mmHg。舌质暗红,苔薄黄,脉沉小滑略数。既往高血脂 7 年余,重度脂肪肝 7 年余,高血压 7 年余。查:糖化血红蛋白(HbA1c)8.4%,三酰甘油(TG)2.49mmol/L。现服用文迪雅(马来酸罗格列酮片)4mg,每日 1 次;拜阿司匹林 100mg,每日 1 次。

中医诊断:膏浊病。

辨证:胃肠实热证。

治法:泻热排浊。

处方:酒大黄 15g(单包),黄连 30g,化橘红 30g,决明子 30g,山楂 30g,红曲 9g,藏红花 2g(分冲),三七 15g。水煎服,每日 1 剂。后以此方为基础方每日调整服用。2010 年 2 月 25 日复诊,口干口渴减轻,纳食减少,体重 97kg,HbA1c 7.4%,TG 1.9mmol/L,BP 140/90mmHg。

患者就诊时血糖高,伴随有口干口渴、纳食增多等胃肠实热证的表现。该患者平素饮食多肥美,"肥者令人内热,甘者令人中满,故其气上逆,转为消渴"。长期过食肥甘和少动,生膏生脂,引发肥胖;肥胖而中满,中满生内热,脾失健运,导致枢机不利、大气不转,进而化热、化湿、化痰、化浊。肝胆火盛则发眩晕;胃肠热盛则生消渴;浊入血脉则血脂异常;膏聚脏腑则生脂肪肝等。笔者通过多年的临床经验,以《黄帝内经》理论为基础,将其概括为膏浊病,提出"土壅"是代谢综合征的基本病机,并以《伤寒杂病论》大黄黄连泻心汤为基础加减化裁,提出了一系列有效的方药,体现了中医"多靶点"整体治疗的优势。

全方针对土壅之胃肠实热证,以清胃降浊为基本治法,兼顾消膏转浊、清热通腑,以大黄黄连泻心汤为基本方,以降糖为首要目的,兼顾降脂、减肥、护肝。大黄通腑泻浊,能清胃肠之实热,导中满,清气分热,可见此大黄功在清热开痞,而非泻下燥结。酒制大黄能增强活血通络的作用而清血脉,降膏浊。黄连为苦寒之最,能清胃肠之热而尤能燥化湿热,符合肥胖 2 型糖尿病、代谢综合征之中满内热的核心病机。患者胃肠实热,予大黄黄连泻心汤清胃降浊。酒制大黄 15g(单包),黄连 30g 起步,根据因人施量原则,患者大便次数多于 3 次或者水样便时,则自行减酒制大黄用量。

(三)重用黄连治疗糖尿病合并癫痫[2]

【病案举例】

秦某,男,20 岁,身高 170cm,体重 85.2kg。2009 年 1 月初诊。主诉:癫痫发作 4 年,糖尿病 3 年。患者 1998 年患病毒性脑炎,高热 4 天,诱发癫痫,经治疗痊愈,未服抗癫痫药物;2005 年突然复发,后大发作 4 次;2006 年开始治疗癫痫,并发血糖升高。刻下症见:癫痫半年大发作 1 次,每次病程多为 2～3 天,右半身抽搐,右侧口角抽搐,时上半身皮肤瘙痒,偶有口臭,头皮出油多,便稍干,纳可,二便调;面色潮红,舌红、苔薄黄、舌底瘀滞,脉动。

中医诊断:痫症。

辨证:上焦火盛,中焦痞滞。

治法:清热除痞。

处方:酒大黄 6g,黄连、清半夏、地龙、守宫、黄柏各 30g,全蝎、僵蚕、蝉蜕(单包)、三七各 9g,蜈蚣 4 条,天麻、天竺黄、龙胆、石菖蒲各 15g,生姜 3 片。14 剂,水煎服,日 1 剂。

二诊:服上方 14 剂,患者自觉诸症好转,癫痫发作频率降低,现每天 1 次,持续 2 天,发作时症状减轻,口臭消失,头皮出油较前少,大便可,每天 1 次,舌红、苔薄黄、上鱼际脉滑数。处方:守方继进,加白鲜皮、苦参各 30g,竹叶 15g。28 剂,水煎服,每天 1 剂。

三诊:服上药后,自觉发作时手、足、面部表情均有一定程度减轻,最近发作 2 次,持续 10 余秒,抽搐发作次数见轻,皮肤瘙痒好转十之有五,纳眠可,二便调,舌红、苔黄,脉偏弦数略滑。方药:守上方加减,去黄柏,加知母 30g,广郁金 15g,生姜增至 5 大片。

四诊:服上方 30 余剂,发作时间变短,发病间隔时间延长,发作症状减轻,大便基本成型,小便调,舌底红、苔微黄,脉滑数。处方:前方蜈蚣增至 12 条,加龙胆 30g,珍珠母 120g。28 剂,水煎服,每天 1

剂。随访半年,患者以大黄黄连泻心汤合定痫丸为基础方加减,病情稳定。

本例患者以"癫痫发作 4 年,伴发糖尿病 3 年"为主诉,以右半身抽搐、右侧口角抽搐、上半身瘙痒为主要症状。患者早年曾患脑膜炎,后虽治愈,然余邪未尽、余热未清,再加之患者形体肥满,平素嗜食肥甘厚味,膏脂蓄积满溢,土壅木郁,日久成热,故口臭、头皮出油、大便干结、舌红、脉动等,一派中上焦火热壅盛之象,正如《素问》所云:"诸热瞀瘛,皆属于火",笔者抓住其主要病机,在首诊时采用大黄黄连泻心汤,以大黄、黄连两味苦寒之药,集中兵力,攻其一隅,尤以大黄"釜底抽薪",使炎炎之火一挫而清。《松原家藏方》载三黄丸,由大黄、黄连、黄芩三味药等分为丸而成,与大黄黄连泻心汤药物同而剂型不同,可治"狂痫、癫痫、痴痫"有异曲同工之妙。

本方重用黄连 30g,用意有二:一是大剂量黄连以清胃热,患者形体肥胖,苦寒直折;二是黄连既可以协助大黄"釜底抽薪",又兼具降糖之效,为态靶结合用药。黄连为苦寒之最,笔者临床善用黄连治疗多种病症,其中在治疗肥胖 2 型糖尿病、代谢综合征中尤为多用,能清胃肠有形之邪热。黄连在现代药理中具有降糖作用,笔者临床常以其作为一线的降糖用药。本方中单用大黄则泻浊之力有余而清热不足,而单用黄连清除胃热之力较强而欠于诱导下行之功,二者妙以配伍,可谓互补有无,用之精当。

参考文献

[1]周强,赵锡艳,逄冰,等.全小林教授运用大黄黄连泻心汤验案解析[J].天津中医药,2013,30(05):259-261.

[2]逄冰,刘文科,闫韶花,等.全小林教授应用大黄黄连泻心汤验案举隅[J].新中医,2012,44(12):171-173.

附子泻心汤

笔者对临床症见浊热邪气有余而阳气不足者,多用附子泻心汤,尤其多见于糖尿病并发症期,有着良好的效果。原方中大黄二两,黄连、黄芩各一两,附子一枚。方用大黄、黄连、黄芩之苦寒,清泄肠腑热实,选用熟附子,使辛热之药发挥温经扶阳之作用,故浊毒去而本阳复生,正如尤在泾所说:"寒热异其气,生熟异其性,药虽同行,而功则各奏,乃先圣之妙用也。"方中附子常用剂量为 9~15g,选用制附子。其煎服法应注意:用文火久煎,口尝以不麻为度,以防中毒。生大黄常用剂量为为 3~9g,若欲缓下,可用酒大黄。大黄常单独包煎,嘱患者根据大便次数调整其用量,即大便次数超过每日 2 次,则自减药量。

附:常用中药方剂量效一览

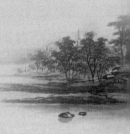

（表中无特殊标注者,均为水煎服一日剂量）

中药

白芍	常规:9～15g 30～120g 治疗不安腿综合征	
白术	生白术:起始剂量 15～30g,大剂量 30～120g 炒白术:9～15g	
半夏	6～15g 和胃 15～30g 止呕、安眠	
柴胡	陷下者用 3～9g 举陷 气郁者用 9～15g 开郁 发热者用 15～60g 除热;用量过轻,则退热效果差	
大黄	0.5～1g 引经 3～6g 轻泻 9～15g 泻下	
莪术	常用 9～30g 30～60g 抗癌	
附子	常用剂量:3～9g 重症阳虚:15～60g	

续表

黄连	调理脾胃：1.5～6g
	清热泻火解毒（短程应用）：15～30g
	稳定心率：15～30g
	降糖：15g 起步，糖尿病酮症时最大用量可至120g
黄芪	常用剂量：15～30g，30～120g 起痿，最大剂量240g
黄芩	常用剂量9～30g
牛膝	常用剂量：15～30g
	降压：30～120g
生石膏	治疗病毒性、中枢性及不明原因引起的疑难性高热时，重用生石膏，30g 起步，一般用60～120g
水蛭粉	糖尿病肾病、肾病综合征等属络瘀者，水蛭常用量为1.5～3g，络闭者或严重肾功能衰竭者可用至4.5～6g
茵陈	常用剂量：9～15g，重症黄疸：45～120g
淫羊藿	围绝经期及老年温补肝肾：9～15g；泌尿系感染：15～30g；抗抑郁：15～30g；抗癌：30～60g

方剂

半夏厚朴汤	《金匮要略》：半夏一升，厚朴三两，茯苓四两，生姜五两，苏叶二两
	今：半夏9～15g，厚朴15～30g，茯苓15～60g，苏叶6～15g
大柴胡汤	《金匮要略》：柴胡半斤，黄芩三两，芍药三两，半夏半升（洗），生姜五两（切），枳实四枚（炙），大枣十二枚（擘），大黄二两
	今：柴胡9～30g，黄芩9～15g，白芍9～15g，半夏9～15g，枳实9～15g，大黄6～15g
大黄附子汤	《金匮要略》：大黄三两，附子三枚（炮），细辛二两
	今：大黄6～15g（尿毒症15～30g）；附子6～15g（重症15～30g）

续表

当归六黄汤	《兰室秘藏》:当归、生地黄、熟地黄、黄柏、黄芩、黄连各等分,黄耆加一倍,每服五钱 今:当归15g,生熟地各15g,黄芩、黄柏各9~15g,黄芪15~30g,黄连6~9g
当归芍药散	《金匮要略》:当归三两,芍药一斤,川芎半斤,茯苓四两,泽泻半斤,白术四两。 今:当归9~15g,白芍9~15g,川芎9~15g,生白术15~30g,茯苓15~30g,泽泻15~30g
抵当汤	《伤寒论》:水蛭(熬)三十个,虻虫(去翅足,熬)三十个,桃仁(去皮尖)二十个,大黄(酒洗)三两 今:水蛭粉1.5~6g,桃仁9~30g,大黄6~30g,虻虫9~15g
防己黄芪汤	《金匮要略》:防己一两,黄芪一两一分(去芦),甘草半两(炒),白术七钱半 今:防己15~30g,黄芪15~45g,白术9~15g,甘草9~15g
干姜黄芩黄连人参汤	《伤寒论》:干姜、黄芩、黄连、人参各三两 今:干姜9~15g,黄连3~30g,黄芩9~30g
葛根芩连汤	《伤寒论》:葛根半斤,甘草(炙)二两,黄芩三两,黄连三两。 今:葛根15~45g,黄芩9~15g,黄连9~30g 辨证治疗糖尿病时用量策略如下:在其重症期,如临床症状明显,血糖持续居高不下时,用量宜大,葛根30~120g,黄连30~45g,黄芩15~30g,且剂型选择汤剂以荡涤病势;血糖控制稳定期用量宜小,葛根15~30g,黄连9~15g,黄芩9~15g,甚至可做丸剂缓图
瓜蒌牡蛎散	《金匮要略》:栝蒌根、牡蛎(熬)等分为细末,饮服方寸匕。 今:栝蒌根15~30g,牡蛎30~120g
瓜蒌薤白半夏汤	《金匮要略》:栝蒌实一枚(捣),薤白三两,半夏半升,白酒一斗 今:栝蒌实15~30g,薤白15~30g,半夏9~15g

续表

桂枝茯苓丸	《金匮要略》:桂枝、茯苓、牡丹(去心)、桃仁(去皮、尖,熬)、芍药各等分,研末,炼蜜为丸,如兔屎大 今:桂枝 9 ~ 30g,茯苓 15 ~ 60g,丹皮 9 ~ 15g,桃仁 9 ~ 15g,赤芍 9 ~ 15g
厚朴三物汤	《金匮要略》:厚朴八两,枳实五两,大黄四两 今:厚朴 9 ~ 30g,枳实 9 ~ 15g,大黄 3 ~ 15g
黄连阿胶汤	《伤寒论》:黄连四两,黄芩二两,芍药二两,阿胶三两,鸡子黄二枚 今:黄连 6 ~ 9g,黄芩 9 ~ 15g,芍药 9 ~ 15g,阿胶 9 ~ 15g
黄芪桂枝五物汤	《金匮要略》:黄芪、芍药、桂枝各三两,生姜六两,大枣十二枚 今:本方是治疗糖尿病周围神经病变的靶方;黄芪 30 ~ 60g(用之通痹,可达 60g);桂枝 9 ~ 15g;白芍 9 ~ 15g;炙甘草 9 ~ 15g
苓桂术甘汤	《金匮要略》:茯苓四两,桂枝、白术各三两,甘草二两 今:茯苓 15 ~ 60g,桂枝 9 ~ 15g,白术 9 ~ 15g,甘草 9 ~ 15g
六一散	《伤寒直格》:滑石六两,甘草一两 今:滑石 15 ~ 30g,甘草 9 ~ 15g
三仁汤	《温病条辨》:杏仁五钱,飞滑石六钱,白通草二钱,白蔻仁二钱,竹叶二钱,厚朴二钱,生薏苡仁六钱,半夏五钱 今:杏仁 6 ~ 9g,滑石 15 ~ 30g,通草 9 ~ 15g,白蔻仁 9 ~ 15g,竹叶 9 ~ 30g,厚朴 9 ~ 15g,薏苡仁 15 ~ 45g,半夏 9 ~ 15g
芍药甘草汤	《伤寒论》:芍药、甘草(炙)各四两 今:治脏腑痛,白芍 30 ~ 45g,甘草 15g;治经络痛,白芍 30 ~ 120g,甘草 15 ~ 30g。痛剧可以倍量

续表

射干麻黄汤	《金匮要略》:射干三两,麻黄四两,生姜四两,细辛、紫菀、款冬花各三两,五味子半升,半夏半升,大枣七枚 今:射干9~15g,麻黄6~15g,细辛3~9g,紫菀15~30g,款冬花15~30g,五味子6~15g,半夏9~15g
四妙勇安汤	《验方新编》:金银花、玄参各三两,当归二两,甘草一两 今:金银花15~30g,玄参15~30g,当归15~30g,甘草9~15g
四逆散	《伤寒论》:甘草、枳实、柴胡、芍药各十分 今:柴胡9~15g,白芍9~15g,枳实9~15g,炙甘草9~15g
温经汤	《金匮要略》:吴茱萸三两,当归、芍药、川芎、人参、桂枝、阿胶、牡丹皮(去心)、生姜、甘草各二两,半夏半升,麦冬(去心)一升 今:吴茱萸6~9g,当归9~15g,白芍、川芎各9~15g,人参6~15g,麦冬15~30g,桂枝9~15g,阿胶9~15g,丹皮9~15g
乌梅丸	《伤寒论》:乌梅三百枚,细辛六两,干姜十两,黄连十六两,当归四两,附子(炮、去皮)六两,蜀椒四两,桂枝(去皮)六两,人参六两,黄柏六两 今:乌梅15~30g,细辛3~9g,干姜9~15g,黄连6~9g,当归9~15g,附子6~15g,蜀椒6~15g,桂枝6~15g,党参6~15g,黄柏6~15g
乌头汤	《金匮要略》:麻黄、芍药、黄芪各三两,甘草三两(炙),川乌五枚 今:麻黄6~15g,芍药6~15g,黄芪15~30g,甘草9~15g,川乌6~30g
小陷胸汤	《伤寒论》:黄连一两,半夏半斤,栝蒌实大者一枚 今:黄连6~15g,半夏9~15g,瓜蒌仁15~30g

续表

薏苡附子败酱散	《金匮要略》:薏苡仁十分,败酱草五分,附子二分
	今:薏苡仁 15～45g,败酱草 15～60g,附子 6～15g
真武汤	《伤寒论》:茯苓、芍药、生姜(切)各三两,白术二两,附子一枚(炮,去皮,破八片)
	今:茯苓 15～90g,芍药 9～30g,生白术 15～30g,生姜 9～15g,附子(炮)9～15g
炙甘草汤	《伤寒论》:甘草(炙)四两,生姜(切)三两,人参二两,生地黄一斤,桂枝(去皮)三两,阿胶二两,麦门冬(去心)半升,麻仁半升,大枣(擘)三十枚
	今:炙甘草 15～45g,生姜 15～30g,党参 9～15g,生地 15～60g,桂枝 9～15g,阿胶 9～15g,麦冬 9～30g,麻仁 15～45g
左金丸	《丹溪心法》:黄连六两,吴茱萸一两
	今:黄连 9～15g,吴茱萸 6～9g

类方

承气汤类方

大承气汤	《伤寒论》:大黄(酒洗)四两,厚朴(去皮、炙)八两,枳实五枚,芒硝三合
	今:大黄 6～30g,厚朴 15～30g,枳实 15～30g,芒硝 6～15g
小承气汤	《伤寒论》:大黄四两,厚朴二两,枳实三枚
	今:大黄 6～15g,厚朴 9～30g,枳实 9～30g
调胃承气汤	《伤寒论》:大黄四两,芒硝半升,甘草四两
	今:生大黄 6～15g,芒硝 6～15g,甘草 9～15g
桃核承气汤	《伤寒论》:桃仁五十粒,大黄四两,桂枝二两,炙甘草二两,芒硝二两
	今:大黄 9～15g、芒硝各 9～15g,枳实 9～15g、桃仁各 9～30g

泻心汤类方

半夏泻心汤	《伤寒论》:半夏(洗)半升,黄芩三两,干姜三两,人参三两,甘草(炙)三两,黄连一两,大枣十二枚
	今:半夏常用剂量为 9 ~ 15g,黄连 3 ~ 15g,干姜 6 ~ 15g,甘草 6 ~ 15g,党参 9 ~ 15g,黄芩 9 ~ 15g
甘草泻心汤	《伤寒论》:半夏(洗)半升,黄芩三两,干姜三两,人参三两,甘草(炙)四两,黄连一两,大枣十二枚
	今:甘草 15 ~ 45g
生姜泻心汤	《伤寒论》:半夏(洗)半升,黄芩三两,干姜一两,生姜四两,人参三两,甘草(炙)三两,黄连一两,大枣十二枚
	今:生姜 15 ~ 30g
大黄黄连泻心汤	《伤寒论》:大黄二两,黄连一两
	今:作为实胖型代谢综合征的基础方:黄连 6 ~ 15g,生大黄 6 ~ 15g
附子泻心汤	《伤寒论》:大黄二两,黄连、黄芩各一两,附子一枚
	今:大黄 6 ~ 15g,黄芩 9 ~ 15g,黄连 6 ~ 15g,附子 6 ~ 30g